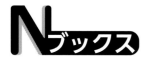

五訂 臨床栄養管理

編著 寺本房子・恩田理恵・調所勝弘

共著 青木孝文・今井敦子・岩本珠美・遠藤陽子・金子康彦
川村千波・岸　昌代・工藤美香・鞍田三貴・黒川典子
清水史子・髙橋寛子・田中弥生・戸田洋子・西内美香
松崎政三・松原弘樹・村山稔子・渡邊慶子・渡邉早苗

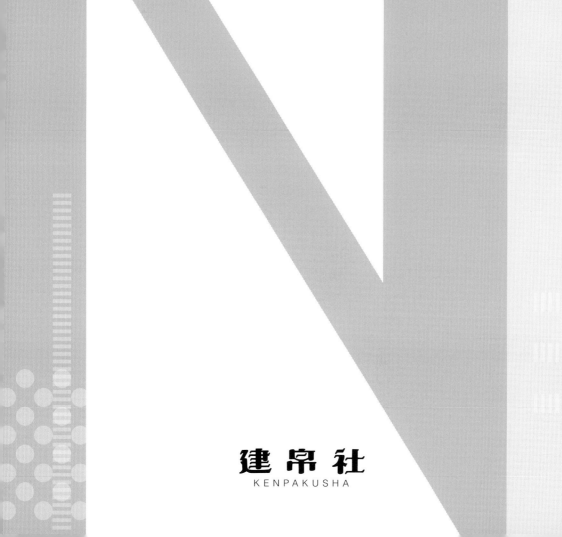

建帛社
KENPAKUSHA

五訂版序

2025年は「団塊の世代」が75歳以上の後期高齢者となり，医療・介護のニーズが急速に増大し，地域包括ケアシステムの構築を目指した年である。

2000年に栄養士法の改正が行われ，管理栄養士の業務は従来の調理・食事指導から，対象者の栄養状態を評価・判定して栄養管理・栄養指導する専門職であること，すなわち視点が食物から人であることが明確にされた。そして2023年には，医療法施行規則の一部改正が行われ，医療従事者の職種として栄養士・管理栄養士が追加された。

一方，2010年の診療報酬改定以降，医療や福祉分野ではチームでの取り組みが報酬評価の対象となり，NST／摂食嚥下／透析予防／ICU等での早期栄養介入／経腸栄養管理／周術期，緩和／栄養マネジメント／経口移行などのチームへ，管理栄養士の配置が必須となった。2024年に行われた医療・介護・障害福祉報酬のトリプル改定では，リハビリテーション・栄養・口腔連携体制が明示され，入院後48時間以内にADL，栄養，口腔状態の評価を行い，ケア計画を立て取り組む多職種連携の推進が具体的に示された。

本書は，今日の臨床栄養管理に必要な知識の習得を目指している。編集にあたっては，「管理栄養士国家試験出題基準（ガイドライン）」に準じて構成し，「管理栄養士養成課程におけるモデルコアカリキュラム」，「日本人の食事摂取基準（2025年版）」，診療・介護・障害福祉報酬，各疾患ガイドラインを踏まえ，医療や福祉分野で活躍するために必要な知識・技術を網羅した。

なお，今回の五訂版の編集は，これまでお勤めいただいた渡邉早苗先生，松崎政三先生より，恩田理恵，調所勝弘が引き継いだ。執筆も，教育や臨床現場で活躍されている先生を新たにお迎えした新体制で，内容の充実を図った。管理栄養士・栄養士を目指す学生が「臨床栄養」に関する知識を得る教科書として本書が広く使用されることを願いつつ，読者からのご批判・ご教示をいただきながらさらに修正を重ね，より使いやすい教科書にしたいと願っている。

2025年3月

編著者一同

臨床栄養管理 目　次

第Ⅰ部　臨床栄養管理総論

第1章　臨床栄養の概念 …………………………………………………… 1

1. 意義と目的 …………………………………………………………… 1
1. 1　臨床栄養の意義と目的 ………………………………………… 1
1. 2　QOL（生活の質，人生の質）の向上 ………………………… 2

2. 医療・介護保険制度の基本 ……………………………………… 3
2. 1　医療保険制度 …………………………………………………… 3
2. 2　介護保険制度 …………………………………………………… 3
2. 3　医療保険制度と介護保険制度における算定の基本 … 5

3. 医療と臨床栄養 …………………………………………………… 6
3. 1　医療における臨床栄養管理の意義 ………………………… 6
3. 2　医療における管理栄養士の役割と職業倫理 ……………… 6
3. 3　患者の権利 ……………………………………………………… 7
3. 4　チーム医療（ケア） …………………………………………… 8
3. 5　クリニカルパスと栄養管理 ………………………………… 9
3. 6　リスクマネジメント ………………………………………… 11

4. 福祉・介護と臨床栄養 …………………………………………… 11
4. 1　福祉・介護における栄養ケアの意義と
　　　管理栄養士の役割 …………………………………………… 11
4. 2　在宅ケアと施設連携，地域包括ケアシステム ……… 12

第2章　傷病者や要支援・要介護者の栄養ケア …………………………… 15

1. 栄養ケアの目的と手順 …………………………………………… 15

2. 栄養スクリーニングと栄養アセスメント …………………… 15
2. 1　栄養スクリーニング ………………………………………… 15
2. 2　栄養アセスメント，リアセスメント …………………… 17
2. 3　栄養アセスメントの指標 …………………………………… 18
2. 4　総合評価（栄養診断） ……………………………………… 29

3. 目標エネルギーおよび栄養素量の算定 ……………………… 31
3. 1　エネルギー量の算定 ………………………………………… 31
3. 2　栄養素の算定 ………………………………………………… 32

4. 栄養ケア計画 ……………………………………………………… 34
4. 1　栄養ケアの目標設定 ………………………………………… 34
4. 2　栄養ケアプランの作成 ……………………………………… 34

5. 栄養ケアの実施 …………………………………………………… 35
5. 1　栄養・食物の提供 …………………………………………… 35
5. 2　栄養教育と栄養カウンセリング ………………………… 49
5. 3　多職種との連携 ……………………………………………… 50

iii

臨床栄養管理

6. 栄養モニタリング，再評価（リアセスメント） ·············· 51
  6.1 栄養補給量と栄養状態，臨床症状のモニタリング，
     再評価（リアセスメント） ····························· 51
  6.2 栄養補給法の再評価（リアセスメント） ················· 52
  6.3 栄養ケアの修正 ······································· 52
7. 栄養ケアの記録 ··· 53
  7.1 医療の記録 ··· 53
  7.2 POS（問題志向システム） ···························· 53
  7.3 医療スタッフの記録 ··································· 54
  7.4 栄養ケア記録 ··· 54

第3章　薬と栄養・食品の相互作用 ························· 56

1. 医薬品と栄養ケア ······································· 56
  1.1 医薬品とは ··· 56
  1.2 医薬品の体内動態 ····································· 57
2. 栄養・食品が医薬品に及ぼす影響 ························· 59
3. 医薬品が栄養・食品に及ぼす影響 ························· 62
  3.1 味覚，食欲，栄養素の消化・吸収・代謝・排泄
     に及ぼす医薬品の影響 ································· 62

第Ⅱ部　疾患・病態別栄養ケア・マネジメント

第1章　栄養障害 ··· 65

1. たんぱく質・エネルギー栄養障害（Protein-energy malnutrition），
  栄養失調症（Malnutrition） ····························· 65
2. ビタミン欠乏症（Avitaminosis）・過剰症（Hypervitaminosis） ··· 65
3. ミネラル欠乏症（Mineral deficiency）・過剰症（Mineral overload） ··· 67

第2章　肥満と代謝疾患 ··································· 68

1. 肥満（Obesity） ··· 68
2. メタボリックシンドローム（Metabolic syndrome） ·········· 71
3. 糖尿病（Diabetes mellitus） ····························· 72
4. 脂質異常症（Dyslipidemia） ····························· 79
5. 高尿酸血症（Hyperuricemia），痛風（Gout） ················ 85

第3章　消化器疾患 ······································· 89

1. 口内炎（Stomatitis），舌炎（Glossitis） ···················· 89
2. 胃食道逆流症（Gastroesophageal reflux disease：GERD） ······ 91
3. 消化性潰瘍（Peptic ulcer） ····························· 93
4. たんぱく漏出性胃腸症
  （Proteinlosing gastroenteropathy：PLGE） ················ 96

iv

臨床栄養管理

5. 炎症性腸疾患(Inflammatory bowel disease：IBD) ············ 97
   5. 1 クローン病(Crohn's disease) ················· 97
   5. 2 潰瘍性大腸炎(Ulcerative colitis) ················· 99
6. 過敏性腸症候群(Irritable bowel syndrome：IBS) ············ 101
7. 下痢(Diarrhea) ················· 103
8. 便秘(Constipation) ················· 105
9. 肝炎(Hepatitis) ················· 107
10. 肝硬変(Liver cirrhosis) ················· 110
11. 脂肪肝(Fatty liver) ················· 114
12. 胆石症(Cholelithiasis) ················· 116
13. 胆嚢炎(Cholecystitis)，胆管炎(Cholangitis) ············· 117
14. 膵炎(Pancreatitis) ················· 118
   14. 1 急性膵炎(Acute pancreatitis) ················· 118
   14. 2 慢性膵炎(Chronic pancreatitis) ················· 120

第4章　循環器疾患 ················· 122

1. 高血圧(Hypertension) ················· 122
2. 動脈硬化症(Arteriosclerosis) ················· 126
3. 狭心症(Angina pectoris)，心筋梗塞(Myocardial infarction) ··· 127
4. 心不全(Heart failure) ················· 129
5. 脳梗塞(Cerebral infarction)，脳出血(Cerebral hemorrhage)，
   くも膜下出血(Subarachnoid hemorrhage) ················· 131

第5章　腎・尿路疾患 ················· 133

1. 急性糸球体腎炎(Acute glomerulonephritis) ················· 133
2. ネフローゼ症候群(Nephrotic syndrome) ················· 134
3. 急性腎障害(AKI)(Acute kidney injury) ················· 136
4. CKD(Chronic kidney disease) ················· 137
5. 糖尿病関連腎臓病／糖尿病性腎症
   (Diabetic kidney disease：DKD/Diabetic nephropathy：DN)·· 143
6. 腎代替療法(Renal replacement therapy：RRT) ············· 145
   6. 1 血液透析(Hemodialysis)，
       腹膜透析(Peritoneal dialysis) ················· 145
   6. 2 腎　移　植 ················· 149
7. 尿路結石症(Urolithiasis) ················· 149

第6章　内分泌疾患 ················· 151

1. 甲状腺疾患(Thyroid disease) ················· 151
   1. 1 甲状腺機能亢進症(Hyperthyroidism) ················· 151

臨床栄養管理

　　　　1. 2　甲状腺機能低下症(Hypothyroidism) ················· *153*
　　2. 副腎疾患(Adrenalopathy) ·· 154
　　　　2. 1　クッシング症候群・病
　　　　　　　(Cushing's syndrome・Cushing's disease) ········· *154*

第7章　神経疾患 ··· 155

　　1. 神経疾患(Neuropathy)，筋疾患(Myopathy) ················· 155
　　　　1. 1　筋萎縮性側索硬化症
　　　　　　　(Amyotrophic lateral sclerosis：ALS) ··············· *155*
　　2. パーキンソン病・症候群
　　　　　　　(Parkinson's disease・Parkinson's syndrome) ··········· 155
　　3. 認知症(Dementia) ·· 156

第8章　摂食障害 ··· 158

　　1. 神経性やせ症(Anorexia nervosa：AN) ······················· 158
　　2. 神経性過食症(Bulimia nervosa：BN) ························· 159

第9章　呼吸器疾患 ··· 160

　　1. COPD(慢性閉塞性肺疾患)
　　　　　　　(Chronic obstructive pulmonary disease) ··························· 160
　　2. 気管支喘息(Bronchial asthma) ································· 162
　　3. 肺炎(Pneumonia) ··· 162

第10章　血液系の疾患・病態 ·· 163

　　1. 貧血(Anemia) ·· 163
　　　　1. 1　鉄欠乏性貧血(Iron deficiency anemia：IDA) ········ *163*
　　　　1. 2　巨赤芽球性貧血(Megaloblastic anemia) ················· *165*
　　2. 出血性疾患(Hemorrhagic disease) ···························· 166

第11章　筋・骨格疾患 ··· 167

　　1. 骨粗鬆症(Osteoporosis) ·· 167
　　2. 骨軟化症(Osteomalacia)，くる病(Rickets) ················· 170
　　3. 変形性関節症(Osteoarthritis) ···································· 171
　　4. サルコペニア(Sarcopenia) ··· 172
　　5. ロコモティブシンドローム：運動器症候群
　　　　　　　(Locomotive syndrome) ·· 173

第12章　免疫・アレルギー疾患 ·· 174

　　1. 食物アレルギー(Food allergy) ··································· 174
　　2. その他のアレルギー ·· 177

臨床栄養管理

3. 膠原病（Collagen disease），
自己免疫疾患（Autoimmune disease） ················· *178*
4. 免疫不全（Immunodeficiency） ····························· *179*

第13章　感　染　症 ······································· *180*

1. 病原微生物 ·· *180*
2. 院内感染症 ·· *180*
3. 敗血症（Sepsis syndrome） ···························· *181*

第14章　が　　ん ··· *183*

1. がん（Cancer） ··· *183*
2. がんの治療 ·· *184*
　2. 1　外 科 療 法 ····································· *185*
　2. 2　薬 物 療 法 ····································· *185*
　2. 3　放射線療法（Radiation therapy） ·········· *187*
3. 消化管のがん ··· *187*
　3. 1　上部消化管がん ······························· *187*
　3. 2　下部消化管がん ······························· *188*
4. 消化管以外のがん ······································ *189*
　4. 1　肺 ··· *189*
　4. 2　肝　　　臓 ····································· *189*
　4. 3　膵　　　臓 ····································· *189*
　4. 4　白血病（Leukemia） ·························· *190*
5. 緩和ケアと終末期医療（ターミナルケア） ··········· *191*

第15章　周　術　期 ······································· *193*

1. 術前・術後の栄養ケア ································· *193*
　1. 1　術　　　前 ····································· *193*
　1. 2　術　　　後 ····································· *193*
2. 胃・食道にかかわる術前・術後 ····················· *194*
　2. 1　食道切除術 ····································· *194*
　2. 2　胃 切 除 術 ····································· *195*
3. 小腸・大腸にかかわる術前・術後 ··················· *197*
　3. 1　短腸症候群（Short bowel syndrome：SBS） ·········· *197*
　3. 2　大腸切除術（Colectomy） ···················· *198*
　3. 3　人工肛門造設術 ······························· *199*
4. 消化管以外の術前・術後の栄養ケア ················· *200*
　4. 1　術　　　前 ····································· *200*
　4. 2　術　　　後 ····································· *200*

vii

臨床栄養管理

第16章	クリティカルケア ··· 201

1. 熱傷(Burn injury) ·· 202
2. 外傷(Wound) ··· 205

第17章	摂食機能障害 ··· 206

1. 咀嚼・嚥下障害(Dysphagia) ································· 206
2. 誤嚥(Mis-swallowing) ······································ 209
3. 口腔障害(Oral disorder),食道障害(Esophagus disorder) ···· 210

第18章	身体障害(Physical disability),知的障害(Intellectual disability)·· 211

第19章	乳幼児・小児の疾患 ··· 214

1. 消化不良症(吸収不良症候群)(Malabsorption syndrome) ··· 214
2. 周期性嘔吐症(Autointoxication) ··························· 215
3. 小児肥満(Childhood obesity) ······························ 216
4. 糖尿病(Childhood diabetes mellitus) ······················ 217
5. 腎疾患(Renal disease) ······································ 219
6. 先天性代謝異常(Inherited metabolic disease) ·············· 221
   6.1 フェニルケトン尿症(Phenylketonuria：PKU) ······ 221
   6.2 糖原病(Glycogenosis) ································· 222
   6.3 メープルシロップ尿症(Maple syrup urine disease)·· 222
   6.4 ホモシスチン尿症(Homocystinuria) ···················· 222
   6.5 ガラクトース血症(Galactosemia) ···················· 222

第20章	妊産婦・授乳婦の疾患 ··· 223

1. 妊娠悪阻 ·· 223
2. 妊娠糖尿病(Gestational diabetes mellitus：GDM) ············ 224
3. 妊娠高血圧症候群
   (Hypertensive disorders of pregnancy：HDP) ··················· 227

第21章	老年症候群 ··· 229

1. 転倒(Fall down),失禁(Incontinence) ···················· 229
2. フレイル(Frailty) ·· 230
3. 褥瘡(Pressure ulcer) ······································· 231

資　　料 ··· 233

索　　引 ··· 263

I 臨床栄養管理
総論

第 1 章

臨床栄養の概念

　臨床栄養管理とは，**傷病者**や**要支援・要介護者**の栄養状態を的確に評価・判定（**栄養アセスメント**）し，身体の状況に見合った適切な**栄養補給**を行い，**栄養状態を改善**することにより，疾病の発症を予防・治癒すること，**QOL**（**quality of life**：生活の質，人生の質）の維持・向上を図ることである。また，効果的な栄養教育を行い対象者自身の**自己管理能力**を育成することをマネジメントするプロセスである。

1. 意義と目的

1.1 臨床栄養の意義と目的

　臨床栄養の意義は，傷病者や要支援・要介護者への**栄養ケア・マネジメント**を行うことで疾患の予防，治癒促進や増悪・再発防止に寄与し，栄養状態を改善することである。それには**内部環境の恒常性維持**と栄養支援を的確に行い，人体組成やバイタルサインを知ることが重要である。

　人体は受精した1個の細胞が分裂を繰り返し，約30〜60兆個の細胞の集まりとして誕生する（新生児）。細胞は新陳代謝を繰り返しながら成長に伴って組織を形成し，栄養補給（食物）を受けながら寿命をまっとうする。人体は外見や体重の変化がみられなくても体内では物質の交代（代謝回転）が盛んに行われ，栄養素や体構成成分の分解（異化，酸化）と合成（同化，還元）がほぼ同じ速度で進行している。

　内部環境の恒常性維持とは，外部環境の変化があっても人体が安定して活動できるように，体内をつねに一定の状態に保っていることで，この恒常性を維持する作用を**ホメオスタシス**という。手術後の身体的ケアは，ホメオスタシスを援助することが基本となっている。細胞外液には恒常性維持作用があり，腎臓や肺などの諸器官が分担して，体液成分や体温，血液のpH（水素イオン濃度）を一定（7.35〜7.45）に保っている。体内では物質が分解されるときに熱を生じるが，体温を一定に保つためにその熱は絶えず身体の外に放散される。血液のpHが一定に保たれているのは，血液中の緩衝作用（重炭酸塩による調節）や呼吸による炭酸ガスの排泄，腎臓での水素イオンの排泄による。病態時にはホメオスタシスの乱れの原因を把握し，**輸液**や**透析**，酸素吸入などで恒常性が維持される。

　バイタルサインとは人が生きていることを示す証で，意識状態や対光反射の有無（瞳孔散大），体温や呼吸数，脈拍，血圧などをいい，手術直後では頻回にバイタルサインが測定される。

第Ⅰ部　第1章　臨床栄養の概念

　体温は午前6〜7時ごろに最低値を示し，午後5〜7時ごろに最高値を示すが，日内差はわずかに1℃以内で，成人の体温は午前11時ごろから午後2時ごろでは36.5℃前後である。体温が上昇して体重の2%の水分が減少すると喉の渇きを覚え，7〜15%の減少で精神状態が侵され生命が危険な状態になる。

　呼吸は救急医療や全身麻酔で重要視される。安静時の呼吸数は通常，成人では深くゆっくりで15〜20回/分（換気量7.5〜10L/分），新生児では肺胞の未発達により浅く速いので40〜55回/分（換気量0.6L/分）である。体内の酸素不足や炭酸ガスの増加，興奮や体温の上昇でも呼吸は速くなる。

　脈拍は，新陳代謝が激しい新生児では成人の倍にも及ぶ。通常，成人では安静時で60〜80拍/分，ただし個人差が大きく喫煙や飲酒，精神状態，体位，疲労などさまざまな要因で変化する。

　血圧は心臓の収縮によって押し出された血液が末梢の血管を押し広げる力（圧力）で，通常はこの圧力を腕の動脈で測定して血圧としている。血圧は心拍出量や血管のかたさ，心臓の収縮力に左右され変動する。一般には収縮期120〜130mmHg，拡張期70〜80mmHgで，失血では低血圧が起こる。収縮期血圧が180mmHg以上，90mmHg以下のときは注意を要する。

1.2　QOL（生活の質，人生の質）の向上

　医療・福祉・保健の総合的な取り組みの中で，臨床栄養管理の目的は，何よりも当人の**QOL**の向上であり，生活環境の**ノーマリゼーション**＊の実現である。高齢者のQOL向上には介護福祉施設，がんなどの**ターミナルケア**におけるペインコントロールは緩和ケアで精神的サポートを重視した取り組みが行われている。さらに，**障がい者**においても，社会的不利をできるだけ少なくするために，「障害者の日常生活及び社会生活を総合的に支援するための法律」（障害者総合支援法）などによる福祉対策事業による援助がある。さまざまな制度により傷病者や要支援・要介護者のQOLを向上させる取り組みが行われているが，現状では十分とはいえない。障がい者に接する場合，忘れてならないことは，「障害は不便ではあるが不幸ではない」（ヘレン・ケラー）の言葉であり，障害に対する正しい理解や障がい者とのコミュニケーション手法（手話，点字，車椅子者への介護技術など）を習得することは，今後，管理栄養士にとっても必要になる。

　　＊**ノーマリゼーション**（**normalization**）：1960年代に北欧諸国から始まった社会福祉をめぐる社会理念のひとつ。障がい者と健常者とは，お互いが特別に区別されることなく，社会生活を共にするのが正常なことであり，本来の望ましい姿であるとする考え。

2. 医療・介護保険制度の基本

2.1 医療保険制度

医療保険は，国民の安心・安全な暮らしを保障するため，疾病に備えて国民が加入する社会保険制度である。この制度の特徴は，①すべての国民が加入する国民皆保険制度であること，②現物給付（医療サービスの給付），③財源を保険料で求める社会保障方式であることの3つである。国民皆保険制度は1961年に実現され，職業や年齢などにより，被用者保険と国民健康保険，後期高齢者医療制度（75歳以上）に大別されている（図Ⅰ-1-1）。

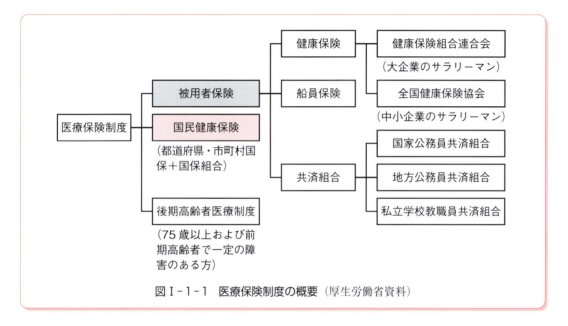

図Ⅰ-1-1 医療保険制度の概要（厚生労働省資料）

診療報酬とは，保険医療機関および保険薬局が，保健医療サービスの対価として保険者から受けとる報酬である。その一部は患者が負担し，残りの部分は保険者から審査支払機関を通して医療機関に支払われる。このしくみが診療報酬制度である（図Ⅰ-1-2）。

診療報酬の額は，厚生労働大臣が中央社会保険医療協議会（中医協）の議論を踏まえ決定する。厚生労働大臣が「診療報酬点数表」に記載し公示するもので，原則2年ごとに見直される。

2.2 介護保険制度

高齢化が進む中，急激に増加する介護ニーズを社会全体で支える新たなしくみが必要となり，2000年より介護保険制度が介護保険法に基づき策定され，社会保険制度方式として導入された。2015年には，これまでの予防を重視したサービスに加え，介護予防・日常生活支援総合事業の創設など，問題に合わせた基盤整備が進められてきた。

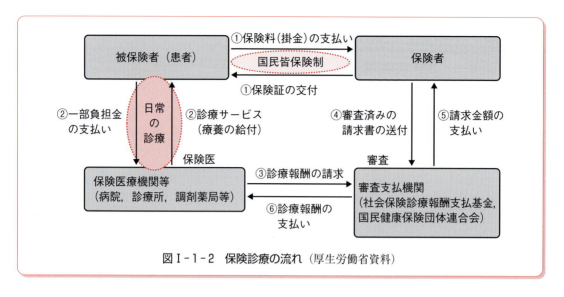

図Ⅰ-1-2 保険診療の流れ（厚生労働省資料）

　介護保険の運用は市町村単位で行われ，サービスの利用にあたって，まず被保険者の**要介護認定**が必要である。認定は，**認定調査員**の訪問調査と主治医の意見書を基に**合議体**（介護認定審査会）により介護度（表Ⅰ-1-1）を決定する。それにより，**現物支給**（介護サービスの給付）を基本に保険給付が受けられる。財源は，40歳以上のすべての国民を被保険者とし徴収した保険料と公費でまかなわれる。

表Ⅰ-1-1　要介護度区分による介護サービス

要介護度区分			利用できるサービス
要支援区分	要支援1	社会的な支援が必要である状態	予防給付のサービス
	要支援2		
要介護区分	要介護1	部分的ではあるが，介護を要する状態	介護給付のサービス
	要介護2	軽度の介護を必要とする状態	
	要介護3	中等度の介護を必要とする状態	
	要介護4	重度の介護を必要とする状態	
	要介護5	最重度の介護を必要とする状態	

　介護報酬とは，事業者が利用者に介護サービスを提供した対価として介護保険から受け取る報酬である。その一部は利用者が負担し，残りの部分は保険者より事業者に支払われる。このしくみが**介護報酬制度**である（図Ⅰ-1-3）。

　介護報酬の額は，厚生労働大臣が社会保障審議会（介護給付費分科会）の議論を踏まえ決定する。原則3年ごとに見直される。

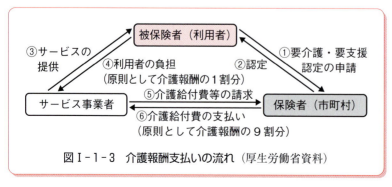

図Ⅰ-1-3　介護報酬支払いの流れ（厚生労働省資料）

2．3　医療保険制度と介護保険制度における算定の基本

（1）算定の基本

1）医療保険における算定

　診療報酬および薬価基準などの算定は，健康保険法に規定する保険医療機関に係る療養に要する費用として，医科・歯科・調剤の3種類の診療報酬点数表により算定される。費用の額は，原則として1点の単価を10円とし，定める点数を乗じて算定される。一部，特別療養費や入院時食事療養費・入院時生活療養費は円建てとなっている。

2）介護保険における算定

　介護報酬の算定は，介護保険法に規定する事業者のサービス（施設・居宅・地域密着型など）ごとに設定されており，基本的に係る費用に加えて各事業所のサービス提供体制や利用者の状況等に応じて加算・減算される。費用の額は，原則として1単位の単価を10円とし，1単位当たりの費用は事業者のサービス（一部を除く）の種類ごとに，所在する地域等を勘案し8つの区分で設定されている。

（2）保険医療機関における管理栄養士にかかわる算定

1）入院時食事療養

　① 　入院時食事療養費制度　　　入院時食事療養費は健康保険法により，診療報酬とは別に，入院時における食事料を定めたものである。算定基準により，入院時食事療養費（Ⅰ），（Ⅱ）に区分される。

　② 　届出および報告　　　入院時食事療養費（Ⅰ）および特別メニューの食事の提供をしている保険医療機関は，毎年7月1日現在で届出書の報告が必要である。また，健康増進法に基づく特定給食施設である場合は，都道府県，保健所を設置する市あるいは特別区に対して，月報などにより給食施設の状況を報告する必要がある。

　③ 　入院時食事療養費の標準負担額　　　厚生労働大臣が定めた標準負担額（表Ⅰ-1-2）を患者が負担する。標準負担額を控除した残りが保険者より給付される。なお特別メニューの食事の提供を受けた場合，その費用は標準負担額と併せて患者負担となる。

表Ⅰ-1-2　入院時食事療養費の標準負担額（1食につき）

一　　般	490円
低所得者（住民税非課税世帯など）	
入院90日目まで	230円
入院90日目以降	180円
（過去1年間の入院日数）	
低所得者世帯の老齢福祉年金受給権者	110円

2024年6月1日以降

　④ 　入院時食事療養費の加算内訳　　　入院時食事療養費（Ⅰ）に伴う各種加算を食事療養の提供により算定できる（制度の詳細および加算の内訳は資料15．p.255参照）。

2）基本診療および医学管理等の算定

　入院基本料の施設基準の算定要件に栄養管理体制の確保が包括化されており，栄養管理担当の常勤管理栄養士（有床診療所は非常勤で可）1名以上の配置を定めている。また，管理栄養士が所定の条件を満たしチーム員として活動した際に算定される栄養サポートチーム加算等，多くの医療チーム加算が設けられている。

　栄養食事指導料は，医師の指示に基づき管理栄養士が厚生労働大臣の定める対象者

第Ⅰ部　第1章　臨床栄養の概念

に栄養食事指導を行った場合，所定の点数が算定できる。**外来・入院・集団・在宅患者訪問**の栄養食事指導の項目がある（各算定要件および対象等は資料15. p.254参照）。

（3）介護報酬における管理栄養士にかかわる算定

　介護保険制度でも栄養管理が重視され，管理栄養士の職能にかかわる介護報酬の加算が設定されている。また，管理栄養士の配置を位置づけた算定要件も増え，多くの通所や介護保険施設で管理栄養士が配置される現状である。さらに，厚生労働省では，科学的裏づけ（エビデンス）に基づく介護の実践を目指し**LIFE**（Long-term care Information system For Evidence：科学的介護情報システム）の活用を推進している。対象者の栄養情報を整理し登録することで，適切かつ有効な栄養管理の継続的実施が期待されている。

　多職種連携で行うサービスにおいても，算定要件として管理栄養士の配置や関与が明記されている。居宅サービスでは，**居宅療養管理指導費**として，管理栄養士が該当対象者の居宅を訪問し，所定の条件を満たした指導を行った場合に算定が可能となる（各算定項目，各算定要件および対象等は資料16. p.257参照）。

　2023年の改定では，リハビリテーション，機能訓練，栄養・口腔の一体的取り組みの推進が図られ，自立支援，重度化防止の観点から，リハビリテーションマネジメント加算（ハ）が新設された。

　今後は，**地域包括ケアシステム**を進めるうえで，医療・介護保険下での在宅栄養管理を切れ目なく行うための連携が必要不可欠である。

3．医療と臨床栄養

3.1　医療における臨床栄養管理の意義

　臨床栄養管理とは，病棟やベッドサイドにおいて，対象者（患者）の栄養状態を的確に栄養アセスメント・栄養診断し，身体の状態に見合った適切な栄養介入を行い，栄養状態を改善することにより，疾病治療や予防に貢献することである。また，効果的な栄養教育を行い，患者自身の自己管理能力を育成する。これによって，患者は健康でよりよい栄養状態を実現し，さらに生活習慣を改善することによって健康を維持し，QOLを向上させ，主観的健康度が増大する。適切な臨床栄養管理を行うためには，栄養アセスメント，栄養診断，栄養補給，栄養教育などの知識と技術を習得し，多職種連携の医療の中でこのプロセスを確立することが重要である。

3.2　医療における管理栄養士の役割と職業倫理

　医療における管理栄養士は，患者の高齢化や生活習慣病の有病者の増加に伴い，患者の栄養状態を改善・維持し免疫力低下の防止や治療効果およびQOLの向上等を推進する観点から，傷病者に対する栄養管理・栄養食事指導の専門職として**チーム医療（ケア）**において果たし得る役割が大きくなっている。

3. 医療と臨床栄養

表Ⅰ-1-3　管理栄養士・栄養士倫理綱領（日本栄養士会）　制定：2002年4月27日（改訂：2014年6月23日）

1. 管理栄養士・栄養士は，保健，医療，福祉及び教育等の分野において，専門職として，この職業の尊厳と責任を自覚し，科学的根拠に裏づけられかつ高度な技術をもって行う「栄養の指導」を実践し，公衆衛生の向上に尽くす。
2. 管理栄養士・栄養士は，人びとの人権・人格を尊重し，良心と愛情をもって接するとともに，「栄養の指導」についてよく説明し，信頼を得るように努める。また，互いに尊敬し，同僚及び他の関係者とともに協働してすべての人びとのニーズに応える。
3. 管理栄養士・栄養士は，その免許によって「栄養の指導」を実践する権限を与えられた者であり，法規範の遵守及び法秩序の形成に努め，常に自らを律し，職能の発揮に努める。また，生涯にわたり高い知識と技術の水準を維持・向上するよう積極的に研鑽し，人格を高める。

1）管理栄養士の職業倫理

日本栄養士会は，「管理栄養士・栄養士倫理綱領」において，管理栄養士が「栄養の指導」を実践する専門職としての使命と責務を自覚し，その職能の発揮に努めることを社会に対して明示している（表Ⅰ-1-3）。

また，管理栄養士の医療における業務は対人業務が主になるため，生命倫理の理解が必要である。生命倫理の四原則は，**自律性の尊重**（**respect for autonomy**），**無危害**（**non-maleficence**），**善行**（**beneficence**），**公正**（**justice**）であり，Beauchamp, T. L.とChildress, J. F.が「生命医学倫理の諸原則」で提唱したもので，医療従事者が倫理的な問題に直面したときに，どのように解決すべきかを判断する指針となっている。

2）医療従事者としての守秘義務

医療や福祉の専門職として業務を行う際，プライバシーの保護に立った**診療録（カルテ）**・医療情報の取り扱いが重要で，医療現場における行動の原則やマナーを身につける必要がある。業務遂行によって得た情報に対する**守秘義務**は，医師などの医療専門職者については法的に課されている。管理栄養士も栄養管理や栄養教育などを行うにあたり，患者の個人情報を知ることとなる。そのため，医療従事者としての守秘義務を果たさなければならない。

3.3　患者の権利

患者の権利については1964年に第18回世界医師総会で「ヘルシンキ宣言」の中で初めて触れられ，1981年の同総会で「患者の権利に関する世界医師会リスボン宣言」として明文化された。その後，1995年の修正を経て現在に至っている。そこには，① 良質の医療を受ける権利，② 選択の自由，③ 自己決定権，④ 意識喪失者，⑤ 法的無能力者，⑥ 患者の意思に反する処置・治療，⑦ 情報に関する権利，⑧ 秘密保持に関する権利，⑨ 健康教育を受ける権利，⑩ 尊厳性への権利，⑪ 宗教的支援を受ける権利の11項目が記されている。

1）アドヒアランス

現在の医療は，医療従事者が決定した治療方針に従って，その指示どおりに患者が中心となり治療を受けるという**コンプライアンス**の考え方から，患者が受け身ではなく「患者自身が治療方法を理解し，納得したうえで積極的に治療に参加する」が行わ

れている。これを**アドヒアランス**（adherence）という。

2）インフォームドコンセント（インフォームドアセント）・セカンドオピニオン

インフォームドコンセント（**informed consent**）とは，患者個人の尊厳や決定権を尊重するために，患者が自分の病状や治療法，予後などについて，しっかり理解できるよう医療従事者から説明を受け，自らの意思で治療法を選択する（自己決定）手順のことである。**インフォームドアセント**（**informed assent**）は，治療を受ける未成年の法的な保護者とは別に，小児患者本人に対して治療について理解できるようわかりやすく説明し，その内容について納得を得ることである。インフォームドコンセントの理念や考え方により，医療従事者は，患者等が理解を得やすいように，懇切丁寧に診療情報を提供（**情報開示**）するよう努めなければならない。

セカンドオピニオン（**second opinion**）とは，患者が納得のいく治療法を選択できるように，治療の進行状況，次の段階の治療選択などについて，現在診療を受けている担当医とは別に，違う医療機関の医師に「第2の意見」を求めることである。

3．4　チーム医療（ケア）

チーム医療とは，「医療に従事する多種多様な医療スタッフが，各々の高い専門性を前提に，目的と情報を共有し，業務を分担しつつも互いに連携・補完し合い，患者の状況に的確に対応した医療を提供すること」（厚生労働省：チーム医療の推進について）をいう。また，チームケアは福祉・介護の分野において，複数の専門職がそれぞれ専門性をいかし，協力しながら対象者のケアを行うことである。

（1）医療チームへの参画がなぜ必要か

栄養食事療法は重要な治療のひとつで，栄養素等の調整は直接疾患の予後に貢献する。また，栄養アセスメントに基づいた適切な栄養補給は患者の栄養状態を改善し，治癒力の向上に貢献する。近年，経腸栄養剤や高カロリー輸液などの静脈栄養が飛躍的に発展し，さらに経口摂取では患者の摂食嚥下能力，消化・吸収・代謝能力に合った栄養補給の選択が行われるようになった。従来の生活習慣病等を中心とした慢性疾患における栄養食事療法や栄養教育は，咀嚼能力の低下や嚥下障害，経口摂取が困難で積極的栄養補給が必要な患者への対応など，より複雑で専門化した。患者ごとに，輸液と食事の併用，経腸栄養剤と食事の併用など，栄養補給法は単一ではなく，医師との栄養補給計画の検討，薬剤師との栄養組成の検討，看護師との栄養投与時の副作用についての情報交換や患者のQOLの改善など，多くの問題を共有することとなる。さらに，患者の在宅での治療も進み，このような医療現場のニーズに対応して摂食嚥下，褥瘡，栄養サポートなどの医療チームが組織されている。管理栄養士は，これらのチームの一員として参画し，栄養の側面からサポートする（図Ⅰ-1-4）。

3. 医療と臨床栄養

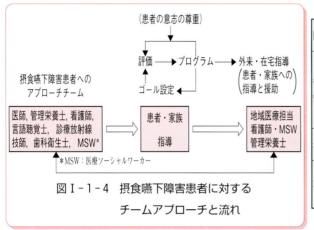

図Ⅰ-1-4　摂食嚥下障害患者に対する
チームアプローチと流れ

表Ⅰ-1-4　NSTスタッフの役割（例）

医師	病状の把握，栄養障害の有無や程度の判定，栄養補給法の適応の決定など。
管理栄養士	栄養状態の評価（栄養素等摂取量調査，身体計測など），栄養必要量・補給法の提案，栄養食事相談，栄養治療実施計画立案・実施，モニタリングなど。
看護師	カテーテルの管理，栄養スクリーニング，患者アセスメントなど。
薬剤師	輸液処方への参加，輸液の調整，服薬指導，栄養関連製剤の情報提供など。

（2）栄養サポートチーム（NST）
1）NSTの活動

栄養サポートチーム（nutrition support team：NST）とは，医師，管理栄養士，薬剤師，看護師，臨床検査技師，理学療法士（physical therapist：PT），言語聴覚士（speech-language-hearing therapist：ST）などの専属スタッフによる栄養管理を目的としたチーム医療である。栄養管理は診療科を問わず重要であり，NSTは病院内の病院長あるいは施設長直属の医療チームに位置づけられている場合が多い。

2）NSTにおける管理栄養士の役割

NST専任管理栄養士は栄養アセスメント，必要栄養量の提案，栄養補給計画の立案と実施，モニタリング，評価などの役割を担っている。表Ⅰ-1-4に各専門スタッフの役割（例）を示す。

診療報酬における栄養サポートチーム加算は，算定条件として，①栄養管理に係る所定の研修を修了した専任の医師，看護師，薬剤師，管理栄養士によるNSTが，週1回程度のカンファレンスと回診を行い，必要な栄養サポートを行うこと，②「栄養治療実施計画」を作成して事前に患者に同意を得ること，③栄養サポート終了時には「栄養治療実施報告」を作成および交付し，経過と今後についての説明を行うこととなっている。

（3）その他のチーム医療

緩和ケアチーム（小児緩和ケアチーム），褥瘡対策チーム（在宅褥瘡対策チーム），摂食嚥下支援チーム，早期離床・リハビリテーションチーム，透析予防診療チームなどがある。

3.5　クリニカルパスと栄養管理

クリニカルパスは，入院中に実施する標準的な治療計画のことである。

医療におけるクリニカルパスの目的は，一定の疾患をもつ患者に対して入院から退

院までの間に対応すべき，すべての治療，処置，ケアを整理し，スケジュール表にまとめることで，医療の質の標準化と作業の効率化を推進し，入院日数の短縮を図ることができる。

1）クリニカルパスの4つの基本概念
時間軸，ケア介入，標準化，バリアンスの4つの基本概念から成り立っている。

① 時間軸：治療やケア介入（栄養・看護ケア）の時間介入単位を表している。これらによって，入院期間中の最も適切な時期に効率のよい栄養ケアを計画的に実行することができる。ケア介入時間（時期）は，対象疾患，対象患者，病院で異なる。

② ケア介入：入院から退院までの治療，検査，栄養食事療法，薬剤などの介入計画を具体的に記入する。看護師，管理栄養士，医療ソーシャルワーカーなど，介入するパスによって書き込む内容が異なる。

③ 標準化：クリニカルパスは，いずれの処方・治療・検査も標準化された業務によってつくられる（evidence based medicine：EBM；事実・根拠に基づいた医学）。しかし，一度作成したら完成ではなく，医療の質が適正であるか否かを検討しながら改善していく。

④ バリアンス：クリニカルパスから逸脱したものの総称である。バリアンスの定義は，「標準化したものと違いのある事実，また状態，例外的なもので予測できない変化」である。

2）クリニカルパスの種類と使用目的
現在の医療は疾患別に包括化が行われ，施設でさまざまなパスが運用されている。

① スタッフ用のパスは，各専門スタッフの行う業務が時間軸に沿って記入されていて，各スタッフの業務内容が理解できる（資料6．p.244参照）。

② 患者用パスは，検査や治療の予定がわかりやすいようにイラストなどを用いて作成される。インフォームドコンセントにも用いられる（資料6．p.245参照）。

③ 患者の治療，栄養療法，看護ケアのゴールが明確化されたパスが目標である。

3）栄養管理業務をクリニカルパスに導入するには
管理栄養士が行う栄養教育と栄養補給に関する栄養管理業務の整理が必要である。

① 栄養補給

・栄養スクリーニングの方法，栄養アセスメントの評価指標の確立：栄養状態やPEM（protein energy malnutrition，たんぱく質・エネルギー栄養障害）のリスクの有無を判定する過程が明確であり，効率的にリスク者が抽出できること，さらに栄養アセスメントでは適切な栄養状態の評価・判定の指標が決定している。

・必要栄養量の決定方法：エネルギー，たんぱく質，脂質，炭水化物，その他の栄養素の必要量の算出方法が病態に合わせて選択できる。

・栄養補給方法・投与内容の決定方法：患者の病態を把握して，経口投与の可能性，腸管の安静の必要性，患者のエネルギーの貯蔵状況，栄養補給を必要とする期間などをチェックし，その適応と投与方法を選択する手順を確立する。

② 栄養教育

・**教育プログラムの作成**：疾患ごとに教育プログラムが作成されていることが重要であり，個人指導の回数，患者に合わせて選択ができるプログラム，集団指導との位置づけ，教育の目標（ゴール），外来と入院の連携などの調整を行う。

・**教材作成および栄養教育を評価する方法**：病態と栄養（食事）について説明する教材（意識の変容，知識の習得のための教材）を作成する。さらに患者の栄養教育のアウトカム（患者の満足度，目標と達成度）を評価するためのアンケート，問診調査票などの手順等も検討する。

③ **記録方式とフォーマットの統一**　管理栄養士が行った栄養食事療法や栄養教育は，診療録（カルテ）に記録する。チーム医療に参画するためには，フォーマットや記録方式（例：POSによるSOAP記録方式，p.53参照）が統一されていることが最低必要条件となる。

3.6　リスクマネジメント

医療の質を保証するために，医療従事者は常日頃から患者が満足する医療を提供する努力を積み重ねる必要がある。

1）リスクマネジメントの具体的対応

多くの病院では，MRM（medical risk management）委員会が定期的に開催され，院内からインシデント・アクシデントレポートとして報告された事例を中心にその分析を行い，さまざまな事故の発生要因を検討して予防策を立て，その内容を周知徹底して事故をできる限り発生させないように対策を行っている。

2）インシデント・アクシデントレポート

インシデントとは，いわゆる"ヒヤリ・ハット"事例といわれるもので，間違った医療行為が患者に実際に施行される前に気づき，事故を未然に防ぐことができた事例である。

アクシデントとは，患者に想定外のことが行われた事例である。実際に行われた行為が患者には全く影響がなかったり，予定のことを忘れて行われなかったりした事例も含め，アクシデントとして取り扱われる。

4．福祉・介護と臨床栄養

4.1　福祉・介護における栄養ケアの意義と管理栄養士の役割

介護保険制度の基本理念は，高齢者が自らの意思に基づき，自立した質の高い生活を送ることができるよう支援することとされ，地域社会で支え合いながら介護サービスの充実を目指している。この理念の実現のために，① サービスの改革，② 在宅ケアの推進，③ 地方分権の推進を主な政策目標として掲げている。

2024年度からは，第8次医療計画がスタートし，地域の実情に応じて「マンパワーの確保」「効率的・効果的な医療提供体制の構築」を進めていく必要がある。このよ

第Ⅰ部　第1章　臨床栄養の概念

うな背景から，病院，介護福祉施設，通所施設，行政機関等施設間で多職種と連携し，療養者の支援を行うことが不可欠である。多職種連携の中での管理栄養士の役割は，患者や利用者の症状や身体状況に合わせて栄養管理を行い，栄養状態の改善および病態の改善につなげることである。管理栄養士はチームに加わり，食と栄養に関する支援を行うことで，QOLの向上に貢献できる。さらに，医療施設から，介護施設や在宅へと切れ目のない栄養管理が求められ，栄養ケアの重要性は高まっている。

　医療，福祉，介護の分野において，施設間の連携および多職種連携を行うことで，一人ひとりのニーズに応じたきめ細かいケアが実現される。管理栄養士が役割を果たすためには，福祉・介護および医療の制度を理解し，医療，介護に関する幅広い知識に加え，コミュニケーション能力が重要となる。

4.2　在宅ケアと施設連携，地域包括ケアシステム

　地域包括ケアシステムとは，重度な要介護状態になっても住み慣れた地域で自分らしい暮らしを人生の最後まで続けることができるよう，住まい・医療・介護・予防・生活支援が一体的に提供されるシステムのことである。地域包括ケアは，地域社会全体を対象にして，健康や福祉に関する包括的なサービスを提供する取り組みである。個々の人々の健康や福祉を促進するだけでなく，地域全体の健康や福祉を改善することを目指している。

（1）在宅ケアと施設連携

　在宅ケアは，高齢者や障がい者などが自宅で生活を維持しながら必要な医療や介護を受けることを支援するサービスである。在宅サービスには，訪問診療，訪問看護，訪問栄養食事指導，訪問リハビリテーション，家事や生活支援，介護サービス等がある。個々のニーズに合わせたケアを組み合わせ，地域の施設やリソースを有効活用して，地域の住民が自宅で安心して生活できるように支援する。療養者が自宅での生活を続けるためには，定期的に医療機関や施設を利用して必要な治療やサービスを受けられるようにしておくことが求められる。また，情報の共有や連携体制の構築が重要であり，医療情報や介護情報の共有により，在宅ケアの質や効果が向上する。

（2）地域ケア会議

　地域ケア会議は，療養者個人に対する支援の充実と，それを支える社会基盤の整備とを同時に推進して，地域における尊厳あるその人らしい主体的な生活の継続を実現させる「地域包括ケアシステム」構築のための重要な手法である。地域ケア会議は，地域包括支援センターまたは市町村が主催し，設置・運営する，行政職員をはじめ，地域の関係者から構成される会議体と定義されている。構成員は「会議の目的に応じ，行政職員，センター職員，介護支援専門員，介護サービス事業者，保健医療関係者，民生委員，住民組織等から必要に応じて出席者を調整する」となっている。地域ケア

多職種協働による多角的アセスメントにおける具体的な助言の例

【医師】
疾患に着目した生活への留意事項の助言等

【歯科医師・歯科衛生士】
摂食・嚥下機能等の助言や義歯・口腔内衛生状況の助言等

【薬剤師】
健康状態と薬剤の見極めと適切使用のための助言等

【理学療法士】
筋力，持久力等の心身機能や基本的動作能力の見極めや支援・訓練方法の助言等

【作業療法士】
入浴行為のADLや調理等のIADLを活動や環境等の能力の見極めや支援・訓練方法の助言等

【看護師・保健師】
健康状態や食事・排泄等の療養上の世話の見極め，家族への指導等の助言等

【管理栄養士】
健康や栄養状態の見極めと支援方法の助言等

【社会福祉士】
地域社会資源関係や制度利用上の課題の見極めと助言等

【言語聴覚士】
言語や嚥下摂食機能等の心身機能やコミュニケーションの能力の見極めや支援・訓練方法の助言等

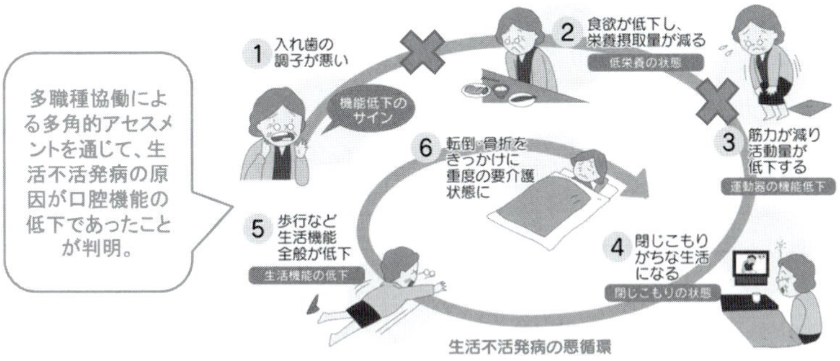

図Ⅰ-1-5　地域ケア会議における多職種協働による多角的アセスメント視点（具体的な助言の例）
出典）厚生労働省老健局振興課：地域包括ケアシステムにおける地域ケア会議の役割について，2016

会議における多職種協働による多角的アセスメント視点（具体的な助言の例）を図Ⅰ-1-5に示す。

1）管理栄養士の助言者としての役割

管理栄養士は，栄養状態の評価と食事面での適切な栄養摂取の観点から，支援方法の助言を行う。生活の場における食事であることを意識して，わかりやすく具体的で，日常生活で無理なく，簡単に取り組むことができる身近な助言が望ましい。助言の際は，指導的立場ではなく，本人のQOLの向上を目指し，チームで取り組む。

（3）介護予防・日常生活支援総合事業（総合事業）

介護予防・日常生活支援総合事業（総合事業）の基本的考え方は，①多様な生活支援の充実，②高齢者の社会参加と地域における支え合い体制づくり，③介護予防の推進，④市町村，住民等の関係者間における意識の共有と自立支援に向けたサービス等の展開，⑤認知症施策の推進，⑥共生社会の推進である。

各市町村が，要支援者等の多様な生活支援のニーズに対して，総合事業でさまざまなサービスを提供していくためにサービスを類型化し，それに合わせた基準や単価等を定めている。管理栄養士は要支援認定を受けた者と総合事業対象者のうち，栄養改善が必要なものに対してサービスを提供する。

訪問型サービスは，訪問介護員による身体介護，生活援助のサービスを行う訪問介護と，多様なニーズに応じた4つのサービス（A~D）で構成されている。訪問型サービスA：緩和した基準に基づく生活援助（調理や掃除，買い物代行など），B：住民主体（ボランティア）による支援，C：短期集中予防サービス（体力改善や認知機能向上の支援），D：移動支援（外出や通院の補助，送迎など）である。

通所型サービスは，介護保険制度を利用し，自宅から特定の施設に通って受けるサービスで，通常の通所介護職員によるものに加え，A：緩和した基準による支援，B：住民主体の支援，C：短期集中予防サービスの4種類がある。

・訪問型サービスC（短期集中予防サービス）：保健・医療の専門職が，要支援認定を受けた者と総合事業対象者の居宅に訪問し，対象者の望む生活に向けて，食生活等の改善に向けた相談支援を3~6か月の短期間で行う。

・通所型サービスC（短期集中予防サービス）：生活機能を改善するための運動器の機能向上や栄養改善等のプログラムを3~6か月の短期間で行うサービスで，保健・医療の専門職が行う。栄養管理士は，個別に計画書を作成し，必要な相談・指導を行う。

・一般介護予防事業：介護予防に資する住民運営の通いの場である。高齢者だけではなく，障がい者や子どもなども参加できる共生型が望ましい。

（4）訪問栄養食事指導

医療保険では，在宅患者訪問栄養食事指導として通院が困難で栄養食事療法が必要な患者に対して，管理栄養士が自宅を訪問して行う栄養食事指導がある。介護保険では，**居宅療養管理指導**として位置づけられている。訪問栄養食事指導を推進する観点から，在宅療養支援病院での体制整備や在宅療養支援診療所は，栄養ケア・ステーション＊やほかの保険医療機関との連携を含めた体制整備が求められている。管理栄養士の在宅訪問栄養食事指導の必要性が高まっている。

＊**栄養ケア・ステーション**：日本栄養士会の登録商標。地域における栄養活動・支援の拠点として整備された。栄養ケア・ステーションには，日本栄養士会または都道府県栄養士会が設置し，運営する「栄養ケア・ステーション」と日本栄養士会が事業者等を個別に認定する「認定栄養ケア・ステーション」がある。

在宅療養者の主な疾患は，脳血管障害，心疾患，高血圧，呼吸器疾患，糖尿病，腎疾患のほか，褥瘡，低栄養，嚥下障害などで，さらに認知症を合併している場合も少なくない。いずれも食生活と密接にかかわる疾患で，栄養食事管理とは別に食欲不振等による栄養摂取に関する評価や食形態への配慮も必要となる（具体的な算定要件は資料15．p.254および資料16．p.257参照）。

I 臨床栄養管理 総論

第 2 章

傷病者や要支援・要介護者の栄養ケア

1. 栄養ケアの目的と手順

　　栄養ケアは，栄養・食事の側面から疾病等の治療や予防，健康の維持・改善に必要なケアを実施することである。傷病者では，疾病による消化・吸収・代謝の変化や薬剤による副作用，食欲低下，手術などが栄養状態に影響を及ぼす。介護・福祉施設や在宅療養では，高齢者や障がい者が対象となり，低栄養の予防と身体機能の維持・改善を目的に対象者に合わせた栄養ケアが行われている。

　　栄養ケアにあたっては，肥満やフレイルなど何らかの栄養学上の問題が疑われる対象者を見逃さないことが重要で，栄養スクリーニングにより抽出する。栄養障害リスクが疑われる場合は，問診，臨床検査，身体計測，食事調査等の情報をもとに栄養アセスメントを行い，具体的な栄養学上の問題点を明らかにする（栄養診断）。栄養診断により明らかにされた栄養問題の解決（改善）に向け，栄養ケア計画（到達目標とケアプラン）を作成する。栄養ケア計画は，栄養補給や栄養教育，多職種との協働（チーム医療／介護）について作成し，これに沿って栄養介入を実施して，その結果をモニタリングし再評価（リアセスメント）する。このPDCAサイクルを繰り返して栄養問題の解決・改善を図る一連の手順が，栄養ケアプロセス（**nutrition care process**：**NCP**）である（図Ⅰ-2-1）。

　　栄養問題を解決・改善するにあたっては，目標栄養量の算出，栄養補給法（食事療法，経腸・静脈栄養法）の選択，リハビリテーション，薬剤による影響，さらに生活状況や社会的背景なども含めた栄養アセスメントや栄養ケア計画が重要となる。傷病者では，疾病治療（栄養治療）も含めた栄養ケア計画が必要で，手術や疾病による代謝亢進による影響なども考慮しなければならない。栄養ケアは医療や福祉，在宅療養，疾病予防等あらゆる領域で多職種と協働して行われていて，管理栄養士がNCPを活用することで，効率的な栄養ケア連携が期待できる。

2. 栄養スクリーニングと栄養アセスメント

2.1　栄養スクリーニング

（1）意義と方法

　　栄養スクリーニングは，栄養不良あるいはそのリスクを有する対象者を抽出するために行う過程である。その意義は，栄養不良者をより早期に抽出し，さらに詳細な栄養アセスメントにより関連要因を明らかにし，早期栄養介入を可能にすることにある。

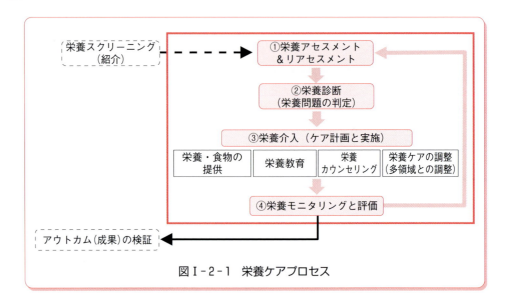

図Ⅰ-2-1　栄養ケアプロセス

栄養不良には，低栄養以外に過栄養や代謝異常も含まれ，栄養スクリーニングはすべての対象者に行われる。したがって，栄養スクリーニングには，身体計測（BMI（体格指数），体重の変化），最近の食事摂取状況（食欲），血液検査，日常の活動性など簡便に収集できる指標が用いられている。

急性期病院では入院後24時間以内，慢性期病院や介護福祉施設では24～72時間以内に実施される。

（2）用いられる主なツール

1）MNA-SF（mini nutritional assessment short form）（資料10．p.249）

65歳以上の高齢者を対象に開発されたスクリーニングツールで，これを簡便にしたMNA-SFが用いられている。過去3か月の消化器症状，体重変化，日常生活動作，病歴などの6項目の質問で構成され，短時間で実施できる。BMIを求めることができない場合は，ふくらはぎ周囲長で評価する。

2）MUST（malnutrition universal screening tool）（資料10．p.249）

MUSTは，英国静脈経腸栄養学会によって考案された成人を対象とした栄養スクリーニングツールで，5段階の評価で構成される。栄養指標はBMI，体重減少率，最近5日間の栄養摂取状況でこれらを総合して栄養障害のリスクを判断する。入院患者だけでなく，施設入所者や地域住民など幅広く応用可能である。

3）NRS2002（nutrition risk screening 2002）

欧州臨床栄養代謝学会が2002年に作成した。2段階の評価方法で，1段階目の項目（BMI，体重減少，食事摂取の減少，重篤な疾患）のうち1つでも該当すれば次のステップに進み，積極的な栄養補給の必要性について栄養障害スコア，侵襲スコア，加齢によるスコアの3項目で判定する。

4）SGA（subjective gloval assessment）

主観的包括的栄養評価。体重の変化，食事摂取量の変化，栄養に関連した身体所見（消化管症状，体脂肪や骨格筋，浮腫の状況）などから栄養状態を3段階（良好，中等度低栄養，重度低栄養）で評価する。特別な器具や装置が不要なことから臨床で用いられている。

5）そ　の　他

簡易食欲調査票（CNAQ-J/SNAQ-J）（資料10.　p.248）：CNAQ-J（Council on Nutrition Appetite Questionnaire）は8つの質問項目で簡便に高齢者の体重減少にかかわる食欲を評価する検査方法で，その簡易版としてSNAQ（simplified nutrition assessment questionnaire）が報告されている。得点が低いほど食欲が低下していると判断され，より早期に低栄養のリスクが推測できる。

2.2　栄養アセスメント，リアセスメント
（1）意義と方法

栄養アセスメントは，個人あるいは集団の栄養状態を客観的に検討することで，栄養に関する問題点やその原因を判断するためにさまざまな栄養指標を用いて行われる。栄養アセスメントでは，これらの指標を基準値（判定基準）と比較して問題となる指標を抽出して，身体の栄養状態や病態との関連について検討し，栄養問題を特定して（栄養診断），さらに栄養問題を判定した根拠指標とその原因についても明らかにする。栄養問題の原因を，明確にすることで適切な栄養ケア計画の作成と栄養介入（栄養補給や栄養食事指導等）が可能となる。

栄養アセスメントにより抽出された指標は，栄養介入後のモニタリング指標となる。再評価（リアセスメント）では，この指標の変化をもとに栄養介入により栄養問題が解決されたかどうか，あるいは新たな栄養問題が出現していないかを判断する。栄養アセスメントの意義は，栄養問題の改善・解決の判定，健康維持や疾病の治癒促進・再発予防を図り，QOLの向上に貢献できることである。

栄養アセスメントは栄養介入時の栄養状態の判断（静的アセスメント），栄養ケアの効果判定（動的アセスメント）に活用することで，効率的栄養ケアを展開できる。静的アセスメントでは，身体計測，免疫能，代謝回転の遅い（生物学的半減期が長い）臨床検査データなどを指標に用いて，栄養状態やそのタイプを判定する。動的栄養アセスメントでは，体重・骨格筋量，各疾患の臨床検査指標，ラピッドターンオーバープロテイン，窒素出納，エネルギー代謝動態などを指標に用いる。静脈・経腸から経口栄養，流動食から常食への移行時などで行い，給与栄養量や食形態などの適否を検討する。

また，術前の栄養状態を評価し，予後リスクを推測する指標として予後判定指数（prognostic nutritional index：PNI）が用いられている。Buzbyらが術前の栄養状態の改善により術後のリスクを軽減できることを報告し，日本でも胃癌や食道癌，大腸癌

第Ⅰ部　第2章　傷病者や要支援・要介護者の栄養ケア

患者を対象としたPNIが報告されている。

予後判定指数（**PNI**）
Buzbyら　　PNI = 158 − (16.6 × Alb) − (0.78 × TSF) − (0.22 × Tf) − (5.8 × DCH)
　評価／PNI ≧ 50：ハイリスク，40 ≦ PNI < 50：中等度，PNI < 40；低リスク
小野寺ら　　PNI = 10 × Alb + 0.005 × TLC
　評価／PNI ≧ 40：切除吻合禁忌，PNI < 40：切除吻合可能
　　　　Alb：血清アルブミン，TSF：上腕三頭筋部皮下脂肪厚，
　　　　Tf：血清トランスフェリン，TLC：総リンパ球数，
　　　　DCH：PPD皮内反応（0；反応なし，1；0.5 mm以下，2；0.5 mm以上）

2.3　栄養アセスメントの指標

　栄養アセスメントに必要な指標は，「食物／栄養関連の履歴（FH）」「身体計測（AD)」「生化学データ，医学検査（BD)」「栄養に焦点を当てた身体所見（PD)」「個人履歴（CH)」の5つの領域に整理される（表Ⅰ-2-1）。栄養アセスメントは，これらの指標をそれぞれの基準値と比較して実施する。

表Ⅰ-2-1　栄養アセスメントの5領域と指標

領　域	アセスメント指標
食物／栄養関連の履歴（FH）	食物・栄養素摂取，食物・栄養の管理，薬剤・補助的薬剤の使用，食物に関する知識・信念・態度，栄養ケアに対するコンプライアンス，食品の入手に影響する要因，身体活動と機能（栄養に関連したADL，IADL)，栄養面における生活の質
身体計測（AD）	身長，体重，体格指数（BMI)，成長パターン指標・パーセンタイル値，体重歴，皮下脂肪厚，周囲径（上腕・下腿)，体組成，握力
生化学データ，医学検査（BD）	血液検査（酸塩基平衡，電解質，血糖，炎症，貧血，たんぱく質，脂質)，尿検査，消化器関連（胃排出時間，便検査，VF検査など)，安静時代謝率
栄養に焦点を当てた身体所見（PD）	身体的外観，筋肉や体脂肪の消耗，咀嚼・嚥下機能，食欲，バイタルサイン，皮膚（ツルゴールなど)・爪・舌の状況
個人履歴（CH）（病歴，生活環境）	病歴（主訴，現病歴，既往歴，家族歴，治療歴） 生活背景（プロフィール：家族構成，介護者，職業，社会的背景，生活環境など）

（栄養管理プロセス研究会監修：改訂新版栄養管理プロセス Nutrition Care Process，第一出版，p.25，2023より作成）

（1）食物／栄養関連の履歴（food/nutrition-related history：FH）
1）エネルギー・栄養素摂取量

　栄養状態を評価するうえで重要な情報で，7〜14日間以上にわたり経口摂取が不十分と予測される場合は，栄養状態の低下が予測される。入院患者，施設入所者については，食事摂取量や経腸栄養剤，輸液なども含めてエネルギー・栄養素摂取量調査を行う。摂取量の大まかな把握方法には，看護師等による喫食量調査*，栄養部門での下膳調査，患者に記入を依頼する簡易喫食率調査などの方法がある。外来患者では食

物摂取頻度調査（FFQ）や実際の食事を数日間記録する記録法，24時間思い出し法などにより把握する。食事調査は，1日のすべての食事と間食（菓子類，嗜好飲料等）の摂取に加え，栄養補助食品やサプリメントの使用についても調査する。

　　＊**看護師による喫食量調査**：看護師は，主菜，副菜がおおよその程度（5割，7割など）摂取されたかを毎食後把握し看護記録に記載している。正確性には欠けるが，感染症などで病室訪問ができない場合や大まかに喫食状況を把握したい場合などで参考にすることができる。

　エネルギーやたんぱく質量，**エネルギー産生栄養素バランス**，脂肪酸比率（量）（表 I-2-2）やコレステロール，食塩，水分，ミネラル，ビタミン，食物繊維などの必要な項目を算出して，基準値（医師の指示量や目標エネルギー・栄養素量等）と比較する。

2）食習慣調査

　食事の規則性，食嗜好や摂取の偏り，飲酒習慣，間食（菓子）・夜食の習慣，食事にかかる時間，食物（栄養素）摂取に影響を及ぼす食物栄養に関する信念や態度・行動，食事に変化があった時期や内容，食物および栄養関連用品の入手に影響を及ぼす要素の有無などの情報を収集する。

3）食事摂取に影響する身体活動や機能

　身体活動レベル・運動量（種類・頻度など），栄養食事療法に関するアドヒアランス，日常の食事摂取量の変化の有無，食べこぼしの有無など。高齢者や障がい者では，食

コラム　身体活動の評価

① ADL（日常生活動作）
　排泄，調理，配膳能力，立位保持時間の評価で，バーサルインデックス（Barthel index），カッツインデックス（Katz index）がある。バーサルインデックスは，食事，移乗，整容，トイレ動作，入浴，歩行，階段昇降，更衣，排便コントロール，排尿コントロールの10項目，カッツインデックスは，入浴，更衣，トイレ，移動，排泄コントロール，食事の6項目で評価し，いずれも点数が高いほど自立している。

② IADL（手段的日常生活動作）
　買い物，食事の準備，服薬管理，金銭管理，交通機関を使っての外出などのより複雑な行動・行為で，代表的な評価法にLawtonの尺度，老研式活動能力指標，JST版活動能力指標がある。

③ FIM（functional independence measure；機能的自立度評価法）
　食事，排泄，移動などの運動項目（13項目），コミュニケーションなどの認知項目（5項目）で構成され，これら身の回りの必要最低限なことができているのか，どのくらい介助に手がかかるのかを簡便に評価できる。7歳以上が対象で，病気や障害の有無は評価の基準に含まない。

・要支援・要介護の評価：高齢者や障がい者では，身体機能（ADL，IADL，認知）の状況が介護度（要支援，要介護）で示されている（資料14，p.253参照）。要支援者や要介護者の到達目標や栄養ケアプランの作成にあたっては，介護者の能力や希望も加味することが重要である。

第Ⅰ部　第2章　傷病者や要支援・要介護者の栄養ケア

表Ⅰ-2-2　エネルギー・栄養素摂取量の評価

栄養アセスメント指標	算出法	適正比率（量）
エネルギー・栄養素摂取量	日本人の食事摂取基準や指示エネルギー・栄養素量と比較して過不足を評価する	±10%以内
たんぱく質エネルギー比率	$\dfrac{4\,\text{kcal}×たんぱく質摂取量×100}{総エネルギー摂取量}$	13〜20（18〜49歳） 14〜20（50〜64歳） 15〜20（65歳以上）
脂肪エネルギー比率	（9 kcal×脂質摂取量）×100÷総エネルギー摂取量	20〜30%
炭水化物エネルギー比率	（4 kcal×糖質摂取量）×100÷総エネルギー摂取量	50〜65%
脂肪酸比率（量）	飽和脂肪酸エネルギー比率	7.0%以下（18歳以上）
	n-6系多価不飽和脂肪酸摂取量	8〜12 g/日（18歳以上）
	n-3系多価不飽和脂肪酸摂取量	1.7〜2.3 g/日（18歳以上）

事摂取に関連した**ADL**（**activities of daily living**；日常生活動作），**IADL**（**instrumental activities of daily living**；手段的日常生活動作）などの身体能力についても把握する。

4）薬剤・補助的薬剤の使用

　入眠剤や抗がん剤などの薬剤は，食欲（嘔吐，食欲不振など）に影響を与えている場合がある。また，治療に使用されている薬剤を把握する。特に糖尿病や脂質異常症，高尿酸血症等の食事療法の効果判定時には注意が必要となる。

（2）身体計測（anthropometric measurements data：AD）

　身体計測は，簡便で非侵襲的であり，栄養調査や集団健診でのスクリーニング検査として広く用いられている。身長，体重に加え身体の決められた測定ポイントを計測することによって体格や体組成（body composition）が推測できる。測定方法を熟知し，トレーニングを積んで再現性のある測定ができるようにすることが重要である。

　傷病者や高齢者では，エネルギー・栄養素摂取量の過不足，代謝異常による体組成の変化，肥満・るいそうでは体重の履歴，体重の変化，体脂肪や骨格筋量の消耗の有無などをアセスメントする。

1）身長，体重

　身長と体重を測定してこれらの相対的変化や比率を指標として用いる。成長期では，身長体重発育曲線を用いて発育状況の良否をアセスメントする。

　① **身　長**　一般には身長計を用いて，立位で測定する。乳児や寝たきりの高齢者や障がい者では横臥位または，マルチン式身長計やメジャーを用いて身体を部分ごとに測定する。また，膝高測定器を用いて膝下高（膝高）を測定（図Ⅰ-2-2）し推定式により算出する方法もある。

　身長は，適正（目標）体重，体脂肪率（量），体表面積，基礎代謝量などの算定基礎となる。成長期では発育とともに日々変化し，高齢者では加齢よって徐々に変化するので定期

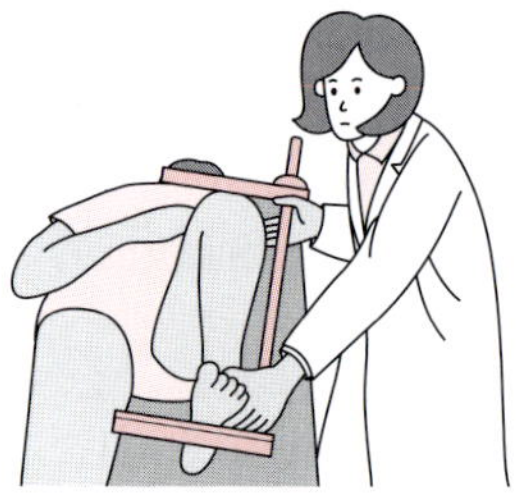

膝下高による身長（cm）　推定式
男性＝64.02＋（膝下高(cm)×2.12）
　　　－（年齢(歳)×0.07）
女性＝77.88＋（膝下高(cm)×1.77）
　　　－（年齢(歳)×0.10）

図Ⅰ-2-2　膝高測定器による膝下高の測定

2. 栄養スクリーニングと栄養アセスメント

表 I-2-3　体重を用いた栄養アセスメント指標と評価基準

指標算出式	栄養アセスメント
健常時体重比率（**percentages of usual body weight：%UBW**） ［測定時体重÷健常時体重］×100）	85〜90%　軽度栄養障害 75〜84%　中等度栄養障害 74%以下　高度栄養障害
体重減少率 （（健常時体重−測定時体重）÷健常時体重）×100）	1か月間で5%以上，または6か月間で10%以上の体重減少がみられる場合は中等度以上の低栄養状態
体格指数（**body mass index：BMI**）* 体重（kg）÷身長（m）^{2}	18.5未満　　　　　　やせ 18.5以上25未満　正常 25以上　　　　　　肥満

＊　BMIは肥満の判定基準としても用いられる（表II-2-1，p.68参照）。しかし，極端に筋肉質の人や，浮腫・腹水などにより体重が影響を受けるので，その活用にあたっては注意が必要である。

表 I-2-4　目標とするBMIの範囲（18歳以上）[*1,*2]

年齢（歳）	目標とするBMI（kg/m^2）
18〜49	18.5〜24.9
50〜64	20.0〜24.9
65〜74[*3]	21.5〜24.9
75以上[*3]	21.5〜24.9

＊1　男女共通。あくまでも参考として使用すべきである。
＊2　上限は総死亡率の低減に加え，主な生活習慣病の有病率，医療費，高齢者および労働者の身体機能低下との関連を考慮して定めた。
＊3　総死亡率をできるだけ低く抑えるためには下限は20.0〜21.0付近となるが，その他の考慮すべき健康障害等を勘案して21.5とした。
（日本人の食事摂取基準（2025年版））

的に確認する。

②　**体　重**　　体重計を用いて測定する。ヘルスメータは手軽に購入でき相対的変化をみることはできるが，絶対値ではないので注意する。また，体重は食事や排泄等の影響を受けるため，計量のタイミングが重要である。朝食前に排泄を済ませてから測定する，継続して評価する場合には同一時間帯で測定するなどの工夫をする。

　体重の履歴や現体重，体重の変化は，栄養アセスメントの重要な指標となる（表 I-2-3，表 I-2-4）。現体重は，BMIの算出や適正体重あるいは健常時体重と比較する。短期間の体重減少は栄養状態の悪化を反映していることが多く，体重変化の期間（過去1年間あるいは半年，3か月，1か月）と変化量（減少率）で栄養アセスメントする。その際は，急激な減少（脱水，下痢，利尿剤使用など）や増加（浮腫・腹水の有無）がないことを確認する。また20歳代の体重を比較基準にした増加体重は，糖尿病などの生活習慣病発症の危険因子とされているため，体重履歴についても調査する。

2）体組成（body composition）

　人体は，大きく脂肪組織と**徐脂肪組織**（**lean body mass：LBM**）に分けて考えられる。栄養障害では，体脂肪や体たんぱく質量の消耗を引き起こす。体脂肪はエネルギー貯蔵状況の指標，筋肉はたんぱく質貯蔵状況の指標となり，骨格筋は身体を支える役割をもつ。体脂肪や筋肉量の主な推定方法を以下に示す。

① キャリパーやメジャーを用いた測定

a．体脂肪率（%FAT（%）），上腕筋囲（arm muscle circumference：AMC（cm）），上腕筋面積（arm muscle area：AMA（cm²）），体脂肪量（kg）：メジャーや皮下脂肪厚測定器（キャリパー）を用いて測定した上腕周囲長（arm circumference：AC（cm）），上腕三頭筋部皮下脂肪厚（triceps skinfold thickness：TSF（mm）），肩甲骨下端部皮下脂肪厚（subscapular skinfold thickness：SSF（mm））から推定できる。体重から体脂肪量を差し引いたものがLBMで，AMCは除脂肪体重との相関が強い。

これらの測定値や算出された推定値は，年齢，性別当たりで示された基準値（JARD2001）に対する割合で評価する。

体脂肪率（%FAT）
　　男性　$(4.57 \div (1.0913 - 0.00116 \times SFT)) - 4.142) \times 100$
　　女性　$(4.57 \div (1.0897 - 0.00133 \times SFT)) - 4.142) \times 100$
　　　SFT：TSF + SSF
上腕筋囲（AMC）= $AC - 0.314 \times TSF$
　　　評価／JARD2001と比較して，60%未満：高度栄養障害，
　　　　　　60〜79%：中等度栄養障害，80〜89%：軽度栄養障害
上腕筋面積（AMA）= $(AC - 0.314 \times TSF \div 10)^2 \div 4 \times 3.14$

---

b．下腿周囲長（calf circumference：CC（cm））：ふくらはぎの最も太い周囲をメジャーで測定する。骨格筋量やBMIと相関する。低栄養やサルコペニアを判定する指標としても用いられている。

c．ウエスト周囲長：臍位の周囲で測定し，内臓脂肪型肥満のスクリーニングに使用される。男性85 cm，女性90 cm以上で臍位の腹部CT検査から算出される内臓脂肪面積100 cm²に相当する。メタボリックシンドロームの判定にも使用されている。

② 生体インピーダンス法（bioelectrical impedance analysis：BIA）による測定

体脂肪はほとんど電気を通さないが，水や筋肉，骨などの電解質を多く含む組織は電気を通しやすい。この特性を利用して，体内に微弱な電流を流して電気抵抗値（インピーダンス）を測定し，体組成を推定する方法である。測定した電気抵抗値，身長，体重から体脂肪率を推定する。簡便に測定できるように工夫された種々の機器が市販されており，臨床でよく利用されている。体脂肪量や体脂肪率，骨格筋量指数（skeletal muscle mass index：SMI）で肥満やサルコペニア等を評価する。骨格筋量指数は，男性7.0 kg/m²，女性5.7 kg/m²未満でサルコペニアが疑われる。

インピーダンスは摂取食事量，体水分量（浮腫・腹水・胸水），金属の装着等により影響を受けやすい。浮腫・腹水などが筋肉量に反映される場合があるので注意する。

骨格筋量指数（SMI）= 骨格筋量（kg）÷ 身長（m）²

---

③ コンピュータ断層撮影（computed tomography：CT）による測定　CTによる臍位断面画像で内臓脂肪面積100 cm²以上は内臓脂肪型肥満と判定される。腹囲測定による内臓脂肪型肥満判定の根拠データとなっている。また，腹部を1 cm間隔で

測定する断面撮影で内臓脂肪体積が算出される。

④ **二重エネルギーX線吸収法**（**dual-energy X-ray absorptiometry**：**DXA**）**による測定**　身体の組織によって吸収率が異なる2種類のX線を照射して検査対象の組成を測定する方法で，骨密度や体脂肪量，骨格筋量が測定できる。

3）握　　力

握力は物を握るときの力で，上腕筋囲や全身の筋力などとの関係が報告されている。握力計で簡便に測定できることから筋力の評価指標として用いられている。サルコペニアの評価基準は，男性28 kg，女性18 kg未満となっている。

（3）生化学データ，医学検査（biochemical data：BD）

人体から採取した血液，尿，組織などの検体を用いて行う検体検査と脳や心臓，肺，腹部などの生体反応を検査する生理検査がある。これらの検査は，病気の診断や経過観察のために行われるが，病態の把握や栄養アセスメント，栄養ケア（栄養補給や栄養指導）の成果を判定するうえでも重要な指標となる。

1）血 液 検 査

① 　たんぱく質代謝

・**血清アルブミン**（**albumin**：**Alb**）：アルブミンは肝臓で合成され，膠質浸透圧の維持やホルモンなど各種物質の運搬などの役割を担っている。また，血清たんぱく質の50～70％を占め，臓器のたんぱく質量を反映していることから，栄養状態を把握する指標として用いられている。栄養素の摂取不足や吸収不良などにより低下することから，栄養スクリーニングにも利用されている。一般に，3.5 g/dL未満を軽度，3.0～2.5 g/dLを中等度，2.5未満を高度の低栄養と評価されている。2.5 g/dL以下になると浮腫が出現する。血清アルブミン値は，肝臓障害による合成障害やネフローゼ症候群などによる漏出により低下する。また手術直後や発熱や感染症などの炎症（CRP上昇）に影響されて低下し，逆に脱水では上昇するので，栄養アセスメント時には注意する。

・**ラピッドターンオーバープロテイン**（**rapid turnovers protein**：**RTP**）：**トランスフェリン**（**transferin**：**Tf**，半減期8～10日），**トランスサイレチン**（**transthyretin**：**TTR**，半減期2～3日），レチノール結合たんぱく（retinol binding protein：RBP，半減期0.4～0.7日）で，アルブミンと比較して半減期が短くたんぱく質代謝の鋭敏な指標として用いられる。栄養状態の改善や悪化を早期に知ることができ，栄養補給の効果判定時に用いられる。トランスサイレチンはプレアルブミンとも呼ばれている。

② 　血清酵素

・**コリンエステラーゼ**（**cholinesterase**：**ChE**）：肝細胞のたんぱく質合成能の指標になり，アルブミン値とほぼ相関するが，コリンエステラーゼのほうが鋭敏に変化することから栄養アセスメント指標としても用いられる。肝疾患では脂肪肝以外で低下し，特に肝硬変・肝不全では著しい低下を示すことから，肝予備能の指

標となっている。

③　脂質代謝

- **総コレステロール**（**total cholesterol**：**TC**）：脂質異常症の診断に用いられるが，低栄養の指標としても用いられる。肝硬変や甲状腺機能亢進症，栄養障害では低値になる。逆に，ネフローゼ症候群や甲状腺機能低下症では高値になりやすい。また，上昇する基礎疾患がなく，入院後上昇がみられる場合は，薬物の副作用が疑われる。

- **中性脂肪，トリグリセライド**（**triglyceride**：**TG**）：脂質異常症の診断に用いられる。食事の影響を受けやすく変動が大きいので，経過を観察する場合は注意が必要である。併せて，γ-グルタミルトランスペプチダーゼ（γ-GT）の数値も高い場合は多量の飲酒習慣が疑われ，血糖値も高い場合は，菓子やジュースなどの過剰摂取が予測される。

④　糖代謝

- **血糖，グリコヘモグロビンA_{1C}**：糖尿病の診断に用いられる。糖尿病以外で高血糖となるのは，甲状腺機能亢進症，妊娠，肥満，飢餓，胃切除後，慢性膵炎，膵摘出，肝硬変などの疾患がある。また，副腎皮質ホルモン剤などの薬物の副作用でも上昇することがある。高齢者では，加齢による耐糖能の低下がみられ，食後の血糖値は下がりにくい。

  HbA_{1C}は，過去1〜2か月間の血糖値レベルを推測でき，血糖コントロールの指標として利用される。ただし，ヘモグロビン値が低下する疾患や肝硬変では，実際の値より低めに現れるので，必ずヘモグロビン値と合わせて確認する。

⑤　末梢血液検査（complete blood count：CBC）

末梢血液検査には，白血球数（WBC），赤血球数（RBC），血小板数（Plt）などの血球数検査のほか，ヘモグロビン量（Hb），ヘマトクリット値（Ht）などの項目がある。赤血球数，ヘモグロビン値，ヘマトクリット値は貧血の指標で，平均赤血球の容積（MCV）・血色素量（MCH）・血色素濃度（MCHC）が算出される。血小板は，血液凝固が主な機能で，術前検査として必須である。白血球は，好中球，好酸球，好塩基球，単球，リンパ球に別れ，それぞれ役割は異なる。細菌やウイルス感染，アレルギーなど生体防御や免疫反応に関与する。

⑥　非たんぱく質窒素（尿素窒素（urea nitrogen：UN），クレアチニン（creatinine：Cr））

尿素窒素は，クレアチニン，尿酸などとともにたんぱく質の最終代謝産物である。尿素窒素は腎糸球体で濾過され一部再吸収を受け，残りは尿中に排泄される。腎機能障害により上昇する。また，発熱，熱傷，飢餓などの体たんぱく質の異化や，消化管出血，術後，慢性心不全，脳血管障害でも高値を示す。

クレアチニンは筋内のエネルギー源であるクレアチンリン酸の代謝産物で，糸球体で濾過され大部分が尿中に排泄される。糸球体濾過機能の低下により尿中への排泄量が減少し血中濃度が上昇することから，腎機能のおよその指標となる。血清クレアチ

2. 栄養スクリーニングと栄養アセスメント

ニン値と年齢・性別から, **推算糸球体濾過量**（**estimated glomerular filtration rate**：**eGFR**）が算出される。極端なやせ, 高齢者や長期臥床者は筋肉量が減少しているため, 血清値は基準値を下回ることが多い。

⑦ **免疫能**　免疫系は, 免疫グロブリン（immunoglobulin：Ig）が関与する液性免疫とリンパ球が関与する細胞性免疫に大別される。栄養不良がこれらの機能を低下させるため, 免疫能で栄養状態の変化を知ることができる。また, 免疫能は栄養状態の影響を直接受けることから, 早期の栄養状態の低下の指標となる。栄養アセスメントで一般に用いられるのは, 遅延型皮内反応（PPD皮内反応）, **末梢血総リンパ球数**（**total lymphocyte count**：**TLC**）である。総リンパ球数が1,200個/mm^{3}以下では, 栄養状態の不良が予測される。

⑧ **C反応性たんぱく質**（**C-reactive protein**：**CRP**）　C反応性たんぱく質は, 急性炎症やそれに伴う組織障害によるサイトカインの刺激を受けて肝臓で合成される急性期反応物質であり, 炎症の重症度が推測できる。急性炎症を起こすと, 4～6時間後に増加しはじめ, 炎症の重症度とほぼ並行して変化する。

⑨ **酸塩基平衡**　細胞外液のpH値はおよそ7.35～7.45の間で厳密にコントロールされ, 7.40あたりで維持されている。酸塩基平衡（酸と塩基のバランス）は, 生体にとって非常に重要で, 肺（呼吸による炭酸ガスの排泄）, 腎臓（水素イオン, 塩基の排泄）, 血液中の緩衝作用（炭酸と重炭酸イオンによる調整）により調節されている。その指標は, pH, 酸素分圧（PaO$_2$）, 炭酸ガス分圧（PaCO$_2$）, 重炭酸イオン濃度（HCO$_3{}^-$）, 塩基過剰（base excess：BE）で動脈血血液ガス分析により測定される。**アシドーシス**（pH＜7.35）では, 呼吸不全・糖尿病・腎不全, **アルカローシス**（pH＞7.45）では, 過換気症候群（呼吸性）・中枢神経障害・酸素不足・嘔吐などが考えられる。

2）尿 検 査

尿中にはさまざまな成分が排出されていて, 病態評価の指標となっている。尿素窒素やクレアチニン, 3-メチルヒスチジンなどが栄養指標として用いられる。尿量は, 成人で1,000～1,500 mLで, 100 mL以下を無尿, 400 mL以下を乏尿, 2,500 mL以上を多尿という。

① **尿素窒素**（**UN**）　尿中に排泄される尿素は食事摂取量と関係し, 肝機能や腎機能により影響を受ける。尿中に排泄される総窒素の約80％であることを利用して, **窒素バランス**（窒素出納：**NB**）の簡易算出に用いられる。窒素バランスは, 摂取したたんぱく質（窒素）量と, 体外に排泄された総窒素量（尿, 糞便, 爪や皮膚など）との差で, 生体のたんぱく質代謝の状態を推測できる。異化亢進時では負となる。また, Maroniの式を用いると, 摂取たんぱく質量を推測できる（p.140参照）。

25

> 窒素バランス(**NB**)(g) ＝摂取窒素量(N_{in}) － 体外排泄N量(N_{out})
>   摂取窒素量（N_{in}）(g) ＝摂取たんぱく質(g/日)÷6.25（輸液：提示されているN量）
>   体外排泄窒素量（N_{out}）(g)
>   食事の場合：N_{out}＝尿中尿素窒素(g/日)÷0.8＋4（糞便，その他のN量の推定値）
>   輸液の場合：N_{out}＝尿中尿素窒素(g/日)÷0.8＋1（その他のN量の推定値）

② **クレアチニン**　排泄量は骨格筋肉量を反映する。同一人での1日の排泄量は，活動量に極端な変化がなければほぼ一定である。これを利用して，クレアチニン排泄基準値と比較したクレアチニン身長係数（**creatinine height index**：**CHI**）が骨格筋たんぱく質の評価に用いられている。骨格筋量の消耗によりCHIは減少する。80%以下で中等度以上の栄養障害と判定する。また，尿中クレアチニン排泄量と血中クレアチニン濃度で計算されたクレアチニンクリアランス（**Ccr**）は，ほぼ糸球体濾過量に等しい。

> **クレアチニン身長係数（CHI）**
> ＝クレアチニン排泄量(日)÷標準体重当たりのクレアチニン排泄量
>   クレアチニン排泄量：標準体重当たり　男性23 mg，女性18 mg

③ **3-メチルヒスチジン（3MH）**　筋肉のミオシンやアクチンの代謝産物として，3-メチルヒスチジンが放出される。栄養不良では減少し，悪性腫瘍，外科手術，肝硬変，進行性筋ジストロフィー等では上昇する。

④ **尿中ナトリウム**　24時間尿中ナトリウム（Na）排泄量から摂取食塩量が推定できる（毎日ほぼ同じ食事をしていると仮定）。

> 推定1日食塩摂取量(g/日)＝24時間尿中Na排泄量(mEq/日)÷17
>   食塩1 gはNa　17 mEq（17 mmol）に相当する。

⑤ **尿比重**　増加している場合は脱水，減少では水分の過剰摂取・下垂体性尿崩症・腎不全・糸球体腎炎・腎盂腎炎などの疾患が推測される。

⑥ **尿たんぱく質**　尿たんぱく質の排出量が1日3.5 g以上であればネフローゼ症候群，少量でも同時に赤血球の排出がみられる場合は腎臓病が考えられる。

⑦ **尿　糖**　一般に血糖値が糖排出閾値（170～180 mg/dL）を超えると尿中に排泄されるため，糖尿病がある人にみられる。しかし閾値には個人差があるので尿糖だけで糖尿病の診断はされない。

⑧ **ケトン体**　インスリン作用不足あるいは長期間の飢餓などで糖質がエネルギー源として利用できないとき，脂肪が使用され，その代謝産物としてケトン体が産生され，尿中に排泄される。

3）細菌学的検査

便，尿，喀痰などが用いられる。食中毒菌，風邪や結核を判断するウイルス，抗生物質抵抗性菌の有無などを診断する。食中毒菌がある場合は，食器の消毒あるいは使

い捨て食器が必要であるかを検討する。院内感染菌である**メチシリン耐性黄色ブドウ球菌**（**methicillin resistant staphylococcus aureus**：**MRSA**），エンテロバクター菌，セラチア菌，レジオネラ，アデノウイルスが確認された場合は，患者面談ができないこともある。

4）生理機能検査

① **心電図**（**electrocardiogram**：**ECG**）　心電図は，心臓が自ら発している電気信号の大きさと向きを記録したもので，波形を見ることで，不整脈，心肥大，狭心症や心筋梗塞などが診断される。トレッドミル負荷心電図，ホルター心電図（24時間）により，さらに詳細に調べられている。

② **コンピュータ断層撮影**（**computed tomography**：**CT**）**検査，磁気共鳴画像**（**magnetic resonance imaging**：**MRI**）**検査**

ａ．CT：人体の臓器にＸ線の吸収差があることを利用した検査で，Ｘ線を身体の周囲から照射して，その差からコンピュータ処理により輪切り画像を作成し，内部構造を診る。単純CT検査と造影剤を使用して測定する造影CT検査がある。種々のがん，脳出血・脳梗塞，消化器疾患，大動脈瘤などの診断や治療に用いられる。

ｂ．MRI：Ｘ線は使用せず強い磁気と電波で体内の情報を画像化する検査で，人体を任意の断面（縦・横・斜め）で画像表示することができる。がん，脳腫瘍，脳血管疾患，腹部腫瘍（大きさ，程度，範囲の診断）などの検査で用いられる。

③ **エックス線検査**（**X線検査**），**心胸比**（**心胸郭比**，**cardio-thoracic ratio**：**CTR**）

ａ．X線検査：胸部，腹部，その他あらゆる臓器が撮影できる。Ｘ線を透過しないバリウムを投与して行われる消化管造影検査では，食道，胃，十二指腸，小腸，大腸を撮影して，消化管粘膜の凸凹，狭窄などにより潰瘍やがんなどが診断される。また，バリウムが口から食道，胃，十二指腸へと流れていく様子を動画で見ることができる。**嚥下造影検査**（swallowing videofluorography：**VF**）として嚥下運動や適切な食形態診断に用いられる。

ｂ．CTR：胸郭（胸）で最も幅の広い部分の長さと，心陰影（心臓）の最も幅のある部分の長さの比のことで，胸部Ｘ線写真から読み取る。水分貯留の程度を判断することができ，50％以上では「心拡大」と判断される。透析前や心不全などの疾患に多く，水分や食塩制限が必要になる。透析患者では，ドライウエイトを決定する指標となる。

④ **心臓カテーテル検査**　鼠径部の動脈・静脈，あるいは腕の動脈から，カテーテルを冠動脈まで挿入し，冠動脈や心臓の血行動態を得るために造影剤を注入してＸ線撮影装置を用いて造影する。狭心症や心筋梗塞などの虚血性心疾患，心筋症など心機能障害，弁膜症，先天性心疾患などの構造的心疾患を診断するために行われる。

⑤ **超音波検査，エコー検査**（**ultrasonography**，**ultrasound**：**US**）　超音波が臓器や組織の境目や内部構造で反射する性質を利用して行われ，検査による痛みや被ばくはない。心臓，食道，頸動脈，腹部などを検査して，脂肪肝，胆石，血管壁の肥厚

第Ⅰ部　第2章　傷病者や要支援・要介護者の栄養ケア

などの診断ができる。

⑥　**PET**（**positron emission tomography**）　静脈からブドウ糖を注射し，がん細胞に取り込まれたブドウ糖の分布を検査する。PET-CT検査は，PET検査とCT検査の画像を重ね合わせることで，がんの有無，がんの位置や広がりを高い精度で診断することができる。

⑦　**パルスオキシメータ**　指先に光を当て皮膚を通して動脈血の機能的酸素飽和度（saturation of percutaneous oxygen：SpO_2；経皮的動脈血酸素飽和度）を測定する医療機器で，同時に脈拍も測定できる。ヘモグロビンは酸素と結合すると赤くなるという性質を利用して酸素量の過不足をみる。正常値は96～99%，90%以下になるとチアノーゼ（青味がかった口唇と指の爪）を呈しはじめ，酸素療法が必要となる。

（4）栄養に焦点を当てた身体所見（physical examination findings data：PD）

　食事摂取に直接あるいは間接的に影響を与える要因や，その結果現れる身体所見を確認する。栄養状態に影響する要因はさまざまあり，患者の訴えを医師記録や看護記録からも読み取り把握する。

1）食事摂取に直接あるいは間接的に影響を及ぼす要因

・歯牙・口腔内の状況：口角炎，口内炎，口腔乾燥，舌（脱水，舌苔），歯肉炎。
・食欲不振：発熱や急性肝炎，味覚の変化，消化器症状（腹痛，胸焼け，下痢，嘔吐など），化学療法など薬物の副作用など。
・咀嚼・嚥下能力：嗄声，食べ物のつかえ感，むせ・嚥下障害，う蝕や義歯の調整具合など。
・精神的ストレス：がん告知，手術，病気そのものへの不安など。
・その他：医療従事者への不信，うつ病，神経性やせ症，夜間不眠，手術後の痛み，頭痛，背部痛，圧痛，全身倦怠感，脱力感，食物残存感など。

2）栄養障害により現れる身体所見

　全身状態（サルコペニア・フレイル，肥満，浮腫など），チアノーゼ，**バイタルサイン**（血圧，心拍数，体温）などの異常の有無を観察する。また，低栄養は皮膚乾燥（ツルゴール），鱗屑（角質が蓄積し小板状に隔離した状態），毛包角化症，落屑さらに褥瘡（床ずれ）などの皮膚の状態に影響を与える。食物や栄養素の欠乏の影響があるかどうかに注目して皮膚症状を観察する。

3）浮腫・腹水・胸水

　浮腫（むくみ）は，細胞外液である細胞間液の異常貯留状態で，下肢や腹部，顔面などに現れる。貯留が体重の約10%以上になると，圧痕（pitting）を生じる。**腹水**は，腹腔内に50 mL以上貯留した状態，**胸水**は胸腔内に体液が異常に貯留した状態である。全身性浮腫から，ネフローゼ症候群，心不全，肝硬変が考えられる。腹水や胸水には漏出性（非炎症性）と浸出性（炎症性）があり，前者は肝硬変，うっ血性心不全，後者はがんなどでみられる。

4）脱　　水

体内の水分が失われ，必要な水分と電解質が不足している状態をいう。高張性，等張性，低張性の3タイプがある。高張性脱水では，細胞外液中の水分が減少するためにNa濃度が上昇して血漿浸透圧が上昇する。大量の発汗，下痢，発熱などにより生じる。等張性脱水は，水分とNaが同じ割合で減少した状態で，出血や利尿剤投与時に生じる。低張性脱水は，水分に比べNaの損失が大きい状態で，下痢や嘔吐，大量の発汗で体液が喪失した状態時に水分のみが補給された場合に起こる。

体重に対して体液が1〜2％程の減少であっても，喉の渇きや尿量の減少など軽度の脱水症状が現れる。10％以上の高度の脱水では，臓器血流不全や死に至ることもある。皮膚の乾燥（ツルゴール反応；皮膚をつまんで離したとき，そのしわが2秒以上残った場合脱水を考える）としても現れる。

（5）個人履歴（client history：CH）－対象者のプロフィール，病歴

対象者のプロフィール，医療関連情報，日常生活に関する情報などで，具体的には属性情報（年齢，性別，教育歴，職業など），医療・健康情報（病歴など），生活情報（生活背景，住宅・居住環境，家族構成や家庭問題など），社会活動・宗教などである。栄養ケア実施にあたっては，これらの情報も考慮した栄養補給・栄養教育が求められる。

2.4　総合評価（栄養診断）

栄養問題の判定（栄養診断）は，単一の指標のみで判断できないことが多く，身体計測や血液検査指標，エネルギー・栄養素摂取量，身体兆候，プロフィール（病歴，生活背景など）など栄養アセスメントで得られた情報から総合的に行う。

（1）低栄養の判定

低栄養リスクの判定基準には，GLIM（global leadership initiative on malnutrition）基準（図I-2-3）や厚生労働省が示した基準（資料9. p.247），フレイル（p.231）やサルコペニア（p.172）の判定基準などがある。

GLIM基準は低栄養診断の国際基準で，体重減少などの現症とその原因（食事，炎症）を指標にして判断する。現症の3要素（体重減少，BMI，骨格筋量）のうち1つ以上，かつ病因の2要素（食事摂取量の減少/消化吸収障害，炎症や外傷性疾患の影響）のうち1つ以上の要素に異常を認める場合に低栄養と判定し，その重症度を判定する。

（2）栄養問題の特定（栄養診断）

栄養ケアプロセス（NCP）では，栄養問題を特定するプロセスを「栄養診断」としている。栄養診断は，種々の栄養評価指標を調査・分析して栄養問題を総合して表現したもので，3つの項目（栄養素等摂取量NI，臨床栄養NC，栄養に関連した行動と生活環境NB）とその他に分け，現在約70種類に整理されている（表I-2-5）。

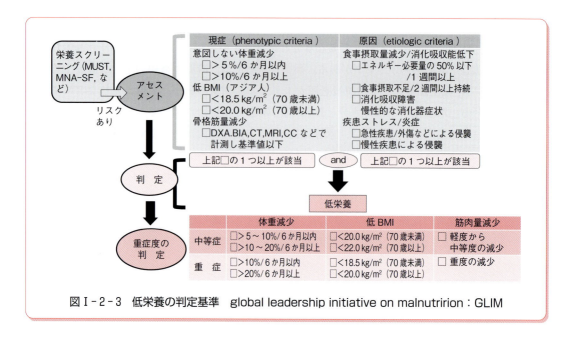

図Ⅰ-2-3　低栄養の判定基準　global leadership initiative on malnutririon：GLIM

表Ⅰ-2-5　栄養診断の概要

大項目	中項目
nutrition intake：NI 栄養素等摂取量	NI-1エネルギー出納 NI-2経口・経腸・静脈栄養補給 NI-3水分摂取 NI-4生理活性物質 NI-5栄養素
nutrition clinical：NC 臨床栄養	NC-1機能的項目 NC-2生化学的項目 NC-3体重
nutrition behavioral/environmental：NB 栄養に関連した行動と生活環境	NB-1知識と信念 NB-2身体の活動と機能 NB-3食の安全と入手
nutrition other：NO　その他の栄養	NO-1その他の栄養

　栄養診断は，健康や疾病に関する栄養問題の原因と判定の根拠（徴候や症状，所見）を特定して行われ，その要素を「**PESステートメント**」として文章に要約する。PES（ピー・イー・エス）ステートメントは，P　problem；栄養問題，E　etiology；原因・要因，S　sign/symptoms；徴候と症状，の3つの異なる要素で，これらの要素は栄養アセスメントにより収集する。

　① **P：栄養問題（栄養診断）**　エネルギー・栄養素の摂取や臨床栄養関連，食に関する行動と生活環境の3領域で，管理栄養士が解決または改善できる問題点である。NCPでは，特定の栄養診断用語を使って表現する。栄養問題が複数考えられたときは，栄養素摂取（NI）に関する問題を優先し，できれば1つ，多くても3つ以内に整理する。

3. 目標エネルギーおよび栄養素量の算定

② **E：原因・要因**　栄養問題の「根本原因」で，栄養介入によって徴候や症状が軽減できる内容である。栄養介入により栄養問題が解決しない場合は，再度栄養アセスメントを行い栄養ケア計画の見直しを行う。

③ **S：徴候と症状**　臨床検査データ，身体計測値などの客観的情報が徴候，食習慣，食事に対する気持ちなど対象者から得た主観的な情報が症状である。栄養アセスメントで集約した栄養問題（栄養診断）を判定した根拠で，この指標をモニタリングすることで，栄養問題が解決あるいは改善されたかを判定できる。

3．目標エネルギーおよび栄養素量の算定

目標エネルギーや栄養素量は，対象者の食事摂取に関する栄養アセスメント時の重要な比較基準値となる。したがって，医師による指示量等が明確でない場合では，管理栄養士は，さまざまな条件下にある対象者の目標量を提案する能力が求められる。

基礎疾患がない場合は，基本的には日本人の食事摂取基準を参考にする。エネルギー摂取量と消費量のバランスの維持，減量時などでの目標体重の指標にはBMIを使用し，適正BMIの範囲で検討する。糖尿病や慢性腎疾患，肝硬変などの疾患では，各疾患のガイドラインを参考に，エネルギーやたんぱく質，ミネラル，食塩量などの調整を行う。高齢者では，制限を厳しくすると食欲が低下する場合があり，エネルギーやたんぱく質が不足しないよう注意する。また，咀嚼・嚥下障がい者では，食事内容が偏りやすいのでビタミン，ミネラルの不足に注意する。

3．1　エネルギー量の算定

目標エネルギー量は，基本的には基礎代謝量をもとに，身体活動（活動係数）や発熱等による代謝亢進によるエネルギー消費量の増加（ストレス係数）を加味して算出する。基礎代謝量は，算出式を用いる場合と，間接熱量計を用いて実測する方法がある。算出式には，国立健康・栄養研究所の式やハリス–ベネディクト（**Harris-Benedict**）の式が用いられている。

急激な体重の変化や極端な肥満・やせがない場合は，体重1kg当たりの基礎代謝量基準値（日本人の食事摂取基準）を用いて日常体重を参考に目安量を予測することもできる。しかし，エネルギー必要量は，侵襲の程度や病態などにより変化し，ストレス係数や身体活動係数等もあくまでも目安である。したがって高齢者や複数の疾患をあわせもつ患者では，実際に栄養補給した結果をモニタリングし，そのつど補正・調整することが重要である。

（1）基礎代謝量を用いる方法

目標エネルギー量は，基礎代謝量に身体活動（寝たきりか，立位か），代謝ストレス（必要エネルギー量が増加する代謝亢進状態）を勘案して算出する。

31

第Ⅰ部　第2章　傷病者や要支援・要介護者の栄養ケア

1）間接熱量計による方法

間接熱量計は，各種病態における対象者のエネルギー代謝動態を，ベッドサイドでリアルタイムに測定することができる。エネルギー代謝を測定し，活動係数を乗じて総エネルギー消費量（TEE）を算出する。ただし，測定機器が高額であり，どこでも測定できるとは限らない。

2）予測式による方法

目標エネルギー量＝基礎代謝量×活動係数×ストレス係数
　＜基礎代謝量の算出＞
　・国立健康・栄養研究所の式（20〜74歳）
　　男性：$(0.0481 \times 体重(kg) + 0.0234 \times 身長(cm) - 0.0138 \times 年齢 - 0.4235) \times 1,000 \div 4.186$
　　女性：$(0.0481 \times 体重(kg) + 0.0234 \times 身長(cm) - 0.0138 \times 年齢 - 0.9708) \times 1,000 \div 4.186$
　＜Harris-Benedictの式＞
　　男性：$66.4730 + 13.7516 \times 体重(kg) + 5.0033 \times 身長(cm) - 6.7550 \times 年齢$
　　女性：$655.0955 + 9.5634 \times 体重(kg) + 1.8496 \times 身長(cm) - 4.6756 \times 年齢$
　活動係数：寝たきり（覚醒）1.1，ベッド上安静 1.2，トイレ歩行程度 1.3〜1.4
　ストレス係数：感染症 軽症 1.2，中等度 1.4，重症 1.8

（2）日本人の食事摂取基準を用いる方法

BMI 30 kg/m² 以上の肥満や発熱，侵襲の大きい疾患がみられない場合は，日本人の食事摂取基準を参考にすることができる。体重1 kg当たりの**基礎代謝量基準値**に体重を乗じて個々の基礎代謝量を求め，身体活動レベル，代謝ストレスを加味して算出する。

推定エネルギー必要量(kcal/日)
　＝基礎代謝量(基礎代謝量基準値(kcal/kg/日)×体重(kg))×活動係数×ストレス係数

（3）特別なエネルギーコントロールが必要な場合

侵襲の大きい疾患がある，あるいはたんぱく質量を制限する慢性腎不全，非代償性肝硬変の患者などでは，適正体重1 kg当たり 30〜40 kcalを乗じて，体たんぱく質の消耗を防ぐ。肥満傾向で，血清脂質や血糖値，血圧が高い人などで減量が必要な場合では，適正体重1 kg当たり 25〜30 kcal，高度肥満では 20〜25 kcalを乗じて減量計画を作成する。各疾患のガイドラインを参考にする。

3.2　栄養素の算定

（1）たんぱく質量

たんぱく質必要量は，体たんぱく質損失の減少・維持・増加，病態，投与エネルギー量によって異なる。一般に，体たんぱく質維持を目的とする場合は，食事摂取基準の推奨量（適正体重1 kg当たり0.93 g，高齢者では1.03 g）を参考にする。低栄養状態か体たんぱく質の喪失がある，あるいは体たんぱく質の喪失が予測される状態にある

場合は，適正体重1kg当たり1.2～1.5g，高度な低栄養状態や熱傷などの侵襲が激しい場合では，適正体重1kg当たり1.5～2.0gを検討する。なお，慢性腎不全，糖尿病性腎症，ネフローゼ症候群や明らかな肝性脳症の急性期では，病状により適正体重1kg当たり0.6～1.0gに制限する。

（2）脂　質　量

脂質は量と質の両面から検討する。特に制限がない場合の脂質摂取量は脂肪エネルギー比率20～30％程度にする。膵疾患や胆嚢炎，クローン病，潰瘍性大腸炎などでは1日当たり0～30gに制限する。一般に，食事や経腸栄養法では必須脂肪酸欠乏はみられないが，静脈栄養法では長期間投与されていないと不足が生じるので注意が必要である。脂質異常症では，そのタイプにより，コレステロールの制限や脂肪酸の種類や比率（飽和脂肪酸，多価不飽和脂肪酸（n-6系脂肪酸，n-3系脂肪酸，トランス脂肪酸））を検討する。

（3）ビタミン量

ビタミン必要量は，基本的には食事摂取基準に準ずる。しかし，疾患により摂取量不足，あるいは欠乏する場合がある。透析では水溶性ビタミンが喪失し，特に活性型ビタミンD_3の産生が低下するので十分補給する。回腸末端の100cm以上切除や胃全摘術後の患者は，ビタミンB_{12}欠乏になりやすい。

（4）無機質（ミネラル）量

ミネラル必要量は，基本的には食事摂取基準に準ずる。しかし，疾患により摂取量不足，あるいは欠乏する場合がある。体内に水分が貯留する疾患や高血圧では，一般的にナトリウムを制限するが，高齢患者では，厳格な制限により，ナトリウム欠乏がみられることがある。利尿剤を処方されている患者では，マグネシウムやカリウム補給が必要になる場合もある。終末期腎不全患者ではリン摂取の制限とカルシウムの補給が必要になり，長期経腸・静脈栄養で管理されたクローン病患者ではセレン欠乏，肝疾患患者では亜鉛欠乏や鉄の過剰，下痢では電解質欠乏をしばしば認める。

（5）水　分　量

水分は，体内に入った量（飲水＋食物＋代謝水）と排出された量（尿量＋不感蒸泄）でバランスをとっている（図Ⅰ-2-4）。健常時では，尿量の増減により水分出納が保たれる。腎疾患や心疾患で調節機能が低下した場合（浮腫，胸水など）や非代償性肝硬変（浮腫・腹水）では制限し，脱水があれば投与量を増すなど個々に対応する。おおむね，体重1kg当たり30mL，あるいは投与エネルギー量（1kcal当たり1mL）を水分必要量の目安とする。

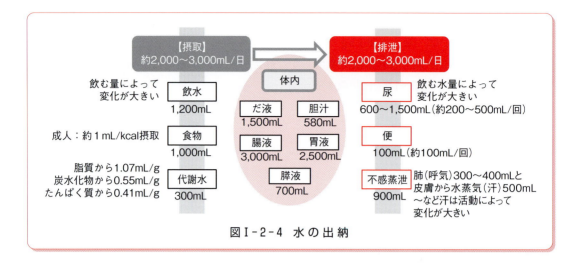

図Ⅰ-2-4 水の出納

4．栄養ケア計画

　栄養問題を解決するための栄養介入は，栄養ケア計画と実施の2つのステップである。栄養ケア計画にあたっては，栄養問題の原因の解決または改善を図るための目標（到達目標）を設定するが，その際に重要なことは，対象者の特性を理解することである。一方的な目標設定や栄養ケアプランでは，受け入れられなかったり長続きしにくい。患者や家族が抱えている問題（疾患に対する理解，心理的問題，食事担当者の協力の有無，喫食上の問題点など）や経済状況，住環境，地域社会との関係などの課題分析を行い，ニーズを把握したうえで栄養アセスメント・栄養診断に基づいて計画する。また，傷病者では種々の疾患ガイドライン等の治療方針を確認して行う。

4.1　栄養ケアの目標設定

　栄養ケア計画にあたっては，解決すべき栄養問題に優先順位をつけ，患者（家族）と話し合い**長期目標**（goal）と短期目標を設定する。長期目標は，患者（家族）の思い（QOL）や期待される成果で，**短期目標**は，具体的で測定可能，達成可能，栄養問題と関連性がある内容であり，達成までの期間や頻度についても設定する（表Ⅰ-2-6）。設定した到達目標は，栄養問題を解決できる内容であることを確認する。

4.2　栄養ケアプランの作成

　栄養ケア計画では，科学的根拠に基づいた具体的な栄養ケアプランを作成する。設定した目標達成に向け，① 目標栄養量に見合った適切な栄養補給法（経口，経腸，静脈）の計画（栄養処方），② 生活習慣の改善に働きかける栄養教育や栄養カウンセリングについての計画，③ 他の専門領域との栄養ケアの連携等について検討する。

　栄養ケア計画は，設定した到達目標を達成でき，これにより栄養問題が改善・解決できることを確認する。栄養ケア計画は関連する医療職や介護者にも伝え，協力して

5. 栄養ケアの実施

表 I - 2 - 6　目標設定にあたってのポイント

項	目	具体例
specific	具体的	体重，臨床検査データなど具体的な内容
measurable	測定可能	数値化（測定）できる客観性がある
achievable	達成可能	－1kg/月，－5%/6か月
relevant	関連した	栄養問題解決に関連した（重要な）内容
time	期　間	1か月，3か月など具体的提示

頭文字を使って"SMART"と覚える。
例）短期目標：6か月で体重を4kg減らす。
　　長期目標（goal）：目標体重を維持し，適正な血糖コントロールを保つ。

行う。

5．栄養ケアの実施

5.1　栄養・食物の提供

（1）栄養食事療法の歴史

　病気と食事の関係については古くから検討され，食事療法は紀元前460年ごろギリシャのHippocratesが最初に行ったといわれている。

　日本の病院の治療食は，1887年，従来の中国医学からドイツ医学へ変更され，栄養学はその一環として導入された。1888年，順天堂医院の平野千代吉が西洋式の病院食を最初に導入し，日本人の食事に合うように「食餌療法新書」を刊行した。その後福沢諭吉は北里柴三郎を迎え入れて慶応大学病院を創設し，1926年食養研究所を開設し，1933年には日本初の食養部が病院につくられた。1948年「医療法」が制定され，1950年に「完全給食制度」が規定され，1958年には「基準給食制度」へと変更された。基準給食制度は，1994年に廃止となり，食事料の一部定額自己負担を含んだ「入院時食事療養制度」に変更となり，病院の食事は，医療の一環であり，かつ患者サービスを担うよう位置づけられた。

　傷病者は疾患，病態や消化機能の程度によって身体に必要なエネルギー・栄養素を経口摂取によって満たすことが困難な場合がみられ，食欲低下や服薬，環境の変化，心理的ストレス等による入院中の栄養障害が大きな問題となってきた。このようなエネルギー・栄養素の摂取不足や低栄養の解決策として，経口からの栄養補給だけでなくエネルギー・栄養素を体内に強制的に投与する方法が研究された。1967年にDudrickらによって中心静脈栄養が開発され，日本でも普及し，1980年代には成分栄養剤や半消化態栄養剤が次々と開発・販売され，経腸栄養法，静脈栄養法の分野が発展した。

（2）栄養補給法の種類と選択

　栄養補給は，口腔および消化管の機能，栄養状態，基礎疾患，病態など種々の条件を検討して，適正な栄養量を決定し補給することで，疾病予防・治療，あるいは生命

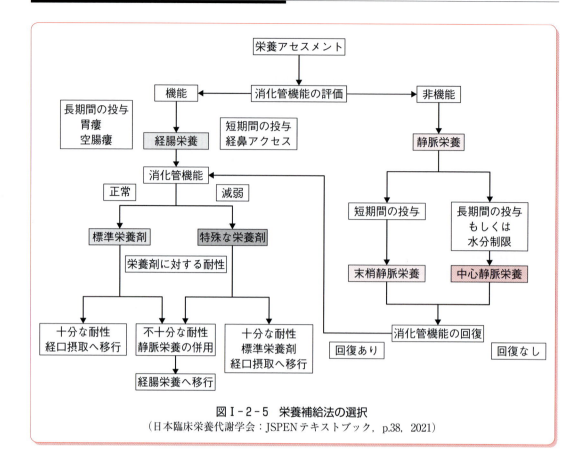

図Ⅰ-2-5　栄養補給法の選択
（日本臨床栄養代謝学会：JSPENテキストブック，p.38，2021）

の維持回復，促進に寄与する。

　栄養補給法には，腸管の吸収を通じて栄養素を補給する消化管栄養補給と，静脈に直接栄養素を補給する静脈栄養補給がある。どちらを選択するかは，患者の消化管機能，病態等により決定される。図Ⅰ-2-5に栄養補給法の選択を示す。消化管栄養補給は，経口栄養補給（食事療法）と経腸栄養補給（enternal nutrition：EN）に，静脈栄養補給は**中心静脈栄養**（**total parenteral nutrition：TPN**）と**末梢静脈栄養**（**peripheral parenteral nutrition：PPN**）に分けられる。

　栄養ケア計画では，患者に必要な栄養量とその補給方法を決定する。栄養補給の手段として，口からの食事摂取は栄養補給の基本であり，病態により経口摂取ができないときは，経腸，静脈から栄養を補給することになる。静脈栄養法を選択した場合は，できるだけ早期に経腸栄養法または経口栄養法へ，経腸栄養法を選択した場合は，できるだけ早期に経口栄養法へ移行できるように目標を立てる。

① 経口栄養法：食事や流動食，経腸栄養剤を口腔から取り入れる。
② 経腸栄養法：消化管栄養補給法であるが，一般的にはチューブを使用する経管栄養法を指し，チューブを経鼻から挿入し先端を胃や空腸に留置する（経鼻胃管，経鼻空腸），また，手術により設置された胃瘻，腸瘻から栄養剤を注入する方法

がある。

③ 静脈栄養法：腸管の使用が困難なときには必要な栄養素を静脈に直接注入する。静脈からの栄養補給には末梢静脈栄養法，中心静脈栄養法があり，投与期間や目的によって選択する。

（3）経口栄養補給

経口栄養補給は，各種疾患の栄養食事療法にとって基本的治療であり，調理・調製された食物を経口摂取し，咀嚼・嚥下・消化・吸収し体内に取り入れる。経口摂取は人間が生体の生理機能を維持するうえで自然でありQOLを高めるためにも最も理想的な栄養補給法である。したがって，できる限り患者の嗜好や特性に合わせて栄養管理を実施することが望まれる。

1）治　療　食

病院で提供される食事は，患者に適正な栄養量を提供して栄養状態を改善し良好な状態を維持し，さらに栄養代謝の改善によって，疾病の回復を早め，患者のQOLを高めることを目的とする（表Ⅰ-2-7）。

入院患者を対象とした食事は，治療の一環として入院時食事療養費制度に基づいて実施されていて，治療食と総称される。入院時食事療養費は，入院時食事療養費（Ⅰ），入院時食事療養費（Ⅱ）の2種類があり，届出の受理によって診療報酬の一定額が算出されている。治療食は大きくは一般治療食と特別治療食に分けられ，特別治療食の多くは特別食加算として診療報酬が加算される。

① **入院患者の栄養基準**　　入院患者の栄養基準は，性，年齢，身体活動レベル，身長，体重，病状などによって個々に適正量を算出して対応する。基本的考え方は多数の個人が集まったものとして考え，その個人に対して適切な対応をとることである。特別治療食は，各疾患のガイドラインや指針に沿って基準を作成する。一般治療食は，特別な治療食を必要としない傷病者に対して提供される食事である。そこで，日本人の食事摂取基準に従って，患者個々に目標栄養量を算出して基本献立を作成し，食事

表Ⅰ-2-7　治療食の種類

一般治療食 （形態的分類）	常　食：成人食，学齢児食，幼児食，離乳食など		
	軟　食：全粥食，七分粥食，五分粥食，三分粥食など		
	流動食		
	その他：刻み食，ミキサー（ブレンダー）食，嚥下調整食		
特別治療食	治療食	栄養成分調整食 易消化食 消化管術後食 濃厚流動食 代謝異常食：フェニルケトン尿症食など その他：アレルギー食，貧血食，無菌食など	
	検査食：低残渣検査食など		
	その他		

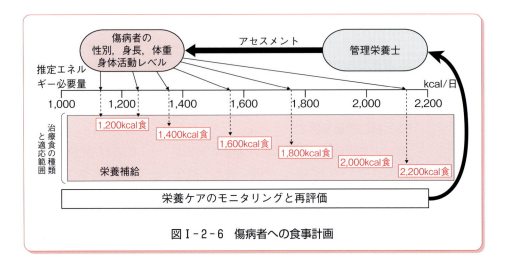

図Ⅰ-2-6　傷病者への食事計画

を提供することとなるが，丸め値であらかじめ作成された献立から目標量に近似した献立を選択・提供して，モニタリング・再評価を行う（図Ⅰ-2-6）。

②　**一般治療食患者の推定エネルギー必要量**　推定エネルギー必要量は，原則として基礎代謝量に患者の身体活動レベルを考慮して算出する。基礎代謝量は，基礎代謝量基準値×体重で算出する。

小児（1～17歳）では，成長に伴う組織の増加を考慮した基礎代謝量基準値を用いて算出する。また，妊婦・授乳婦では，胎児と母体の組織変化に必要なエネルギー量や泌乳に必要なエネルギー量を付加する。

推定エネルギー必要量（kcal/日）

　成人（18歳以上）　基礎代謝量(kcal/日)×身体活動レベル
　小児（1～17歳）　基礎代謝量(kcal/日)×身体活動レベル＋エネルギー蓄積量(kcal/日)
　妊　婦　　　　　　妊娠前の推定エネルギー必要量(kcal/日)＋妊婦のエネルギー付加量
　　　　　　　　　　(kcal/日)
　授乳婦　　　　　　妊娠前の推定エネルギー必要量(kcal/日)＋授乳婦のエネルギー付加
　　　　　　　　　　量(kcal/日)
　　　　　基礎代謝量：体重1kg当たりの基礎代謝量基準値(kcal/kg体重/日)×参照体重(kg)
　　　　　身体活動レベル（入院患者）：ベッド上安静1.1～1.2，ベッド外活動あり1.2～1.3，
　　　　　　　　　　　　　　　　　　　リハビリ等の活動あり1.3～1.4
　　　　　エネルギー蓄積量：組織合成に要するエネルギーと組織増加分のエネルギー

日本人の食事摂取基準に基づき，性・年齢階層別の参照体重と平均的身体活動レベル（活動係数）として「1.3」（トイレ歩行程度の療養）を用いてエネルギー必要量の暫定値を算出すると表Ⅰ-2-8となる。1,200～2,200 kcalまで，200 kcal刻みにエネルギー量を設定し，これを基にその他の栄養素の給与目標量を決定して献立を準備することで，ほとんどの対象者に対して，±100 kcalの許容範囲内でエネルギー給与が可能となる。

③　**その他の栄養素の必要量**

たんぱく質：RDA（推奨量）等，日本人の食事摂取基準を参考にする。

5. 栄養ケアの実施

表Ⅰ-2-8　参照体重を用いた性別・年齢階級別エネルギー量

性　別	男　性	女　性
年齢（歳）	推定エネルギー必要量の暫定値（kcal/日）	推定エネルギー必要量の暫定値（kcal/日）
1～ 2	910	858
3～ 5	1,170	1,092
6～ 7	1,274	1,196
8～ 9	1,482	1,365
10～11	1,729	1,638
12～14	1,976	1,833
15～17	2,093	1,703
18～29	1,937	1,469
30～49	2,054	1,521
50～64	1,963	1,456
65～74	1,807	1,417
75以上	1,703	1,326
妊娠　初期（付加量）		＋ 50
妊娠　中期（付加量）		＋250
妊娠　後期（付加量）		＋450
授乳期		＋350

（日本人の食事摂取基準（2025年版）より算出）

　脂　　質：エネルギー比率　20～30％

　炭水化物：エネルギー比率　50～65％

　ビタミン，ミネラル，食塩，食物繊維：日本人の食事摂取基準を参考にする。

2）一般治療食と特別治療食・療養食（表Ⅰ-2-7）

　①　**一般治療食**　　特別な栄養食事療法を必要としない入院患者に提供する食事を一般治療食という。食事の硬さ（形態）の違いによって，常食・軟食・流動食に分類される。さらに，ライフステージに応じて，離乳食，幼児，学童，妊産婦等のエネルギー・栄養素量，食形態が調整される。

　a．常　食：エネルギーや栄養素量の特別な制限をする必要のない患者を対象とし，健常者と同様であり，硬さに特別な制限がなく，日本人の食事摂取基準に基づいたバランスの整えられた食事である。日常摂取しているほとんどの食品や調理形態が利用できる。主食は米飯，パン，めん類などで，主菜は日常的形態とし，さまざまなメニューを組み込むことができる。

　〔適応疾患〕　整形外科，皮膚科，産婦人科，手術回復期の患者，口腔機能，栄養代謝や消化器に問題のない患者。

　〔食事のポイント〕

　① 入院患者は疾患によるストレスなどの影響により食欲が低下している場合がある。患者の嗜好や食習慣，年齢などを考慮し，献立の内容，食品の選択，調理方法，味つけ，盛りつけなどに配慮する。

　② 消化の悪いものや刺激の強い食品は避けるが，香辛料などは適宜用いて食欲の増進を図るようにする。

第Ⅰ部　第2章　傷病者や要支援・要介護者の栄養ケア

表Ⅰ-2-9　分粥の配合比および栄養価

粥の種類	大量調理		少量調理		1回の米使用量(g)	1回の米使用量に対する栄養価	
	重湯と全粥の配合比		米と水の重量比				
	重　湯	全　粥	米	水		エネルギー(kcal)	たんぱく質(g)
一分粥	9	1	1	19	10	34	0.6
三分粥（ 7%粥）	7	3	1	15	35	120	2.1
五分粥（10%粥）	5	5	1	12	50	171	3.1
七分粥（15%粥）	3	7	1	9	60	205	3.7
全　粥（20%粥）	0	10	1	6	70	239	4.3

③ ビタミン，ミネラル（微量栄養素）が不足しないよう，食品の選択を考慮する。

④ 食塩は，食事摂取基準を目標とする。

b．軟　食：主食の粥の濃度により，三分粥食，五分粥食，七分粥食，全粥食などに区分される（表Ⅰ-2-9）。主菜，副菜は主食レベルに合わせた食品の選択や調理形態の組み合わせとしやわらかく調整する。食事の全体量（ボリューム）や食品選択も粥の濃度によって変わる。

〔適応疾患〕　手術後，食欲不振時，消化器疾患，咀嚼能力低下時，口腔障害の患者。
〔食事のポイント〕

① 大量調理では，主食は全粥と重湯を作成し，その配合比により三分粥から順次調整する。パン粥，うどんなどは，煮込み，刻みと主食レベルに応じて調整する。

② 食品は消化のよいものを選択し，切り方，調理方法を工夫する（煮る，茹でる，蒸すなどの調理方法を使用しやわらかく調整する）。

③ 繊維の多い野菜，刺激の強い食品，漬け物などのかたい食品は控える。

④ 揚げ物，脂質含有量の多い食品や胃内停滞時間の長い食品は控える。

⑤ 患者の消化能力，摂食能力に応じて，刻み食やミキサーでペースト状にし「ミキサー食」や「ブレンダー食」として提供する場合がある。

⑥ 栄養量が不足する場合には，プリン，ヨーグルト，ゼリーなどの食べやすい食品を間食等で補ったり，栄養調整食品や経腸栄養剤での補給を考慮する。

⑦ 経口摂取で栄養量が不足する場合は，経腸栄養，静脈栄養の併用も考慮する。

c．流動食：流動状で飲み込みやすく，消化・吸収がよく，食物残渣や機械的刺激の少ないもので，口腔内で速やかに流動状になる食物を流動食という。消化器系の疾患や術後など，一定期間以上の絶食から摂食を開始するための食事である。

　流動食は約600 kcal/日の食事で，主目的は水分やミネラル補給である。重湯，果汁，牛乳，スープ類などを中心とした献立となる。流動食の使用は原則短期間であるが，長期間流動食を使用する場合には，経腸栄養剤やその他の栄養補給を併用する。

〔適応疾患〕　全身衰弱時，咀嚼力低下，嚥下困難，手術後など。
〔食事のポイント〕

① 主食は重湯とする。消化・吸収能を考慮して，胃腸に負担のかからない，でん粉，

砂糖，ジュースなど糖質食品を中心にする。

② 温菜，冷菜を組み合わせる。

③ みそ汁，スープなどの塩味のものを組み合わせる。

④ 長期間流動食を利用する場合は，栄養素の欠乏に注意する（経腸栄養製品との併用などを行うとよい）。

　ｄ．ミキサー食：主に軟食として調製した食事をミキサーにかけ，ペースト状にした食事である。調製は，衛生的に行う。

　ｅ．ブレンダー食：ミキサー食と同様な適応・形状の食事である。比較的消化しやすい食品をブレンダーにかけペースト状にしたもので，素材の食感を残しながら，噛まずにそのまま食べられるように工夫した食事である。

　ｆ．嚥下調整食：嚥下調整食は，食品や料理のもつ粘度，凝集性，硬度等の物性を利用し，嚥下しやすい形態に調製した食事である。液体はとろみ調整食品でとろみをつけたり，ゲル化剤でゼリー状にしたり，食塊形成が容易でスムーズに咽頭通過できる物性条件を備えることが重要である。

② **特別治療食・療養食**　　治療の一環として，医師の指示に従い管理栄養士が栄養量および食事内容をコントロールし，入院患者に提供する食事を特別治療食という。介護・福祉施設においては療養食といい，管理栄養士による食事管理が行われる。

　特別治療食は食事に含まれる栄養成分組成の調整によって，肝臓病，腎臓病，糖尿病などの栄養治療に適用させるものであり，食事内容を決定する際には，疾病の治療目的・目標を十分把握し，最も適正な特別治療食を提供する。

　特別治療食の管理方法は，疾病ごとに管理する疾病別食事管理と，食事の栄養組成の特徴を治療食名とした栄養成分別管理がある。医学の進歩により各疾病に対する栄養食事療法の適応が細分化し，画一的な食事名による特別治療食では食事管理が不十分となり，複雑かつ困難な食事内容に対応するために，疾病ごとに栄養素の組成や量を分析し，栄養成分の側から特別治療食を分別する管理法として，栄養成分別管理の考え方が考案された（表Ⅰ-2-10）。

　入院時食事療養（Ⅰ）における特別食加算の対象を表Ⅰ-2-11に示す。各医療機関で治療食の呼称が異なっていても，その実質内容が告示されたものと同等である場合は加算の対象となる。できる限り告示の名称を用いることが望ましい。

③ 介護食　　咀嚼・嚥下機能が低下した要介護者に対して，適切な栄養管理を行

表Ⅰ-2-10　特別治療食の栄養成分別分類と適応する疾患（例）

治療食名	適応する疾患
エネルギーコントロール食	肥満症，糖尿病，高尿酸血症（痛風），脂肪肝，急性肝炎回復期，慢性肝炎，高血圧症，脂質異常症など。
たんぱく質コントロール食	糖尿病性腎症，腎炎，腎不全，肝不全，透析など。
脂質コントロール食	急性・慢性膵炎，急性肝炎，胆石症，胆嚢炎，脂質異常症，動脈硬化症など。
易消化食	胃・十二指腸潰瘍，クローン病，潰瘍性大腸炎など。

第Ⅰ部　第2章　傷病者や要支援・要介護者の栄養ケア

表Ⅰ-2-11　特別食加算の対象

特別食加算は，医師が発行する食事箋に基づき治療食が提供された場合に加算する。加算の対象となる治療食は食事箋に基づいて提供される患者の年齢，症状などに対応した栄養量および内容を有する（下記一覧）（2024年4月現在）。

腎臓食*	・心臓疾患等（食塩総量6.0g未満），妊娠高血圧症候群（日本高血圧学会，日本妊娠高血圧学会等の基準に準ずる）に対して減塩療法を行う場合も含む
肝臓食*	・肝庇護食，肝炎食，肝硬変食，閉鎖性黄疸食（胆石症および胆嚢炎による閉鎖性黄疸の場合も含む）等
糖尿食*	
胃潰瘍食*	・十二指腸潰瘍の場合も含む ・浸襲の大きな消化管手術の術後において，胃潰瘍食に準ずる食事を提供する場合（流動食を除く） ・クローン病，潰瘍性大腸炎等により腸管の機能が低下している患者に対する低残渣食
貧血食*	・血中ヘモグロビン濃度が10g/dL以下であり，その原因が鉄分の欠乏に由来する患者
膵臓食*	
脂質異常症食*	・空腹時定常状態におけるLDL-C値が140mg/dL以上またはHDL-C値が40mg/dL未満である者，もしくは血清中性脂肪値が150mg/dL以上である者
高度肥満症食	・肥満度＋70％以上，またはBMI 35kg/m²以上に対して食事療法を行う場合
痛風食*	
てんかん食	・難治性てんかん（外傷性含む）の患者に対し，グルコースに代わりケトン体を熱量源として供給することを目的に炭水化物量の制限・脂質量の増加が厳格に行われた治療食。 ・グルコーストランスポーター1欠損症・ミトコンドリア脳筋症の患者に対し，治療食として当該食事を提供した場合は「てんかん食」として取り扱って差し支えない。
先天性代謝異常症食	・フェニルケトン尿症食，メープルシロップ尿症食，ホモシスチン尿症食，ガラクトース血症食など
治療乳	・いわゆる乳児栄養障害症（離乳を終わらない者の栄養障害症）に対する直接調製する治療乳をいい，治療乳既製品（プレミルク等）を用いる場合などは含まない
経腸栄養のための濃厚流動食	・特別食加算対象となる治療食（例えば糖尿病，肝臓病患者）で用いられた場合は加算対象となる
無菌食	・無菌治療室管理加算を算定している患者に，高温滅菌法などにより無菌的に調理した食事を提供した場合
特別な場合の検査食*	・潜血食 ・大腸X線検査，大腸内視鏡検査のために特に残渣の少ない調理済食品を使用した場合。ただし，外来患者に提供した場合は，保険給付の対象外である。

＊療養食加算の対象疾患

うために，二次的な調理で食品を摂取しやすくした形態調整食である。

　高齢者は，身体機能の低下，口腔や摂食嚥下の問題，発熱や疾病や障害，また，買い物や食事づくりが困難になるなどが原因となって，習慣的に栄養素の摂取が低下し，エネルギーやたんぱく質量が不足して低栄養状態に陥りやすくなる。介護食は，高齢社会の現状において，なくてはならないニーズの高い食事である。

（4）経腸栄養補給

　消化管は機能しているものの経口摂取が不可能である，経口摂取だけでは必要量を確保することができない場合に選択する栄養補給法である。腸管を使用しないと腸管粘膜が萎縮を起こすことによって腸管粘膜の防御機構が破綻し，バクテリアルトランスロケーション（細菌が腸管粘膜を貫いて体内に入ること）が起こるが，腸管を使用することで腸のバリア機能，免疫能が維持されその抑制が可能となる。

42

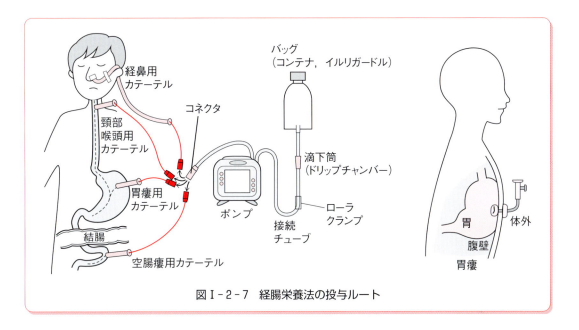

図 I-2-7　経腸栄養法の投与ルート

1）適応疾患

意識障害，上部消化管通過障害，炎症性腸疾患，上部消化管や頭頸部の疾患や術後，嚥下障害，化学療法・放射線療法による食欲低下時など。

腸管の完全閉塞，消化管瘻孔，消化管出血，重度の吸収障害，激しい下痢・嘔吐，ショック（循環・代謝動態が不安定な状態）では禁忌。

2）投与ルート（図 I-2-7）

① **経鼻ルート**　経腸栄養補給による栄養管理が**4週間未満**と予測される場合に用いる。誤嚥の危険性がない場合は，鼻腔から挿入したチューブの先端を胃内に留置する**経鼻胃管**とする。チューブの先端を十二指腸または空腸に留置する**経鼻腸管**とする場合もある。比較的簡便でコストも安価であるが，鼻部・咽頭部に不快感を生じやすい。

② **胃瘻・空腸瘻ルート**　経腸栄養補給による栄養管理が**4週間以上**と予想される場合に用いる。鼻，咽頭，食道などに通過障害がある場合や患者が経鼻チューブを自己抜去する可能性があるとき等に用いる。直接，胃や空腸に瘻孔を造設し，瘻孔に挿入したカテーテルより栄養物を注入する。胃瘻造設時には，**経皮内視鏡的胃瘻造設術**（percutaneous endoscopic gastrostomy：**PEG**）が施行される。胃瘻造設が困難な場合には，経皮経食道胃管挿入術（percutaneous trans-esophageal gastro-tubing：PTEG）や，経皮内視鏡的空腸瘻造設術（percutaneous endoscopic jejunostomy：PEJ）が行われる。上部消化管術中に造設される場合もある。

3）経腸栄養剤の種類と成分（表 I-2-12）

経腸栄養剤は原材料により天然食品を原料とする天然濃厚流動食と，天然食品を人工的に処理もしくは合成したものからなる人工濃厚流動食に大別される。人工濃厚流

第Ⅰ部　第2章　傷病者や要支援・要介護者の栄養ケア

表Ⅰ-2-12　経腸栄養剤の種類

半消化態栄養剤	食品と医薬品がある。たんぱく質・脂質・糖質が一部消化されている状態。消化・吸収能が保たれていることが投与条件で，種類が豊富で味が調っているものが多く，通常の食事で十分に栄養素等が摂取できない場合に栄養補助食品として利用することも可能。窒素源は主にたんぱく質，糖質はデキストリンや二糖類など，脂質も必要量含まれ，ミネラルやビタミンもバランスよく加えられている。下痢を防ぐためにオリゴ糖や食物繊維を添加したものもある。
消化態栄養剤	最小限の消化能力で吸収可能であり，消化吸収にかかる負担が少ない。窒素源はアミノ酸と低分子ペプチド（ジペプチド，トリペプチドなど）で，たんぱく質を含まない。糖質はデキストリンが用いられている。脂質の量は製品によって異なり，含有量はさまざまである。食物繊維は微量もしくは含まれない。
成分栄養剤 （elemental diet：ED）	消化を必要としない形で，そのまま吸収される。消化能が失われた状態でも，吸収能が残存している場合は使用可。脂質エネルギー比率は数％ときわめて少量しか含まれておらず，EDのみで1か月以上栄養管理を行う場合は，必須脂肪酸欠乏予防のため脂肪乳剤の静脈投与が必要となる。 窒素源はアミノ酸，糖質はデキストリンである。ビタミン・電解質・微量元素などを含み，食物繊維は含まない。
その他 （病態別経腸栄養剤）	耐糖能異常用（糖質や脂質の質・量を調整），腎不全用（低たんぱく質・低リン・低カリウム），慢性閉塞性肺疾患（COPD）用（脂質含有量が多い），肝疾患用（分岐鎖アミノ酸含有量が多く，フィッシャー比を高く設定）など。

表Ⅰ-2-13　経腸栄養剤の投与方法

名　称	投与方法
持続投与	経腸栄養剤を24時間，持続的に投与する方法。経腸栄養投与開始あるいは重症例における胃内投与時，空腸内投与時に用いられる。
周期的投与	昼間だけ，夜間だけなどのように投与する時間帯と投与しない時間帯を交互につくる方法。
間歇的投与	朝，昼，夕と1日2〜3回，2〜3時間かけて投与する方法で，特に胃内投与時に用いられる。

日本静脈経腸栄養学会編：静脈経腸栄養ガイドライン－静脈経腸栄養を適正に実施するためのガイドライン第3版，照林社，2013

動食は市販されている経腸栄養剤の大部分を占め，窒素源の違いから半消化態栄養剤，消化態栄養剤，成分栄養剤に分類される。製品としては液状のものが多いが，半固形状や粉末のものもある。エネルギー量が1kcal/mLのものから，エネルギー補給や水分制限を目的とした1.5〜2kcal/mLなどの製品がある。経腸栄養剤は，食品扱いと医薬品扱いの製品がある。

4）経腸栄養剤の投与方法

①　種　類　　持続投与，周期的投与，間歇的投与に大別され（表Ⅰ-2-13），患者の状態や病態に応じて選択する。

②　投与速度　　経腸栄養開始時は原則として低速度から開始し，1週間程度で目標栄養量までの到達とする。患者の状態に合わせて，投与開始時は投与速度を20〜50mL/時とし，経腸栄養剤に慣らすことが重要である。その後，下痢，嘔吐，腹痛，腹部膨満感などの合併症がない場合には，徐々に速度を上げる。200mL/時まで投与可能となる。投与速度を正確にする場合や，50mL/時以下などの低速度で投与する

場合には，経腸栄養ポンプを使用する。空腸への投与は原則的に経腸栄養ポンプを用いて持続投与を行う。

5）経腸栄養剤補給に必要な用具・機械（図Ⅰ-2-7）

① **経腸栄養バッグ（コンテナ）**　胃または腸に挿入したカテーテルと連結し，経腸栄養剤を投与する容器である。近年，コンテナと接続チューブが一体化した製品や，経腸栄養剤が減菌された密閉バッグに入っている **RTH**（**ready to hung**）製品が販売されている。

② **接続チューブ**　自然落下時の速度を調節するためのクランプや栄養剤の滴下速度を推定するための滴下筒（ドリップチャンバー）がついているものもある。

③ **経腸栄養カテーテル**　鼻孔または食道瘻，胃瘻・空腸瘻などに直接挿入し，経腸栄養剤を投与するカテーテル。経鼻カテーテルの太さは，成人では8～12 Fr（フレンチ：外径，1 Fr = 0.33 mm）が用いられる。胃瘻チューブは12 Fr以上で，空腸瘻チューブは8～12 Frと胃瘻チューブより細いものが用いられる。

④ **経腸栄養ポンプ**　1時間当たりの投与速度，投与総量などが設定でき，一定の速度で投与することが可能である。投与速度50 mL/時以下の場合は必須である。

6）経腸栄養の合併症

① **機械的合併症**　投与チューブに起因する合併症である。チューブの刺激による皮膚・粘膜のびらん，出血，潰瘍，消化管穿孔，バンパー埋没症候群（バンパーが胃粘膜を圧迫し潰瘍を形成，潰瘍部分へ埋没する）などを引き起こすことがある。また，栄養チューブは内径も細いため，チューブの閉塞が起こることがある。

② **消化管にかかわる合併症**　経腸栄養の合併症の中で最も発生頻度が高い。多くみられる合併症は，下痢，腹部膨満感，嘔吐，腹痛，悪心である。胃食道逆流，胃内容物の排泄遅延，嘔吐などにより，逆流した内容物を誤嚥し，誤嚥性肺炎を発生する場合もある。

〔下痢の対策〕

投与速度：投与速度を遅くする。投与開始時は25～50 mL/時にする。

浸透圧：消化管内の物質が吸収されにくく，体液浸出で腸内溶液が増加することから浸透圧性の下痢を起こす場合がある。浸透圧が低い製品を検討する。

温　度：常温で投与。冷蔵庫で冷やした経腸栄養剤は常温に戻す。

衛生面：栄養剤を投与するための器具の衛生管理を行う。細菌の増殖を避けるため，経腸栄養剤は開封後できるだけ早く使用する。

食物繊維：食物繊維を含む製品を検討する。

その他：脂質含有量，乳糖不耐症や食物アレルギーの有無を確認する。

③ **代謝上の合併症**　酸塩基平衡異常，電解質異常，必須脂肪酸・ビタミン・微量元素の欠乏症などがある。また，糖尿病や耐糖能異常がある場合には，高血糖・低血糖を起こすことがある。投与速度やタイミング（薬剤とのタイミング）を検討する。肝障害，腎障害時には高アンモニア血症，高窒素血症を合併することがある。慢性的

な飢餓や栄養不良状態が続いている患者に対して，急激な栄養補給を行うことでリフィーディング症候群（refeeding syndrome）が起こることがあるので，投与開始時のエネルギー量に注意する。

経腸栄養での代謝合併症の発生はまれであるとされているが，適切なモニタリングが必要である。

（5）静脈栄養補給

体液の補充と栄養補給が目的である。消化管からの吸収が望めないときや消化管の安静を図る必要があるとき，手術，嘔吐や下痢などでの体液バランスの補正や維持（体液管理），経口摂取量が少ない場合には重要な手段となる。

1）適応疾患

腸を利用できない場合として，短腸症候群急性期，炎症性腸疾患重症期，イレウス，消化管出血などがあげられる。また，消化管手術直後，難治性の嘔吐・下痢，抗がん剤投与や放射線治療副作用による食欲不振や栄養不良などは，相対的適応となる。

2）中心静脈栄養と末梢静脈栄養

静脈栄養法は，投与経路により**中心静脈栄養（TPN）**と**末梢静脈栄養（PPN）**に分けられる。

① **中心静脈栄養（TPN）**（図Ⅰ-2-8）　2週間以上の静脈栄養による栄養管理が必要な場合に施行される。内頸静脈または鎖骨下静脈，肘などからカテーテルを挿入して，中心静脈へ高濃度の輸液を補給する方法である。腸管を安静にすることができるとともに，必要十分な栄養量を供給できる。恒久的に腸管を使用できない場合では唯一の栄養補給源となる。

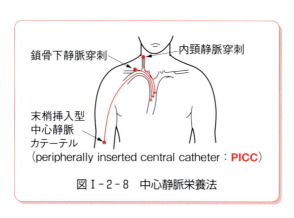

図Ⅰ-2-8　中心静脈栄養法

② **末梢静脈栄養（PPN）**　短期間（2週間以内程度）の栄養補給に用いられる。四肢の末梢静脈から輸液を投与する。中心静脈栄養に比べて，投与法は簡便で重篤な合併症の起こる危険性は少ない。投与エネルギー量は脂肪乳剤を組み合わせることで，1日に1,300 kcal程度の投与が可能である。輸液の濃度がおおむね10％以上になると，

静脈炎が起こりやすくなるため，高濃度の輸液は使用できない。血漿浸透圧との比は3以下とする。

3）輸液の種類と成分

静脈栄養輸液には，電解質輸液と栄養輸液がある。栄養輸液には，① 糖質輸液，② アミノ酸輸液，③ アミノ酸加総合電解質輸液，④ 脂肪乳剤，⑤ 総合ビタミン剤，⑥ 微量元素製剤と，それらを組み合わせた ⑦ 高カロリー輸液がある。

① **電解質輸液**（表Ⅰ-2-14）　生体が必要とする最低限の水分と電解質を補充する目的で投与される。等張性電解質輸液である細胞外液補充液，低張性電解質輸液の1号液（開始液），2号液（脱水補給液），3号液（維持液），4号液（術後回復液）がある。

表Ⅰ-2-14　電解質輸液の種類

細胞外液補充液	電解質の浸透圧が体液とほぼ同じ。循環血漿または細胞外液を補う。生理食塩水，リンゲル液，乳酸リンゲル液など。
1号液（開始液）	カリウム（K）を含まない。病態不明時の水・電解質輸液。安全に水・ナトリウムを与えられる。
2号液（脱水補給液）	Kを含む。細胞内液と細胞外液両方を失ったことを想定した輸液。
3号液（維持液）	2,000 mL/日で1日に必要な水・電解質補給が可能。最もよく使われる。
4号液（術後回復液）	電解質濃度が低く，細胞内への水補給効果が大きい。Kを含まず生理食塩水を4倍に希釈した輸液。

② **栄養輸液**

a．糖質輸液：糖質は主にブドウ糖が用いられ，濃度5〜70％までの製品があり，耐糖能異常時用として果糖やキシリトールが配合された製品もある。5％ブドウ糖液は，体液と浸透圧が同じで，主に水分補給に用いられる。末梢静脈から投与する場合は12.5％濃度が限界である。ブドウ糖を短時間で投与すると高血糖や脂肪肝をきたしやすくなるので，5 mg/kg/分（急性期は4 mg/kg/分）以下の速度で投与する。

b．アミノ酸輸液：アミノ酸輸液には10〜12％濃度のものがあり，アミノ酸組成はFAO/WHO基準や人乳パターンなどに準拠して作成されている。その他，腎不全用，肝不全用，侵襲時用および小児用がある。

c．アミノ酸加総合電解質輸液（PPN用輸液）：PPNにおいて，水分，電解質に加え，ブドウ糖とたんぱく異化によって消費するアミノ酸の補充が目的である。ブドウ糖7.5％，アミノ酸3％程度を含有する。さらに，糖質の代謝に必須のビタミンB_1や水溶性ビタミンを配合したものもある。

d．脂肪乳剤：主な組成は大豆油と卵黄レシチンで，10％と20％のものがある。投与速度は脂質の処理スピードを超えないよう，0.1 g/kg/時以下が推奨されている。必須脂肪酸欠乏症を予防するために，成人では10 g/日程度の脂質を投与する必要があるといわれている。

e．総合ビタミン剤：脂溶性ビタミンとしてA・D・E・K，水溶性ビタミンとし

てB$_1$・B$_2$・B$_6$・B$_{12}$・C，ニコチン酸アミド・パントテン酸・葉酸・ビオチンが含まれている。葉酸とビオチンが含有されていないものもある。

　f．微量元素製剤：静脈栄養に用いられるのは，鉄・亜鉛・銅・マンガン・ヨウ素の5種類である。

　g．高カロリー輸液（TPN用輸液）：TPNは，基本液にアミノ酸輸液，脂肪乳剤，総合ビタミン剤，微量元素剤を混合して投与する。基本液は，糖質と電解質で構成されている。糖質源は主にブドウ糖で，濃度は13.3〜70％と幅広い。製品によっては，果糖やキシリトールなどが用いられている。

　また，上記の成分を別室に区分けしたキット製品（ダブルバッグ，トリプルバッグ，クワッドバッグ）もある。投与する直前に，隔壁を手圧で破り使用するため，無菌的に混和でき，手軽なことから広く用いられている。

　③　非たんぱくカロリー/窒素（non-protein calorie/nitrogen：NPC/N）比　　窒素バランスを正に保持するには，アミノ酸とともに適正なエネルギーが供給されなければならない。**NPC/N比**は，窒素バランスを正に維持するための窒素1g当たりのエネルギー量を示したものである。一般的には150〜200程度であるが，侵襲が強い場合には100程度に調整し，腎不全などでアミノ酸投与を制限しなければならない場合には250〜350となる。

静脈栄養時のNPC/N比の算出法
（糖質エネルギー（kcal）＋脂質エネルギー（kcal））÷（たんぱく質量×0.16）
　　たんぱく質には平均16％の窒素が含有しているため，0.16を乗じることで窒素量が求められる。

4）静脈栄養の合併症

　長期にわたる静脈栄養は，腸管の上皮粘膜に萎縮をもたらし，バクテリアルトランスロケーションの誘因となる。その他，カテーテル感染，血栓形成，末梢静脈炎などが問題となる。輸液投与による代謝合併症として，高血糖や電解質異常，急激な投与や過剰投与による脂肪肝，長期投与による微量元素の欠乏などがある。急性期にはリフィーディング症候群への対応も重要とされる。リフィーディング症候群では，慢性的な飢餓状態や低栄養状態の患者に，大量のブドウ糖を急激に投与することで，体液量と電解質の異常（低リン血症，低カリウム血症，低マグネシウム血症）に関連した合併症（意識障害，けいれん，筋力低下，不整脈，心不全，呼吸不全など）を引き起こす。これは，静脈栄養・経腸栄養いずれにも起こり得る。栄養投与を開始する前に血清リン，ナトリウム，カリウム，マグネシウム，血糖のチェックを行い，栄養療法中も定期的にモニタリングする。

5）輸液の調整と機材

　静脈に留置するカテーテルは，末梢静脈用と中心静脈用があり，輸液バッグとカテーテルをつなぐルートを輸液ラインと呼ぶ。投与方法には，自然落下法と輸液ポンプを用いる（精密な投与時）方法があり，輸液1mLの滴下数は，厚生労働省基準により，

一般的には20滴/mL（精密用では60滴/mL）と決められている。

細菌等の侵入防止，沈殿物の除去，空気感染の回避を目的に輸液フィルターやカテーテル挿入部を被覆する（感染防止の目的）ドレッシング材が用いられる。

6）在宅静脈栄養管理

中心静脈栄養法を家庭で実施することを**在宅静脈栄養管理**（**home parenteral nutrition**：**HPN**）という。入院での治療の必要がなく病態が安定し，中心静脈栄養法以外の栄養補給法がない患者で，HPNによってQOLが向上すると考えられる場合に行う。十分な医療スタッフのサポート体制のもとに，家庭でのさまざまな条件を満たす患者に実施される。

5.2　栄養教育と栄養カウンセリング

栄養教育や栄養カウンセリングは，解決すべき栄養問題に直面している対象者に対して行われる。患者教育では，栄養・食生活の側面からよりよく生きる（well-beingの状態になる）ために，栄養問題解決の具体的な行動変容アプローチによる栄養教育が行われる。その効果を最大限発揮するために，栄養カウンセリングの手法を用いて対象者と信頼関係を築き，栄養問題の根本的な原因を明らかにして対応することが重要となる。

（1）医療機関
1）入院医療

入院医療では，種々の臨床検査データ等を踏まえた疾病治療や合併症の予防が行われる。栄養教育は，日常生活を見据えつつ，次のことが行われる。

- 入院生活管理下での個々人に適した食事（治療食）の提供と説明。
- 病状，身体所見，血液検査データなどに基づく栄養状態（治療）の変化の説明。
- 退院後の実現可能なセルフケア方法についての栄養カウンセリング。

2）外来医療

外来医療も，治療や予防に重きを置いているが，入院医療と異なる点は，患者は日常生活を営んでいることである。個々人の生活を考慮しながら，適切な栄養食事療法に適した行動変容とその習慣化で継続できることが課題であり，次のことが行われる。

- 行動変容ステージモデルに応じたアプローチ。
- 個々人の生活習慣を考慮した栄養教育・カウンセリングの継続。
- 適切な栄養指標を用いた栄養状態のモニタリングと栄養アセスメントによる結果（成果）の説明。

3）在宅ケア

在宅ケアの目的は，福祉的な目的達成，すなわち自立支援とQOLの向上である。栄養教育では，生活を支えるために次のことがより重視される。

- 個々人のQOLに配慮した栄養ケアの長期目標設定。

第Ⅰ部　第2章　傷病者や要支援・要介護者の栄養ケア

・生活環境の把握（生活支援者，医療福祉サービスの利用状況，食環境など）。

・療養者だけでなく，特に生活支援者に対する栄養教育。

（2）介護・福祉施設

　介護・福祉施設のサービスやケアの目的は，療養者の自立支援とQOLの向上で，在宅ケアと同様入所者と生活支援者への栄養教育が重要となる。在宅ケアでの栄養教育に加え，以下の内容へも配慮が必要である。

・日常的な栄養ケアに係る職員が，必ずしも一定ではない。

・職員の栄養に関する知識・理解・認識のずれがある。

・利用者は，治療やリハビリテーション，入退所などのイベントがない場合，栄養スクリーニング・アセスメントを受けない。

　したがって，日々行われるサービスやケア行動についても，喫食量，便性状，体重の変化等の観察が栄養スクリーニングにつながるという意識がもてるよう，介護職員に対する栄養教育を行うことが重要である。

5.3　多職種との連携

　患者や要支援，要介護者の目指すゴールである疾患の予防や治療，さらにQOL向上を目指し，多職種と連携した栄養ケアが行われる。多職種連携のメリットと注意すべき点は表Ⅰ-2-15のとおりである。

表Ⅰ-2-15　多職種連携のメリットと注意点

メリット	注意点
専門知識をいかした，質の高いサービスの提供	情報共有不足に伴う提供サービスの不足
対象者の多種・多様なニーズへの対応	職種間・職域間での知識・理解・認識のずれ
専門知識の補完	連携のための時間の確保

（1）入院医療における多職種連携

　入院医療における多職種連携は，チーム医療が該当する。チーム医療の目的は，医療従事者が患者の治療目的と情報を共有し，それぞれの専門性をいかし，患者の状況に適した医療を提供することである。結果として，疾病の早期発見・早期治療，重症化予防，QOLの向上が期待できる（チーム医療（ケア），p.8参照）。

（2）外来医療における多職種連携

　外来医療においても，チームでの取り組みが行われていて，管理栄養士がかかわるチーム医療に，糖尿病透析予防，慢性腎臓病透析予防，外来化学療法チームなどがある。

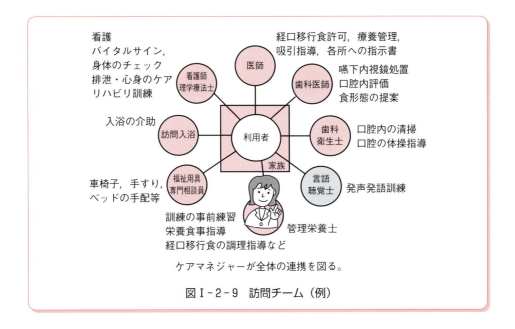

図Ⅰ-2-9　訪問チーム（例）

（3）在宅医療・在宅ケアにおける多職種連携

　在宅医療・在宅ケアでは，対象者へのサービス提供者は職種の違いだけでなく，訪問看護や栄養ケアステーション，介護・福祉・医療施設など組織が多岐にわたるため，より多職種連携の重要度が高く，情報共有の在り方等課題もある。在宅訪問チーム体制の一例と各職種の役割を図Ⅰ-2-9に示す。

6．栄養モニタリング，再評価（リアセスメント）

　栄養モニタリングは，栄養補給や栄養教育などの栄養ケアを実施し，目標とした一定期間が経過した後，進捗状況や理解度を観察することである。指標は，個人履歴以外の栄養アセスメントにより抽出した指標，すなわち栄養問題の根拠となった徴候／症状データ改善の有無，あるいは別の栄養アセスメント指標に変化がないかを確認する。臨床検査・診査などの項目ごとに栄養モニタリングの期間を設定し実施する。
　再評価は，栄養モニタリングとほぼ同時に行われ，栄養ケアの成果を判定するステップである。栄養介入当初の栄養問題解決のための計画どおりに栄養状態の改善があれば，栄養ケアが終了する。一方，栄養ケアの成果が不十分であった場合には，対象者の栄養問題を再度検討し，栄養ケアプランを修正する。

6.1　栄養補給量と栄養状態，臨床症状のモニタリング，再評価（リアセスメント）

　栄養診断では，複数の栄養アセスメント指標を総合評価し，栄養問題を判定する。したがって栄養モニタリングする指標は，栄養介入時に問題点として抽出した栄養アセスメントの指標（p.18参照）となる。栄養アセスメント同様に，複数の栄養アセスメント指標を総合的にとらえて観察する。

第Ⅰ部　第2章　傷病者や要支援・要介護者の栄養ケア

最初に栄養補給量（食事，経腸栄養剤，輸液）をモニタリングする。目標栄養量に対する栄養補給（摂取）量の充足状況を踏まえ，影響する栄養状態や臨床症状・徴候をモニタリングし，再評価する。

体重（BMI），筋肉量の変化，消化吸収能，疾患による負荷／炎症の関与の有無等，総合的に検討することが重要である。栄養補給量変更後，2～3日の短期的な栄養アセスメント指標には，半減期の短いトランスサイレチン（TTR）などの指標を参考にする。1週間以上であれば，コリンエステラーゼ（ChE）や窒素出納（NB），トランスフェリン（Tf）などの指標を用いて，基礎代謝量，身体活動量，炎症状態を考慮し，体重の変化を評価する。水分管理では体重の変化や水分出納（飲水量，食事摂取量，輸液や経腸栄養製品の量，尿量などによるin outの確認）を評価する。

臨床症状・徴候としては，食事摂取量に影響する発熱や食欲不振，嘔吐，便秘，下痢などの消化器症状，栄養補給量の結果による脱水，浮腫，体重や体脂肪量，骨格筋量の増減，特定の栄養素の過不足によるビタミン・ミネラルの欠乏または過剰に伴う症状などを指標に，これらの有無や経過をモニタリングし，再評価する。

6.2　栄養補給法の再評価（リアセスメント）

栄養補給量や栄養状態の変化をモニタリングして，栄養補給の再評価を行う。経口栄養補給では，摂取栄養量，体重減少の有無等を確認し，改善が不十分であればその原因を検討する。例えば，口腔の状態（咀嚼・炎症など）や咀嚼・嚥下機能をモニタリング・再評価し，使用食品をやわらかいものに限定した軟食，刻み食，嚥下調整食など適切な形態調整を行い目標栄養量を確保する。その他，化学療法や放射線治療患者では副作用症状ごとに，口内炎に対応し刺激物をなくした形態および食品の調整や濃い味つけ，薄い味つけ，あっさりした食品などの嗜好対応も検討する。

経腸栄養補給では，下痢や便秘，誤嚥などの副作用の有無，投与ルート・方法・速度，経腸栄養剤の種類や形態の適否をモニタリングして再評価を行い，目標栄養量の確保を図る。経口栄養補給への移行により，離床時間を延長でき，さらにはリハビリテーション時間の確保やQOL改善を図ることができる。

静脈栄養補給では，エネルギー・栄養素の過不足，投与速度，ルート，経腸栄養補給への移行の可否を検討する。

6.3　栄養ケアの修正

栄養補給量と栄養状態，臨床症状等のモニタリング・再評価を踏まえ，栄養ケアの成果が上がらない，あるいは別の栄養問題が発生した場合には，栄養ケア計画を修正する。修正では，栄養問題が何かを見極め，目標設定や栄養補給法（栄養量やその内容，投与方法）に問題がなかったかを検討する。栄養ケア目標を変更した場合は，今後の栄養状態はどのように変化するのかを予測し，新しい栄養ケア計画について再度問題がないかを確認し，修正する。

52

7．栄養ケアの記録

7．1　医療の記録

　医療や介護・福祉施設では，医師や看護師をはじめ多くの職種が協働して患者や要介護者のケアにあたっている。スタッフが実施したケアは，記録することが指示されていて，情報提供をスムーズに行うツールのひとつであり，多くの医療機関で記録方法はシステム化（電子化）されている。医療の記録のうち，医師によるものは診療録（カルテ）と呼ばれる。POS（problem-oriented-system）はその代表的医療記録方式として医師だけでなく多くの医療スタッフが活用している。

7．2　POS（問題志向システム）

　POSは問題解決のシステムとしてL. L. Weedが提唱し，1969年に発表された。日本へも紹介され，医師，看護師などの医療スタッフがこの方式で記録している。

（1）POSの目的

　POSは患者の問題を解決するためのプロセスを示したものである。表Ⅰ-2-16に示した3つの段階を繰り返すことで，全人的ケアを目指すことができる。POSは，「患者の問題解決が効果的になされる」「整理され，保存に値する記録が残る」「チーム全員の記録となりチームの動きが推進される」などのメリットが知られている。

表Ⅰ-2-16　POSの3つステップ

1st　POMR（問題志向型診療記録）の作成。
2nd　監査：実施した記録（POMR）の監査。監査では患者のケアの質を評価する。
3rd　修正：記録の中の欠陥を見つけだして確認・修正する（治療方法の見直し）。

（2）POMR（problem oriented medical record；問題志向型診療記録）のしくみ

　POMRは，治療のプロセスに沿って基礎データ，アセスメント，診断（判定），治療計画，経過記録，サマリーという記録方式が標準化され，これらは，施設の状況に合わせ電子カルテにも組み込まれている。医師のPOMRの概要を示す。

① 基礎データ（データベース）：診断・治療・治療計画の作成に必要な情報（表Ⅰ-2-17）。

② 問題リスト（診断）：医師記録では，診断名が記載される。

③ 初期計画：治療やケアの計画（Rx），診断計画（Dx），教育計画（Ex）等に分け記載される。

④ 経過記録（progress note）：臨床経過をSOAPに分け記載する。

・S（subjective data；主観的情報）：治療等に関連した患者・家族等から得た情報。

・O（objective data；客観的情報）：臨床検査，身体計測値，診察内容など。

・A（assessment；評価）：SとOに記載した情報を基に評価した内容。

第Ⅰ部　第2章　傷病者や要支援・要介護者の栄養ケア

表Ⅰ-2-17　医師が収集する基礎データ

主　訴 chief complaint	患者の訴え。患者が最も悩んでいる症状で，病院に来た理由ととらえることができる。
現病歴 present illness	現在の症状の経過を過去から順を追って記載したもの。
システムレビュー	主訴や現病歴は患者が今問題にしていることで，それ以外にも本人が気づいていない症状が存在することがある。これを明らかにするためのいわゆる「問診」である。
患者プロフィール patient profile	患者の生活背景や心理・社会面からの情報で，職業，趣味や習慣，家族の情報，宗教などがある（患者プロフィールは医師記録のみでなく看護記録にも記載されている。
既往歴 past history	過去の健康状態，手術歴，現在治療中でない疾患などについて記入する。
家族歴 family history	患者の血縁者の現在の健康状態。遺伝性が関与すると考えられる疾患（がん，高血圧症，脳血管疾患，糖尿病等）についてあり，なしが記入されている。家族構成や家庭内の問題等も記載されている。
診察，所見 physical examination	身長，体重，血圧，脈拍，視力，体温，患者の印象，胸部や腹部など医師が診察した所見。

・P（plan：計画）：診断計画（Dx：），治療（Rx：），教育計画（Ex：）に分け記載する。
⑤ サマリー：治療経過や成果，残された問題点などを退院時や定期的に整理する。

7.3　医療スタッフの記録

　医療の記録には，医師記録（診療録）のほかに看護記録，服薬指導記録，理学療法士，言語聴覚士の記録等もあり，それぞれの専門的ケアが表現しやすいよう工夫されている。看護記録には患者プロフィール，家族構成，キーパーソンや家庭内の問題についてより詳細に記載されていて，家庭での患者の立場，生活習慣を知ることができる。

7.4　栄養ケア記録

　診療報酬や介護報酬では，栄養食事指導料算定にあたっては，その内容を記録することになっており，簡潔に要領よく記録することが求められる。ルールに沿って要点が整理された栄養ケア記録は他の医療スタッフだけでなく，他施設等への紹介状記載（栄養情報提供書）の際にも役立つ。

（1）栄養記録へ記載する内容

　摂取栄養量や食習慣などの栄養情報（データベース）や，献立，食事計画等の栄養食事指導内容，栄養食事指導による行動変容などの成果（アウトカム），管理栄養士の考え（考察）などを記載する。POMRで示されている経過記録の記載方式（SOAP）を活用することで，根拠を明確に示した記録を作成することができる。

（2）栄養ケア記録

　栄養ケアプロセスに従って行った栄養ケアの記録方法について記載する。

1）栄養ケアプロセス

①　栄養ケアに必要な情報（栄養アセスメント指標）　　食生活調査，身体計測値，問診など管理栄養士が収集した情報に加え，傷病名，合併症，臨床検査データ，治療方針，家族構成，キーパーソン，患者の生活背景など診療録から収集する情報で，栄養アセスメント指標である。他の医療スタッフから得る情報は，診療録の中のどの場所にどのように記載されているかなどを知っておくと効率よく情報収集できる。

②　栄養アセスメントと栄養診断　　栄養アセスメント指標の中から異常値を抽出する。病態や身体状況とこれら問題点，栄養（食生活）との関連について栄養アセスメントし，改善を要する栄養問題を判定して（栄養診断），重要なものから順に記載する。

③　栄養介入　　栄養ケア計画（到達目標，栄養ケアプラン）と実施に分かれる。栄養問題解決のための栄養ケア目標（長期目標（goal），短期目標）を設定して栄養ケアプランを作成する。栄養ケアプランは，モニタリング計画，栄養治療計画，栄養教育計画に分けて記載し，これに従って実施する。

- ・Mx：monitoring plan　モニタリング計画；栄養評価に必要な情報（摂取栄養量，身体計測など）収集や栄養指導を的確に行うために必要な情報収集のための計画。
- ・Rx：therapeutic plan　栄養治療計画；栄養素等指示量（目標栄養量），食品名，食品構成，調理形態など栄養治療のための計画，他職種との協働に関する内容。
- ・Ex：educational plan　栄養教育計画；患者，家族への栄養教育（栄養食事指導）の計画。

2）SOAPを用いた栄養ケアの記録

栄養介入はSOAP様式で記録する。SOAPに分けて記載することで，栄養アセスメント・栄養診断した経緯や，実施した栄養ケア内容や方針などの管理栄養士の考えを明確に表現することができる。栄養管理士によるSOAP方式の記載の概要を表Ⅰ-2-18に示した。

表Ⅰ-2-18　SOAP方式による栄養記録内容

栄養診断名（栄養診断コード）
S（主観的情報）：患者や家族との問診で得た情報。栄養ケアの効果判定，改善目標，問題点などを表現できるキーワードを選択して記載する。
O（客観的情報）：身体計測値，食事の種類，摂取栄養量，嗜好状況，観察した内容（患者の態度，食事療法に対する受け入れや理解など），指示エネルギー・栄養素量など 　　＜注：栄養アセスメントに必要な情報をSとOに整理する。＞
A（アセスメント）：SとOに記載した情報をもとにアセスメントした内容を記載する。栄養状態の判定，目標栄養量の算出，栄養教育についての判断，栄養治療到達目標に対する評価，指導上の問題点など管理栄養士の考えを記載する。 　　＊新たに見つかった栄養診断（栄養問題）をPES文書で記載。栄養診断名は，SOAP上部に記載する。
P（栄養ケアプラン）： ・到達目標　長期目標（goal，最終目標で概念的） 　　　　　　　短期目標（中間的目標で，少し努力すれば達成できる具体的で客観性がある 　　　　　　　　　　　　内容，達成までの期間） ・モニタリング計画（Mx：） ・栄養治療計画（Rx：） ・栄養教育計画（Ex：）

I 臨床栄養管理総論

第 3 章

薬と栄養・食品の相互作用

1. 医薬品と栄養ケア

1.1 医薬品とは

　法律上で医薬品の定義は「**医薬品，医療機器等の品質，有効性及び安全性の確保等に関する法律**」（薬機法）第2条第1項*に示されている。一方，食品は「**食品衛生法**」第4条に，「この法律で食品とは，全ての飲食物をいう。ただし，医薬品，医療機器等の品質，有効性及び安全性の確保等に関する法律に規定する医薬品，医薬部外品及び再生医療等製品は，これを含まない」と示されている。医薬品，医薬部外品および再生医療等製品を除いたすべての飲食物が食品であるということで，食品と医薬品の区分がなされており，これを**食薬区分**という。

　　*「医薬品」の定義（第2条第1項）:
　　① 日本薬局方に収められている物
　　② 人又は動物の疾病の診断，治療又は予防に使用されることが目的とされている物であつて，機械器具等（機械器具，歯科材料，医療用品，衛生用品並びにプログラム（電子計算機に対する指令であつて，一の結果を得ることができるように組み合わされたものをいう。以下同じ。）及びこれを記録した記録媒体をいう。以下同じ。）でないもの（医薬部外品及び再生医療等製品を除く。）
　　③ 人又は動物の身体の構造又は機能に影響を及ぼすことが目的とされている物であつて，機械器具等でないもの（医薬部外品，化粧品及び再生医療等製品を除く。）

　医薬品の名称には，① 化学名（chemical name）：化学構造を示す名称，② 一般名（generic name）：薬の主たる有効成分を示す名称，③ 販売（商品）名（trade name）：市販されるときの製薬会社がつけた名称がある（表I-3-1）。

表I-3-1　医薬品の名称例

化学名 chemical name	一般名 generic name	販売（商品）名 trade name
アセトサリチル酸 acetylsalicylic acid	アスピリン aspirin	バイアスピリン®

コラム　ジェネリック医薬品（後発医薬品）

　先発医薬品と同一の有効成分を同一量含み，同一経路から投与する製剤で，効能・効果，用法・用量が原則的に同一であり，先発医薬品と同等の臨床効果・作用が得られる医薬品をいう。先発医薬品に比して安価である。

1. 医薬品と栄養ケア

　薬の服用は，食品成分が薬の効果に与える影響と同様に，薬が栄養素の消化・吸収・代謝・排泄過程で，その食品の栄養的価値を大きく変動させることがある。

　食品と薬の相互作用はどのライフステージでもみられる問題であるが，特に生体機能・臓器機能が未発達である小児，加齢に伴って生理機能が低下する高齢者，慢性疾患で複数の薬物療法を行っている患者，栄養不良状態の個人（アルブミンが減少すると遊離型薬物濃度が増加，薬の効果が増強されてしまう可能性がある）においては重要視される。

　特に多剤服用の中で薬物有害事象がみられる場合をポリファーマシーという。ポリファーマシーに厳密な定義はないが，10剤以上の多剤服用者では，そうでない高齢者と比較して低栄養の割合が多いことが報告されている。

　食品と薬の相互作用とは，栄養・食品が薬の効果に影響を及ぼすこと，薬が栄養・食品の吸収や代謝に影響を及ぼすことをいう。また，薬の相互作用は，複数の薬を併用した場合，双方あるいは一方の作用に影響を及ぼすことを指す（表Ⅰ-3-2）。

表Ⅰ-3-2　薬の相互作用

相加作用	2つ以上の薬物を併用するとき，個別に使用した場合の相和として薬理作用が発現する。
相乗作用	2つ以上の薬物を併用するとき，相加作用より大きな薬理作用が発現する。
阻害作用	ある活性をもつ薬物が，その作用を無効にする薬物により妨害される，あるいは，薬物代謝酵素を誘導して相手となる薬物の代謝を促進し，作用を減弱する。相減作用（作用の相和より小さい薬理作用の発現）も含む。

1.2　医薬品の体内動態

　医薬品（内服薬の場合）は，小腸から吸収（**absorption**）されて，門脈から肝臓へ運ばれ全身循環血中に移行し，臓器や組織に分布（**distribution**）する。薬によっては消化管や肝臓に存在する薬物代謝酵素によって代謝（**metabolism**）を受けて，循環血中の薬は未変化（そのままの形）や代謝物として尿中や胆汁中に排泄（**excretion**）される。これらの頭文字から薬物の体内動態をADME（アドメ）と称している（表Ⅰ-3-3）。薬の効き目の早さと作用の持続時間はこれらの過程により決まり，吸収と分布が速いと薬の効果が早く現れ，代謝と排泄が遅いと効果の持続時間が長くなる。

表Ⅰ-3-3　医薬品（内服薬）の体内動態（ADME）

① 吸収（absorption）：主に小腸から吸収され血液中に入る。
② 分布（distribution）：血液にのって体内を移動し，作用させたい部位にたどりつく。
③ 代謝（metabolism）：役目を終えた薬の成分は肝臓で分解される。
④ 排泄（excretion）：腎臓でろ過されて尿中に排泄されたり，糞便，唾液，汗，乳汁などからも排泄されたりする。

薬物の血中濃度は，一定時間後に最大濃度に達し，その後減衰する。Cmaxは薬物投与後の最大血中濃度，Tmaxは最大濃度に達するための時間（最高血中濃度到達時間）で，これらは体内動態の指標とされている。また，血中濃度は薬効が発現する「有効域」，その域まで達しない「無効域」，有効域以上に濃度が高すぎて，副作用が起こりやすい「中毒域」の3つの領域に分けられている（図Ⅰ-3-1（A））。血中濃度の推移で重要になるのが「有効域（治療域）」で，この濃度になるよう薬剤は調整されている。

吸収される薬物が増加した場合，最高血中濃度（Cmax）と時間曲線下面積（AUC）の増加として現れる（図Ⅰ-3-2（B）曲線c）。薬効が強く出すぎたり，重篤な副作用を招いたりする可能性がある。

吸収される薬物が増加した場合は，**最高血中濃度（Cmax）**と時間曲線下面積（AUC）の増加として現れる（図Ⅰ-3-1（B）曲線c）。薬効が強く出過ぎたり，重篤な副作用を招いたりする可能性がある。難溶性または脂溶性薬剤は，食物摂取による胃内容排泄速度の低下や胆汁分泌量の増加により溶解性が高まり，吸収量が増加する場合がある。薬物の溶解性は食事内容によっても変動することがある。グリセオフルビン（抗真菌薬），クアゼパム（睡眠性鎮痛薬）などの脂溶性薬剤やEPA製剤（脂質異常症治療薬）は，高脂質食摂取によって溶解性が高まり吸収が促進する。カルシウム拮抗薬（血圧降下薬）はグレープフルーツジュースの飲用によって血液中のニフェジピン濃度が上昇し，薬効が強く出る副作用を引き起こす。自覚症状として血管拡張に基づく，頭痛，顔面紅潮，眩暈（めまい）などの発現頻度の増大が認められる。

一般的な薬物の場合，胃内に食物が存在すると薬物の小腸への到達時間が遅くなり**最高血中濃度到達時間（Tmax）**も遅延する。このため小腸粘膜からの吸収が遅れ，薬効発現も遅れることになる（図Ⅰ-3-1（A））。

しかし，薬物の物理的・化学的性質や食品成分，服用時の水の量など外的要因も存在するため，実際の血中薬物濃度は薬物の種類により異なり複雑である。

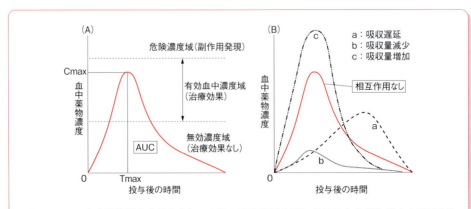

図Ⅰ-3-1　血中薬物濃度曲線(A)と，食物－薬物相互作用における血中薬物濃度の推移(B)
（須永克佳：臨床栄養，101(1)，33（2002）を改変）

2．栄養・食品が医薬品に及ぼす影響

　食品と医薬品の相互作用は，食品成分のもつ相乗作用および相加作用によって薬理作用（薬効）が強化，または拮抗作用を受けて減弱され，治療効果に少なからず影響を及ぼすことがある。

　以下にその代表的なものを示す。

（1）グレープフルーツジュース

　グレープフルーツの成分であるフラノクマリン類は，消化管での薬物の代謝や排泄を阻害して，全身循環に入る薬物量を増加させ，薬効が強く出る副作用を引き起こす。降圧剤のカルシウム拮抗薬とグレープフルーツジュースとの飲み合わせにより，血圧が下がり過ぎる，頭痛，ふらつき，動悸などが現れる。カルシウム拮抗薬のほか，抗血小板薬のプレタール，高脂血症治療薬のシンバスタチン（HMG-CoA 還元酵素阻害薬），免疫抑制薬のタクロリムスなどもグレープフルーツジュースとの相互作用が報告されている。

（2）納豆・クロレラ・青汁

　食品成分であるビタミンKは，クマリン系抗凝固薬であるワルファリン（ワーファリン）の作用と拮抗して治療効果を弱める。血液凝固因子のうち第II（プロトロンビン），VII，IXおよびX因子は，ビタミンKの関与でカルボキシラーゼによりγ-カルボキシ化されて活性化される。ワルファリンはこの過程でビタミンの働きを競合阻止し血液凝固を抑制する。したがって，ビタミンKを多く含む納豆，健康食品であるクロレラ，青汁などの摂取，およびほうれんそうやブロッコリーなどの緑黄色野菜の過剰摂取は，ワルファリンの薬理作用を解除して血液凝固阻害効果を減弱させる。

（3）牛乳・乳製品

　ビスホスホネート系骨粗鬆症治療薬，抗生物質のテトラサイクリン塩酸塩，ニューキノロン系抗菌薬などは牛乳や乳製品に含まれるカルシウムやマグネシウムが薬物と結合（キレート）して，小腸などからの吸収を阻害し，効果が弱まる。

　胃の中は酸性に保たれているが，牛乳を飲むと一時的に胃は大腸内と同じ中性になる。腸で溶けるタイプの便秘薬は，通常胃では溶けず腸で溶けるはずであるが，胃の中で溶け出し，胃が荒れて胃粘膜障害を起こしたり，腸からの吸収が遅れて効果が弱まったりすることがある。

　逆に，脂肪によく溶ける性質をもつ抗真菌薬のグリセオフルビンは，高脂質食や牛乳との同時摂取により小腸から吸収されやすくなり，予想した以上に薬が効き過ぎることがある。また，乾癬・角化症治療薬エトレチナートは，牛乳で服用すると吸収が促進され，血液中の濃度が最高約3倍にも上昇することがあると報告されている。

第Ⅰ部　第3章　薬と栄養・食品の相互作用

（4）ハーブ類

セント・ジョンズ・ワート（和名：セイヨウオトギリソウ）は，抗うつ，抗ストレス効果があるとされている。併用する種々の薬剤の血中濃度を低下させ，薬効を減ずる可能性がある。影響を受ける医薬品として，抗HIV（ヒト免疫不全ウイルス）薬であるインジナビル，強心薬であるジゴキシン，免疫抑制薬であるシクロスポリン，気管支拡張薬であるテオフィリン，アミソフィリン，血液凝固防止薬であるワルファリン（ワーファリン），抗てんかん薬のフェニトイン，カルバマゼピン，フェノバルビタール，抗不整脈薬のジソピラミド，リドカイン，経口避妊薬であるエチニルエストラジオール，ノルエチステロンなどがあげられ，各医薬品の添付文書にはその旨記載されている。

（5）たんぱく質

高たんぱく質食は，気管支拡張薬テオフィリンの肝臓での薬物代謝を促進し，効果が弱まることが知られている。また，高尿酸血症治療薬アロプリノールは，低たんぱく質食摂取により，高たんぱく質食摂取時に比べて，代謝物のオキシプリノールの尿細管再吸収が高まり，腎排泄が低下することが報告されており，体内蓄積による副作用として知られている発疹などの重篤な過敏症が発現する可能性がある。

（6）脂　　質

バター，マーガリン，ベーコンなどの脂質を多く含む食品は，脂溶性が高い薬を食品中の脂質に溶解させ，また，胆汁の分泌を促進して胆汁酸による溶解量を増やすことにより，吸収を亢進させ，薬効の最適化や副作用が増大し，反対に不適切に働いてしまう場合がある。催眠鎮静薬クアゼパムは脂に溶けやすく，胃内容物の残留によって吸収性が大きく亢進し，過度の鎮静や呼吸抑制をきたすおそれがあるため，食品との併用は禁忌となっている。

（7）アルコール飲料

摂取したアルコールは，ほとんど上部消化管で吸収され，肝臓に運ばれて90％以上が肝臓において代謝される。

アルコール類は，数多くの医薬品の効果に少なからず影響する（効果の減弱・増強・副作用の出現など）ことが知られている（表Ⅰ-3-4）。飲酒直後のアルコール血中濃度が高い状態では，薬物の血中濃度を上昇させる。糖尿病治療薬，催眠薬，精神安定薬などの効果を強めることがある。また，抗生物質製剤のセフメタゾールは体内のアルコール分解を抑え，併用すると悪酔いと同じような状態を引き起こす。常習的な飲酒は，肝薬物代謝酵素を誘導し，その結果，薬物血中濃度は低下し，薬物が減弱する。このような薬物としてワルファリン（ワーファリン），フェニトインがある。一方，飲酒直後のアルコール血中濃度が高い状態では，これらの血中濃度は上昇し，薬効が増

2. 栄養・食品が医薬品に及ぼす影響

表 I-3-4　飲酒（アルコール）の医薬品に及ぼす作用

薬剤名	作　用
アセトアミノフェン（総合感冒薬の成分）	薬物の代謝が促進され，毒性のある代謝産物が増える。
セフメタゾールなど（抗生物質製剤）	薬物がアルコール代謝の酵素を抑え悪酔い状態になる（アンタビュース様作用）。
シメチジン（胃潰瘍薬）	血液中のアルコール濃度が上昇する。
ジアゼパム（抗不安薬）	アルコール多飲者では，薬物の血液濃度が高くなる。
硫酸モルヒネ（麻薬性鎮痛薬）フェノバルビタール（抗痙攣薬）	薬物の脳神経抑制作用を強める。
フェニトイン（抗痙攣薬）	薬物の作用を弱める。
ワルファリン（抗凝固薬）	飲酒直後は薬物の代謝を抑制し効き目を強める。常飲者では，代謝を促進し効き目を弱める。

強する。すなわち薬物療法がなされている患者に対しては，飲酒を控えるよう指導することが肝要である。

（8）健康食品・サプリメント

　健康食品や特定保健用食品などと薬物を併用した場合，薬理学的相互作用を引き起こす可能性がある。例えば，トリペプチドを関与成分とした健康食品（血圧の改善）の場合，これらは生体の血圧調節系のアンジオテンシンを産生する酵素であるアンジオテンシン変換酵素（ACE）を阻害する作用をもつ降圧利尿薬により，レニン－アンジオテンシン系が亢進している高血圧患者に，ACE阻害活性をもつ健康食品を併用すると，過度の血圧低下を引き起こしきわめて危険な状態となる場合がある。

　サプリメントなどでビタミン剤を多量に摂取すると，同時に服用している薬物に影響を与える（表 I-3-5）。

表 I-3-5　ビタミンの医薬品に及ぼす作用

ビタミン	薬剤名	作　用
ビタミンA	ワルファリンカリウム	大量投与により抗凝固作用の増強。
	テトラサイクリン	頭蓋内圧亢進。
ピリドキシン（ビタミンB6）	レボドパ（L-ドーパ）	抗パーキンソン作用の減弱。
	フェニトイン	フェニトインの抗痙攣作用の減弱。
葉　酸	フェニトイン	フェニトインの抗痙攣作用の減弱。
アスコルビン酸（ビタミンC）	エストロゲン	大量投与でエストロゲンの血中濃度の上昇。
	ハロペリドール	抗精神病作用の増強。
	フェノチアジン系薬剤	抗精神病作用の減弱。
ビタミンD	ジゴキシン	高カルシウム血症よりジゴキシン毒性増強。
トコフェロール（ビタミンE）	ワルファリンカリウム	大量投与により抗凝固作用の増強。
ビタミンK	ワルファリンカリウム	抗凝固作用の減弱。

第Ⅰ部　第3章　薬と栄養・食品の相互作用

3．医薬品が栄養・食品に及ぼす影響

3．1　味覚，食欲，栄養素の消化・吸収・代謝・排泄に及ぼす医薬品の影響

（1）味覚変化を起こす

　味覚は化学感覚のひとつで，一般に，甘味，塩味，酸味，苦味の4種類に分類される（うま味も独立した味覚とする場合もある）。

　重金属中毒，関節リウマチ，シスチン尿症に用いられるキレート剤のD-ペニシラミンは，亜鉛と結合することにより亜鉛欠乏をきたして味覚障害を引き起こす。味覚障害の80％は単純に味がわからなくなるものである。そのほかに味覚障害をきたすものとして，利尿薬，抗腫瘍薬のメトトレキサートや塩酸ドキソルビシン，パーキンソン病治療薬がある。アスピリンも苦味を増強させる。

　味覚に異常をきたす日常よく使用される医薬品としては，抗生物質製剤，ニューキノロン系抗菌薬，降圧薬である**ACE阻害薬**，**カルシウム拮抗薬**，**β遮断薬**などがあげられる。

（2）食欲を増進させる

　塩酸シプロヘプタジンは，抗ヒスタミン作用とセロトニン拮抗作用を有し，食欲増進とそれによる体重増加を生じる。向精神薬であるクロルジアゼポキシド，ジアゼパム，塩酸クロルプロマジンなど，制吐作用と抗ヒスタミン作用を併せもつトランキライザーは食欲増進による過食を招く可能性がある。**ステロイド薬**は窒素の貯留，除脂肪体重の増加ならびに体重増加をきたし，糖質コルチコイドも食欲を増進し，体重増加を生じる。

（3）食欲を低下（食欲不振）させる

　食欲低下（食欲不振）をきたす医薬品には，**マジンドール**のような肥満症治療薬があるが，そのほか副作用として食欲を低下させる薬はきわめて多い（表Ⅰ-3-6）。

表Ⅰ-3-6　食欲低下をきたす医薬品

一般名	作　用	一般名	作　用
シタラビンオクホスファート	抗悪性腫瘍	臭化カリウム	鎮静
ペントスタチン	抗悪性腫瘍	臭化カルシウム	催眠・鎮静
メトトレキサート	抗がん・抗リウマチ	臭化ナトリウム	鎮静
プレオマイシン	抗腫瘍性抗生物質	プロピオン酸ジョサマイシン	マクロライド系抗生物質
塩酸クロミプラミン	抗うつ		
塩酸ジフェンヒドラミン	抗ヒスタミン	マジンドール	食欲抑制
塩酸メチルフェニデート	中枢興奮	ミリモスチム	顆粒球増加
酢酸テトラコサクチド	副腎皮質刺激ホルモン	メシル酸デラビルジン	HIV-1の逆転写酵素阻害
酢酸ナファレリン	Gn-RH誘導	ユビデカレノン	強心

62

3. 医薬品が栄養・食品に及ぼす影響

抗がん剤による化学療法では，多くの患者に食欲不振がみられる。また，塩酸メチルフェニデートは，食欲を抑制し，著しい体重減少を生じる可能性がある。

（4）胃粘膜を刺激する

ほとんどの内服薬は，胃粘膜を刺激して胃炎や胃潰瘍を誘発するおそれがある。内服薬の副作用を未然に防ぐために，その多くが食後に服用するように指示されている（表Ⅰ-3-7）。また，薬を飲む時間を1日3回の食事と結びつけることで，ほぼ等間隔の服用ができることと，飲み忘れを防ぐことができる。

表Ⅰ-3-7　薬を飲む時間

食　前	食事をとる30分前	食　後	食事が終わって約30分後
食直前	食事をとる直前	食　間	食事が終わって約2時間後
食直後	食事が終わってすぐ	寝る前	寝る約30分前

（5）栄養素の吸収を遅くする

2型糖尿病患者に対して処方される**α-グルコシダーゼ阻害薬**は，小腸粘膜上皮にある二糖類分解酵素の働きを阻害することで，腸管からの糖の吸収を遅らせ，食後の血糖値の急激な上昇を抑制する薬剤である。したがって，薬剤が食事前に腸管内に達していなくてはならないので，食直前の服用が決められている。

高コレステロール血症患者に処方される陰イオン交換樹脂系の薬剤は，小腸からの胆汁酸の再吸収を阻害し，血中コレステロール濃度を低下させる。また小腸コレステロールトランスポーター阻害薬は，腸内で胆汁酸と結合してコレステロールの吸収を抑える。

また，プロトンポンプ阻害薬や抗てんかん薬などにより腸内のpHが上昇すると，小腸葉酸トランスポーター（proton-coupled folate transporter：PCFT）活性が低下し，葉酸の吸収が阻害される。関節リウマチやがん化学療法に使われるメトトレキサートは，葉酸拮抗物質であり，葉酸の吸収障害あるいは利用障害とともに，二次的にほかの栄養素の吸収障害を招き，腸管におけるカルシウムの吸収をも阻害する。

さらに，サラゾスルファピリジン（SASP）は，PCFT活性を阻害し，葉酸の吸収を低下させる。

D-ペニシラミンのようなキレート薬は金属と結合し，吸収低下を招き，亜鉛や銅の欠乏を生じる。

（6）栄養素の吸収を促進する

栄養素の吸収を促進し栄養状態に有利に働く医薬品として，胃酸分泌抑制薬で消化性潰瘍の治療に用いるシメチジンをはじめとしたH_2受容体拮抗薬（H_2ブロッカー）は，腸管切除後の患者に用いることがある。この薬剤は胃液酸度と分泌液量を減少するため，十二指腸以降での酸負荷を軽くし，栄養素の消化・吸収を改善する。

（7）水・電解質に及ぼす医薬品の作用

　医薬品にはミネラルの消化管からの喪失，あるいは腎臓からの排泄の増加により，ミネラル欠乏をきたすものがある。例えばサイアザイド系利尿薬，ループサイアザイド系利尿薬，ループ利尿薬は過剰に貯留している水とナトリウムを減らすために用いるが，カリウム，マグネシウムなどのミネラルの喪失をも招く。利尿薬の抗アルドステロン薬（カリウム保持性利尿薬）や降圧薬であるアンジオテンシン変換酵素（ACE）阻害薬，アンジオテンシンⅡ受容体拮抗薬は尿中ナトリウム排泄を促進するとともに尿中カリウム排泄を抑制する。また，ステロイド内服薬（コルチゾール）や漢方薬で甘草を含有する製剤はアルドステロン様作用があり，カリウム排泄を増加させるため，低カリウム血症に注意する必要がある。カリウム欠乏は脱力，食欲不振，悪心，嘔吐，無関心，不安，時に身体中の痛み，傾眠，昏迷，行動異常をきたす。

II 疾患・病態別 栄養ケア・マネジメント

第 1 章

栄養障害

1. たんぱく質・エネルギー栄養障害（Protein-energy malnutrition），栄養失調症（Malnutrition）

【病態・生理生化学】

摂取栄養量が継続的に不足する場合や各種疾患による侵襲などにより，たんぱく質・エネルギー栄養障害（PEM）や栄養失調症などの栄養障害に陥る。特に，PEMの多くは，日常生活動作（ADL）の低下をきたし，やがて寝たきり状態に陥る。

PEMは，血清アルブミン値の低下や体重減少により判断する。2018年には，GLIM基準が低栄養の診断基準として提案され，低栄養と重症度が判定できる。

低栄養のタイプには，マラスムス（marasmus：エネルギー摂取不足）やクワシオルコル（kwashiorkor：たんぱく質摂取不足）があり，PEMの多くは混合型である。体脂肪や体たんぱく質は著しく低下し，さまざまな栄養・代謝および水・電解質異常が認められる。低アルブミン血症では，血漿膠質浸透圧のバランスが崩れ浮腫・腹水の症状がみられる。

〈治　療〉　疾病の有無，状態などを含め，摂取栄養量不足の原因を具体化し解消する。急性の低アルブミン血症がある場合は，アルブミン製剤を使う場合もある。

【栄養ケア】

〈栄養アセスメント・モニタリング〉　疾病の状態やPEMの重症度に合わせ栄養アセスメント項目を決め実施する。

〈栄養基準・栄養補給〉　疾病による侵襲の有無を考慮し，目標体重を設定し必要栄養量を算出する。経口摂取が基本となるが，経管栄養法の併用など状態に合わせ栄養補給法を選択する。

〈栄養食事指導〉　たんぱく質およびエネルギー摂取の重要性を患者および家族や介護者も含めて指導・教育を行う。

〈他職種との協働〉　栄養サポート・褥瘡・緩和ケア・摂食嚥下など，チームでの栄養ケアが必要となる。

2. ビタミン欠乏症（Avitaminosis）・過剰症（Hypervitaminosis）

【病態・生理生化学】

ビタミンの欠乏症・過剰症（表II-1-1）には，食事摂取の偏りやサプリメント・ビタミン剤の過剰な使用，疾病に伴う代謝異常などの要因がある。

第Ⅱ部　第1章　栄養障害

表Ⅱ-1-1　ビタミンの機能と欠乏症・過剰症

	種　類	機　能	欠乏症	過剰症
水溶性ビタミン	ビタミンB$_1$（チアミン）	グルコース・分枝アミノ酸代謝の補酵素，神経機能の維持	脚気，ウェルニッケ・コルサコフ症候群	報告はない
	ビタミンB$_2$（リボフラビン）	エネルギー・物質代謝の補酵素	口内炎，口角炎，舌炎，脂漏性皮膚炎，成長抑制	報告はない
	ナイアシン（ニコチン酸・ニコチンアミド）	脱水素酵素の補酵素	ペラグラ（皮膚炎，下痢，精神神経症状）	下痢，便秘，肝機能障害
	ビタミンB$_6$（ピリドキシン）	たんぱく質代謝の補酵素，免疫系の維持	ペラグラ様症候群，脂漏性皮膚炎，舌炎，口角症，リンパ球減少症	感覚性ニューロパシー
	ビタミンB$_{12}$（シアノコバラミン）	ホモシステイン代謝，造血作用	巨赤芽球性貧血（悪性貧血），末梢神経障害，ハンター舌炎	報告はない
	葉酸（プテロイルモノグルタミン酸）	核酸合成，ホモシステイン代謝	巨赤芽球性貧血，神経管閉鎖障害	発熱，神経障害
	パントテン酸	コエンザイムA（CoA）の構成成分	副腎障害，食欲不振，手足の知覚異常	報告はない
	ビオチン	糖新生，脂肪酸合成の補酵素	乳酸アシドーシス，皮膚炎，食欲不振	報告はない
	ビタミンC（アスコルビン酸）	コラーゲンの合成，抗酸化作用	壊血病（皮下出血，貧血，疲労倦怠）	報告はない
脂溶性ビタミン	ビタミンA（レチノール）	網膜細胞の保護	夜盲症，角膜乾燥症，皮膚の乾燥・角質化，免疫機能低下	頭蓋内圧亢進，皮膚の落屑，催奇形性
	ビタミンD（カルシフェロール）	カルシウム・リンの吸収促進，骨の成長促進・石灰化に関与，血中カルシウム濃度の調節	くる病（小児），骨軟化症（成人），骨粗鬆症	高カルシウム血症，腎障害，軟組織の石灰化障害
	ビタミンE（トコフェロール）	過酸化物質の防御，溶血反応の防止，細胞膜損失防止	溶血性貧血	出血傾向の上昇
	ビタミンK（フィロキノン）	血液凝固因子の活性化，骨形成の調整，動脈の石灰化の抑制	新生児メレナ，特発性乳児ビタミンK欠乏症	報告はない

（日本人の食事摂取基準（2020年版）・（2025年版）を参考に作成）

〈治　療〉　必要量は微量であるが，疾病による影響の有無を把握し，摂取不足の場合は強化・補助食品，ビタミン剤などを使用する。

【栄養ケア】

〈栄養アセスメント・モニタリング〉　食事の摂取傾向や，過剰摂取につながるサプリメント等の使用などを確認するとともに，各種ビタミンの血中濃度を計測し評価する。

〈栄養基準・栄養補給〉　日本人の食事摂取基準に準ずる。

〈栄養食事指導〉　ビタミン欠乏の予防は，健康の保持・増進，疾病予防に寄与することを指導する。ビタミンは必要量を体内で合成できないため，食事での摂取が難しい場合は，適正なサプリメントの利用についても指導する。

3．ミネラル欠乏症（Mineral deficiency）・過剰症（Mineral overload）

【病態・生理生化学】

　無機質（ミネラル）は，体構成成分や体液の調整など，さまざまな栄養学的機能を有し，欠乏・過剰において表Ⅱ-1-2に示すような症状が出現する。

〈治　療〉　疾患の影響の有無，食事の摂取状況やサプリメントの使用などから過不足の状況を把握し対応する。

【栄養ケア】

〈栄養アセスメント・モニタリング〉　摂取状況等を確認し，血中濃度などで評価する。

〈栄養基準・栄養補給〉　日本人の食事摂取基準に準ずる。

〈栄養食事指導〉　それぞれの栄養学的機能と特徴を説明し，不足・過剰における身体への影響を指導する。必要に応じサプリメント等の利用についても指導する。

表Ⅱ-1-2　ミネラルの機能と欠乏症・過剰症

		機　能	欠乏症	過剰症
多量ミネラル	ナトリウム（Na）	細胞外液量の維持，浸透圧の調節，酸塩基平衡の調節	食欲不振，倦怠感	浮腫，高血圧，胃がんの発症リスク上昇
	カリウム（K）	細胞内液の浸透圧と酸塩基平衡の維持，神経・筋肉の興奮伝達に関与	低カリウム血症（吐き気，嘔吐，脱力感，痙攣，多尿）	高カリウム血症（脱力感，吐き気，嘔吐，不整脈，しびれ）
	カルシウム（Ca）	硬組織の構成，血液凝固作用，筋肉の収縮，細胞機能の維持	成長期の骨の発達障害，骨粗鬆症，高血圧，動脈硬化	高カルシウム血症，泌尿器系結石，軟組織の石灰化，鉄・亜鉛などの吸収障害
	マグネシウム（Mg）	酵素の活性化，筋肉の収縮	低マグネシウム血症（吐き気，嘔吐，脱力感，筋肉のけいれん，ふるえ，食欲不振）	下痢
	リ　ン（P）	骨や歯の構成，ATP・核酸，生体膜の成分	骨軟化症，食欲不振	カルシウムの吸収抑制，副甲状腺機能亢進
微量ミネラル	鉄（Fe）	酵素の運搬と貯蔵，ヘモグロビンや各酵素の構成成分	鉄欠乏性貧血，運動機能や認知機能の低下	鉄沈着症
	亜　鉛（Zn）	DNAやたんぱく質の合成，酵素の構成成分	味覚障害，皮膚炎，成長遅延，免疫機能障害，性腺発育障害	銅・鉄吸収障害，胃の不快感
	銅（Cu）	エネルギー生成，鉄代謝	メンケス病，貧血，白血球・好中球減少，脊髄神経系の異常	ウィルソン病
	マンガン（Mn）	脱炭酸酵素の構成成分	成長障害，骨の異常	マンガン中毒，パーキンソン病様の症状
	ヨウ素（I）	甲状腺ホルモンの構成，エネルギー代謝の亢進	甲状腺肥大，甲状腺腫，甲状腺刺激ホルモンの分泌亢進	甲状腺機能の低下，甲状腺腫
	セレン（Se）	抗酸化作用，甲状腺ホルモン代謝	克山病，下肢筋肉痛，皮膚の乾燥・薄片化，心筋障害	脱毛，爪の脆弱化，胃腸障害
	クロム（Cr）	インスリン作用の増強	耐糖能異常	インスリン感受性の低下
	モリブデン（Mo）	尿酸代謝に関与	尿・血中の尿酸減少	高尿酸血症，痛風様症状

（日本人の食事摂取基準（2020年版）・（2025年版）を参考に作成）

II 疾患・病態別 栄養ケア・マネジメント 第2章

肥満と代謝疾患

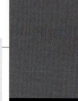

1. 肥満 (Obesity)

【病態・生理生化学】

　肥満とは，脂肪組織が増加した状態をいう。日本肥満学会の定義では，BMI 25 kg/m² 以上を肥満，35 kg/m² 以上を高度肥満という（表II-2-1）。単一の明確な原因がないものを原発性肥満，原因疾患が明確なものは二次性肥満と診断される。

　一方肥満症は，肥満に起因ないし関連する健康障害（表II-2-2）を合併するか，その合併症が予測され医学的に減量を必要とする病態をいう。

〈治　療〉　治療の目的は，減量によって健康障害を予防・改善し，個人の生活の質（QOL）の低下を防ぐことにある。栄養食事療法，運動療法，行動療法が行われ，必要性や適応を慎重に検討のうえ薬物療法，外科療法が行われる（図II-2-1）。

　栄養食事・運動・行動療法で有効な減量が得られない，あるいは合併症の改善がない場合に薬物療法が考慮される。マジンドール（食欲抑制薬）は，高度肥満症を対象に連続して3か月を限度として適応となる。セマグルチド(GLP-1受容体作動薬)は，肥満症と診断され，かつ，高血圧，脂質異常症または2型糖尿病のいずれ

表II-2-1　肥満度分類

BMI (kg/m²)	判　定	WHO基準
< 18.5	低体重	underweight
18.5 ≦ ~ < 25	普通体重	normal range
25 ≦ ~ < 30	肥満（1度）	pre-obese
30 ≦ ~ < 35	肥満（2度）	obese class I
35 ≦ ~ < 40	高度肥満（3度）	obese class II
40 ≦	高度肥満（4度）	obese class III

（日本肥満学会：肥満症診療ガイドライン2022）

表II-2-2　肥満に起因ないし関連する健康障害

肥満症の診断に必要な健康障害
① 耐糖能障害（2型糖尿病・耐糖能異常など）　② 脂質異常症　③ 高血圧 ④ 高尿酸血症・痛風　⑤ 冠動脈疾患　⑥ 脳梗塞・一過性脳虚血発作 ⑦ 非アルコール性脂肪性肝疾患　⑧ 月経異常・女性不妊 ⑨ 閉塞性睡眠時無呼吸症候群・肥満低換気症候群 ⑩ 運動器疾患（変形性関節症：膝関節・股関節・手指関節，変形性脊椎症） ⑪ 肥満関連腎臓病
肥満症の診断基準には含めないが，肥満に関連する健康障害
① 悪性疾患：大腸がん・食道がん（腺がん）・子宮体がん 　　　　　　膵臓がん・腎臓がん・乳がん・肝臓がん ② 胆石症　③ 静脈血栓症・肺塞栓症　④ 気管支喘息　⑤ 皮膚疾患：黒色表皮腫や摩擦疹など　⑥ 男性不妊　⑦ 胃食道逆流症　⑧ 精神疾患

（日本肥満学会：肥満症診療ガイドライン2022）

1. 肥満（Obesity）

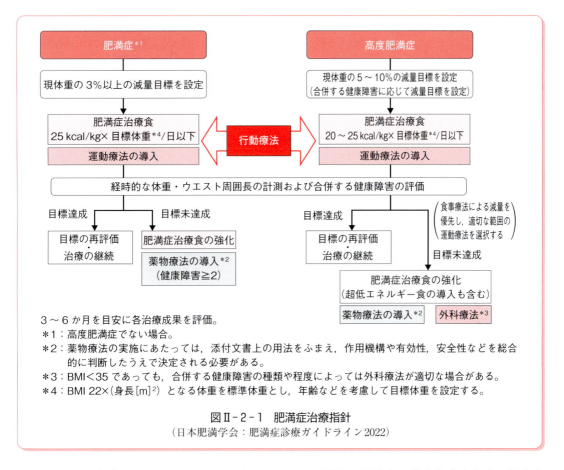

図Ⅱ-2-1 肥満症治療指針
（日本肥満学会：肥満症診療ガイドライン2022）

かを有し，BMI 27 kg/m² 以上で2つ以上の肥満に関連する健康障害を有する場合などに適応となる。

　内科的治療で有効な改善が認められない高度肥満症に対し，食事摂取量減少や消化・吸収を抑制する目的で胃の縮小術やバイパス術などが実施される。

【栄養ケア】
〈栄養アセスメント・モニタリング〉
① 食生活：食事内容，エネルギー・栄養素摂取量，食習慣（嗜好・間食・飲酒・外食など），食行動，食物に関する知識とその変化。
② 身体計測：身長，体重（BMI，変化），体組成（ウエスト周囲長，体脂肪量，骨格筋量）。
③ 臨床検査：血液検査（血糖，HbA1c，血清脂質，Alb，AST/ALT）。
④ 栄養に関連した身体所見：血圧，食欲，睡眠時の無呼吸，膝痛・腰痛の有無。
⑤ 個人履歴：病歴（現病歴，既往歴，合併症，併存症，家族歴），生活背景（運動習慣，喫煙，睡眠時間，職業，ストレス，健康への態度・信念）。

〈栄養基準・栄養補給〉　肥満症の治療の基本は栄養食事療法で，適切なエネルギー量の摂取および食べ方と栄養バランスの確保が重要となる。現在の体重から3〜6か月

第Ⅱ部　第2章　肥満と代謝疾患

表Ⅱ-2-3　肥満症の栄養基準（1日当たり）

	エネルギー （kcal/kg）	たんぱく質 （e%）	脂　質 （e%）	炭水化物 （e%）	食物繊維 （g）
肥満症	25以下	13～20	20～30	50～65	20以上
高度肥満症	20～25以下				

注）kgは目標体重。
（日本肥満学会：肥満診療ガイドライン2022より作成）

表Ⅱ-2-4　VLCDの禁忌

① 心筋梗塞，脳梗塞発症時および直後
② 重症不整脈およびその既往
③ 冠不全，重篤な肝・腎障害
④ 1型糖尿病
⑤ 全身性消耗疾患
⑥ 妊婦および授乳中の女性

（日本肥満学会：肥満症診療ガイドライン2022）

で3%以上の体重減少となるよう目標体重を設定する（図Ⅱ-2-1）。高度肥満症の減量目標は合併疾患によって異なるが，現体重の5～10%とする。

① 目標エネルギー量と実際のエネルギー摂取量との乖離が大きい場合は，患者の病状を含む特性に応じて目標エネルギー量を調節する。

② 高度肥満症で十分な減量が得られない場合は，600 kcal/日以下の**超低エネルギー食**（**very low-calorie diet：VLCD**）を選択する。VLCD療法は禁忌症例（表Ⅱ-2-4）を除外し副作用に注意して，入院管理下で開始される。医学的に安全性が検証された**フォーミュラ食***がある。

***フォーミュラ食**：約180 kcal/袋で，糖質・脂質は少なく，たんぱく質は十分摂取でき（約25 g/袋），必要なビタミン・ミネラル・微量元素も含んだ調整品。

③ 糖質摂取制限の短期的な体重減少効果は報告されているが，長期的な有効性は報告されていない。

④ たんぱく質，ビタミン，ミネラルの十分な摂取が必要である。

〈栄養食事指導〉　肥満症の原因は，現代人においては自己責任ではないという認識をもち，患者に対して受容的・共感的な態度で接する。肥満者に対する**スティグマ**（偏見）や社会的不利益の解消に配慮し支援していくことも重要である。

① 急激な減量はリバウンドにつながり除脂肪体重を減らすため，1か月1～2 kg程度の減量プランを運動習慣も含め作成する。

② 早食い，欠食も肥満と関連しているため，食べ方の是正も勧める。

③ 目標とする摂取栄養量については，患者が準備可能な食事内容で提案する。

④ 目標設定は患者主導で行い，具体的，現実的で評価可能な目標とする。

⑤ セルフモニタリングなど自己効力感を高める方法を取り入れる。

⑥ 行動変容ステージに合わせた支援を行い，知識の提供だけでなく，環境要因にも配慮した支援も行う。

〈運動療法〉　運動療法は肥満症に関連する心血管疾患の発症や重症化リスクを低下させる。有酸素運動は食事療法との併用により，摂取エネルギー制限中の骨格筋量の減少を抑制させる。通常よりも高強度の運動を行う場合や心血管疾患のリスクの高い場合では，メディカルチェックの実施を考慮する。

2. メタボリックシンドローム（Metabolic syndrome）

① 有酸素運動を中心に実施する。レジスタンス運動を併用すると，サルコペニア肥満の予防・改善に効果的である。

② 低～中強度の運動を推奨し，慣れてきたら強度を上げることも考慮する。

③ 1日30分以上・週5日以上あるいは，週150分以上実施する。

④ 運動の強度や時間を強調せず，「座位行動を減らすこと」「細切れでいいので今より1日10分歩行を増やすこと」などを指導する。

〈行動療法〉　行動療法は，減量やリバウンド防止に有効である。体重や食事・生活状況などを毎日記録し，問題となる生活習慣や食行動を抽出して修正を行い，適正行動の実施につなげる。減量効果を長期に維持するには，セルフモニタリングの習慣化が重要で，食行動質問表，グラフ化体重日記，30回咀嚼法などの技法がある。モバイルツールの活用も有効である。

〈他職種との協働〉　医療機関の内科・外科・精神科などの専門医に加えて，保健師，看護師，管理栄養士，理学療法士，臨床心理士など多職種の連携による治療が効果的である。さらに，かかりつけ医や産業医との連携も推進される。

2．メタボリックシンドローム（Metabolic syndrome）

【病態・生理生化学】

メタボリックシンドロームは内臓脂肪蓄積過剰（男女とも内臓脂肪面積100 cm² 以上）に加えて，脂質代謝異常，高血圧，高血糖の3項目のうち2項目以上が該当する病態である（表Ⅱ-2-5）。内臓脂肪蓄積の判定は，腹部CT測定が望ましいが，簡易指標としてウエスト周囲長が用いられる。脂肪組織は遊離脂肪酸（free fatty acid：FFA）を放出し，アディポサイトカインと総称される生理活性物質を分泌する（図Ⅱ-2-2）。内臓脂肪蓄積によって内臓脂肪細胞が肥大するとアディポネクチン，レプチンなどの分泌量が減少し，TNF-α，PAI-1などの分泌量が増加するアディポサイトカイン産生調整異常の状態となる。この状態は，高血糖，脂質代謝異常，血圧高値などのリスク

表Ⅱ-2-5　メタボリックシンドロームの診断基準

1．必須項目：内臓脂肪（腹腔内脂肪）蓄積		
ウエスト周囲長　男性≧85 cm，女性≧90 cm（内臓脂肪面積　男女とも≧100 cm²に相当）		
2．上記1に加え，以下の3項目のうち2項目以上を満たす		
① 脂質異常	トリグリセライド値　≧150 mg/dL　かつ/または	
	HDL-C値　＜40 mg/dL（男女とも）	
② 血圧高値	収縮期血圧　≧130 mmHg　かつ/または　拡張期血圧　≧85 mmHg	
③ 高 血 糖	空腹時血糖値　≧110 mg/dL	

注) 1. CTスキャンなどで内臓脂肪量測定を行うことが望ましい。
　 2. ウエスト周囲長は立位，軽呼気時，臍レベルで測定する。
　　　脂肪蓄積が著明で臍が下方に偏位している場合は肋骨下縁と前上腸骨棘の中点の高さで測定する。
　 3. メタボリックシンドロームと診断された場合，糖負荷試験が薦められるが診断には必須ではない。
　 4. 高トリグリセライド血症，低HDL-C血症，高血圧，糖尿病に対する薬物治療をうけている場合は，それぞれの項目に含める。
　 5. 糖尿病，高コレステロール血症の存在はメタボリックシンドロームの診断から除外されない。
（日本内科学会雑誌，94，794～809，2005）

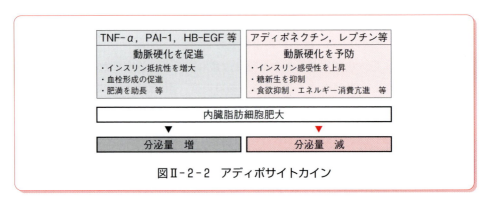

図Ⅱ-2-2　アディポサイトカイン

を惹起するだけでなく，心血管疾患発症リスクも高める。治療目標は，体重および内臓脂肪の減少で，現体重から3〜6か月で3％以上の減少を目指す。

【栄養ケア】

肥満に準ずる（p.69参照）。

3．糖尿病（Diabetes mellitus）

【病態・生理生化学】

糖尿病は，インスリン作用不足による慢性の高血糖状態を主徴とする代謝疾患群である。持続する中等度以上の高血糖により，特徴ある症状（口渇，多飲，多尿，体重減少，易疲労感）を呈するが，それ以外は自覚症状に乏しい。急激かつ高度のインスリン作用不足は血糖の著しい上昇，ケトアシドーシス，高度脱水などを起こし，高血糖性の昏睡に至る場合もある（急性合併症）。慢性的な高血糖は糖尿病網膜症，糖尿病性腎症，糖尿病性神経障害などの細小血管症や脳梗塞，心筋梗塞などの大血管症，糖尿病性足病変を起こす（慢性合併症）。さらに，悪性腫瘍，感染症，歯周疾患，骨折，認知症のリスクを高める。サルコペニア，フレイル，糖尿病心筋症などさまざまな病態が複合的に重なるといっそうのQOL低下を招く。

糖尿病の成因分類を表Ⅱ-2-6に，判定の区分と基準を表Ⅱ-2-7に示す。

〈治　療〉　治療目標は，高血糖に起因する代謝異常を改善し，糖尿病の合併症の発症・増悪を防ぎ，糖尿病のない人と変わらない生活の質（QOL）と寿命を実現することである。目標達成には，血糖，血圧，脂質代謝の良好なコントロールと適正体重の維持が基本で，栄養食事療法，運動療法，薬物療法が行われる。高齢化などにより増加するサルコペニアやフレイルなどの併存症の予防・管理も重要となる。

治療方針は，インスリン依存状態とインスリン非依存状態によって大きく分けられる。1型糖尿病，高血糖性の昏睡，妊娠時，全身管理が必要な外科手術，重症感染症，静脈栄養時などでは，インスリンが絶対的適応となる。1型糖尿病で長期にわたり良好な血糖コントロールを続けるには，強化インスリン療法による治療を基本とする。

インスリン非依存状態では，十分な食事療法および運動療法を2〜3か月間行って

3. 糖尿病（Diabetes mellitus）

表Ⅱ-2-6　糖尿病と糖代謝異常*の成因分類

Ⅰ. 1型（膵β細胞の破壊，通常は絶対的インスリン欠乏に至る）
　　A. 自己免疫性　　B. 特発性
Ⅱ. 2型（インスリン分泌低下を主体とするものと，インスリン抵抗性が主体で，それにインスリンの相対的不足を伴うものなどがある）
Ⅲ. その他の特定の機序，疾患によるもの
　　A. 遺伝因子として遺伝子異常が同定されたもの
　　　① 膵β細胞機能にかかわる遺伝子異常　② インスリン作用の伝達機構にかかわる遺伝子異常
　　B. 他の疾患，条件に伴うもの
　　　① 膵外分泌疾患　② 内分泌疾患　③ 肝疾患　④ 薬剤や化学物質によるもの　⑤ 感染症
　　　⑥ 免疫機序によるまれな病態　⑦ その他の遺伝的症候群で糖尿病を伴うことの多いもの
Ⅳ. 妊娠糖尿病

注）現時点では上記のいずれにも分類できないものは分類不能とする。
＊一部には，糖尿病特有の合併症をきたすかどうかが確認されていないものも含まれる。
（日本糖尿病学会：糖尿病診療ガイドライン2024）

表Ⅱ-2-7　糖代謝異常の判定区分と判定基準

① 早朝空腹時血糖値126 mg/dL以上 ② 75 g OGTTで2時間値200 mg/dL以上 ③ 随時血糖値* 200 mg/dL以上 ④ HbA1cが6.5％以上	①～④いずれかが確認された場合は「糖尿病型」と判定する。
⑤ 早朝空腹時血糖値110 mg/dL未満 ⑥ 75 g OGTTで2時間値140 mg/dL未満	⑤および⑥の血糖値が確認された場合は「正常型」と判定する。
上記の「糖尿病型」「正常型」いずれにも属さない場合は「境界型」と判定する。	

＊食事と採血時間との時間関係を問わず測定した血糖値。糖を負荷した後の血糖値は除く。
（日本糖尿病学会：糖尿病治療ガイド2024）

も良好な血糖コントロールが得られない場合には薬物療法の適応となる。血糖降下薬による治療で十分に血糖管理ができない場合は，インスリン療法が併用される。

［薬物療法］　糖尿病の血糖管理では，インスリン以外の血糖降下薬による治療とインスリン製剤による治療がある（表Ⅱ-2-8）。

　　強化インスリン療法は，インスリンの頻回注射法あるいは持続皮下注入療法（continuous subcutaneous insulin infusion：CSII）*に血糖自己測定（self-monitoring blood glucose：SMBG），持続血糖測定（continuous glucose monitoring：CGM）*などを併用し，医師の指示に従い血糖値や食事中の糖質量に応じて追加インスリンの単位数を自己調整しながら良好な血糖管理を目指す治療法である。

　　　＊CSII：インスリンポンプを用いて持続的にインスリンを皮下注入する治療法。
　　　＊CGM：腹部等の皮下組織に専用のセンサを装用し，連続的に皮下のグルコース濃度を記録する。

［主な急性代謝失調・シックディの対応］

・糖尿病性ケトアシドーシス：高度のインスリン作用不足により，高血糖，ケトーシス，アシドーシスをきたした状態。ケトーシスがあっても軽度にとどまる急性代謝失調に高浸透圧高血糖状態がある。いずれも種々の意識障害を起こし，重度の場合は昏睡に至る。

第Ⅱ部　第2章　肥満と代謝疾患

表Ⅱ-2-8　血糖降下薬の種類

機　序		種　類	主な作用	単独投与による低血糖のリスク	体重への影　響
インスリン分泌非促進系		α-グルコシダーゼ阻害薬（α-GI）	腸管での炭水化物の吸収分解遅延による食後血糖上昇の抑制	低	な　し
		SGLT2阻害薬	腎臓でのブドウ糖再吸収阻害による尿中ブドウ糖排泄促進	低	減　少
		チアゾリジン薬	骨格筋・肝臓でのインスリン抵抗性改善	低	増　加
		ビグアナイト薬	肝臓での糖産生抑制	低	な　し
インスリン分泌促進系	血糖依存性	イメグリミン	血糖依存性インスリン分泌促進，インスリン抵抗性改善	低	な　し
		DPP-4阻害薬	GLP-1とGIPの分解抑制による血糖依存性のインスリン分泌促進とグルカゴン分泌抑制	低	な　し
		GLP-1受容体作動薬（一部注射薬）	DPP-4による分解を受けずにGLP-1作用増強により血糖依存性のインスリン分泌促進とグルカゴン分泌抑制	低	減　少
		GIP/GLP-1受容体作動薬（注射薬）	DPP-4による分解を受けずにGIPとGLP-1作用増強により血糖依存性のインスリン分泌促進とグルカゴン分泌抑制	低	減　少
	血糖非依存性	スルホニル尿素（SU）薬	インスリン分泌の促進	高	増　加
		速効型インスリン分泌促進薬（グリニド薬）	より速やかなインスリン分泌の促進・食後高血糖の改善	中	増　加
インスリン製剤		①基礎インスリン製剤（持効型溶解インスリン製剤，中間型インスリン製剤）②追加インスリン製剤（超速効型インスリン製剤，速効型インスリン製剤）③超速効型あるいは速効型と中間型を混合した混合型インスリン製剤④超速効型と持効型溶解の配合溶解インスリン製剤	超速効型や速効型インスリン製剤は，食後高血糖を改善し，持効型溶解や中間型インスリン製剤は空腹時高血糖を改善する	高	増　加

（日本糖尿病学会：糖尿病治療ガイド2024より改変）

- **低血糖**：低血糖発作の症状には動悸，発汗，脱力，意識レベルの低下などがある。低血糖の際は，速やかにブドウ糖を中心とした糖質の経口摂取（ブドウ糖として5～10ｇ）を行う。いったん症状が回復しても，再発や遷延があるため経過観察を行う。α-GI服用者では必ずブドウ糖で対応する。治療薬では，インスリンとスルホニル尿素（SU）薬が特に注意が必要である。
- **シックデイ**：糖尿病患者が発熱，下痢，嘔吐や食欲不振で食事がとれなくなり，脱水やケトーシスになりやすく通常の血糖管理が困難な状態をいう。自己判断で薬物療法を中断せず，早期に医療機関に相談する。

3. 糖尿病（Diabetes mellitus）

〈コントロール指標〉　糖尿病に関する主な指標を以下にあげる。

① **血糖コントロール**

- **HbA1c**：採血時から過去1〜2か月間の平均血糖値を反映し，血糖管理の指標となる。出血，鉄欠乏性貧血の回復期などでは低値となり，病態により平均血糖値との乖離が起こることがある。

- **グリコアルブミン（GA）**：過去2週間の平均血糖値を反映する。糖尿病性腎症によるネフローゼ症候群のように体外にたんぱく質が失われて血漿たんぱく質の半減期が短くなる病態下では低値となり，平均血糖値との乖離が起こる（基準値：11〜16%）。

- **1,5アンヒドログルシトール（1,5-AG）**：尿糖排泄量の増減に敏感に反映する。尿への糖の排泄が多いと尿細管での再吸収が妨げられ，尿中への1,5-AGの排泄量が増加し，血中濃度が低下する。過去1週間の血糖変動の指標となる（基準値：14μg/mL以上）。α-グルコシダーゼ阻害薬のアカルボースやSGLT2阻害薬内服中は，平均血糖値と比べ異常低値をとるので適切な指標とはいえない。

- **Cペプチド**：インスリン分泌能の指標で，空腹時血中Cペプチドと24時間尿中Cペプチド排泄量が指標として用いられる。前者は0.6 ng/mL未満，後者は20μg/日以下であればインスリン依存状態と判断される。

- **インスリン分泌指数**：75 g経口ブドウ糖負荷試験（75 g OGTT）で，負荷後30分の血中インスリン増加量を，血糖値の増加量で除した値であり，追加インスリン分泌のうち初期分泌能の指標となる。

- **インスリン抵抗性**：HOMA-IRがある。早朝空腹時の血中

コントロール目標値[注4]

目　標	血糖正常化を[注1]目指す際の目標	合併症予防[注2]のための目標	治療強化が[注3]困難な際の目標
HbA1c（%）	6.0未満	7.0未満	8.0未満

治療目標は年齢，罹患期間，臓器障害，低血糖の危険性，サポート体制などを考慮して個別に設定する。

注1）適切な食事療法や運動療法だけで達成可能な場合，または薬物療法中でも低血糖などの副作用なく達成可能な場合の目標とする。

注2）合併症予防の観点からHbA1cの目標値を7%未満とする。対応する血糖値としては，空腹時血糖値130mg/dL未満，食後2時間血糖値180mg/dL未満をおおよその目安とする。

注3）低血糖などの副作用，その他の理由で治療の強化が難しい場合の目標とする。

注4）いずれも成人に対しての目標値であり，また妊娠例は除くものとする。

高齢者糖尿病の血糖コントロール目標（HbA1c値）

患者の特徴・健康状態		カテゴリーⅠ ①認知機能正常かつ ②ADL自立	カテゴリーⅡ ①軽度認知障害〜軽度認知症 または ②手段的ADL低下，基本的ADL自立	カテゴリーⅢ ①中等度以上の認知症 または ②基本的ADL低下 または ③多くの併存疾患や機能障害
重症低血糖が危惧される薬剤（インスリン製剤，SU薬，グリニド薬など）の使用	なし	7.0%未満	7.0%未満	8.0%未満
	あり	65歳以上75歳未満 7.5%未満（下限6.5%）／75歳以上 8.0%未満（下限7.0%）	8.0%未満（下限7.0%）	8.5%未満（下限7.5%）

治療目標は，年齢，罹患期間，低血糖の危険性，サポート体制などに加え，高齢者では認知機能や基本的ADL，手段的ADL，併存疾患なども考慮して個別に設定する。ただし，加齢に伴って重症低血糖の危険性が高くなることに十分注意する。

図Ⅱ-2-3　血糖コントロール目標（上：成人，下：高齢者）
（日本糖尿病学会：糖尿病診療ガイドライン2024）

インスリン値と血糖値から算出される。

インスリン分泌指数 = $\dfrac{\Delta\text{血中インスリン値}(30\text{分値}-0\text{分値})(\mu U/mL)}{\Delta\text{血糖値}(30\text{分値}-0\text{分値})(mg/dL)}$

糖尿病患者では0.4以下

HOMA-IR = 空腹時インスリン値(μU/mL)×空腹時血糖(mg/mL)÷405

1.6以下：正常，2.5以上：インスリン抵抗あり

血糖値が140 mg/dLを超える場合やインスリン治療中は正確に評価できない。

図Ⅱ-2-3に血糖コントロールに対するHbA1c値を示した。65歳以上の高齢者については，認知機能，ADL，合併症，重症低血糖の可能性などを考慮し，目標とするHbA1c値を決定する。

② その他のコントロール指標

・**血　圧**：収縮期血圧130 mgHg未満，拡張期血圧80 mgHg未満。

・**血清脂質**：HDL-C 120 mg/dL未満，HDL-C 40mg/dL未満，TG 150 mg/dL未満，Non-HDL-D 150 mg/dL未満

・**体　重**：目標体重(kg) = ［身長　(m)］²×22〜25（目標BMI）

③ **合併症に関連する検査と指標**：眼底検査，アキレス腱反射，振動覚，心電図，尿中アルブミン，尿たんぱく，血清，クレアチニン（Cr），eGFRなどがある。

【栄養ケア】

糖尿病の管理では，栄養食事療法を中心とする生活習慣の是正が重要である。目標体重は年齢，BMI，現体重など考慮し設定する。初期設定の目安として，65歳未満はBMI 22 kg/m²，65〜74歳，および75歳以上は，BMI 22〜25 kg/m²である体重を参考とする。75歳以上の後期高齢者ではフレイルやADL低下，合併症への対策，肥満を併せもつ2型糖尿病患者では，段階的な減量を勧める。

〈栄養アセスメント・モニタリング〉

① 食生活：食事内容，エネルギー・栄養素摂取量（糖質，脂質，食物繊維，食塩），食習慣（食事時間，嗜好・間食・飲酒・外食など），食行動，食物に関する知識。

② 身体計測：身長，体重（BMI，変化），体組成（体脂肪量，骨格筋量）。

③ 臨床検査：血液検査（血糖，HbA1c，GA，1,5-AG，血清脂質，UN，Cr），尿検査（UA，Cr，Alb，たんぱく）。SMBGやCGMの記録。

④ 栄養に関連した身体所見：血圧，神経症状（アキレス腱反射，振動覚），眼底検査。

⑤ 個人履歴：病歴（糖尿病特有の症状の有無，現病歴，既往歴，家族歴），生活背景（職業，喫煙歴，運動習慣）。

〈栄養基準・栄養補給〉　日常生活を営むために必要な食物を摂取し，糖尿病の代謝異常を是正するために，過不足のない適正なエネルギー量，栄養素のバランス，規則正しい食習慣に留意し，目標栄養量を設定する。

① エネルギー摂取量：年齢，肥満度，身体活動量，病態，患者のアドヒアランス

3. 糖尿病（Diabetes mellitus）

表Ⅱ-2-9　糖尿病の栄養基準（1日当たり）

	エネルギー （kcal/kg）	たんぱく質 （e%）	脂質 （e%）	炭水化物 （e%）	食物繊維 （g）
軽い労作	25〜30				
普通の労作	30〜35	13〜20	20〜30	40〜60	20以上
重い労作	35〜				

注）kgは目標体重。
　　軽い労作：大部分が座位の静的活動，普通の労作：座位中心だが通勤・家事，軽い運動を含む，
　　重い労作：力仕事，活発な運動習慣がある。
（糖尿病学会：糖尿病治療ガイド2024より作成）

などを考慮し決定する。高齢者のフレイル予防ではエネルギー係数は多めに，肥満者では身体活動より少ないエネルギー量を設定するが，現体重と目標体重に乖離がある場合は柔軟に対処する。

> **総エネルギー摂取量**（kcal/日）＝目標体重（kg）×エネルギー係数（kcal/kg）

② 栄養素の構成：一般的には指示エネルギー量の40〜60％を炭水化物から摂取し，たんぱく質は20％までとし，残りを脂質とするが，25％を超える場合は，飽和脂肪酸を減じるなど脂肪酸組成に配慮する。また，2型糖尿病の血糖管理では，総エネルギー摂取量が適切であれば6〜12か月以内の短期間に限り，緩やかな炭水化物制限（130 g/日程度）は有効である可能性が報告されている。ビタミン，ミネラルは日本人の食事摂取基準に準ずる。

③ 規則的な食事習慣：一定の間隔をあけた，規則的な3食摂取を勧める。

④ カーボカウント：食事に含まれる糖質（大部分を占める炭水化物）の量と，その代謝に必要なインスリン量を把握し，食後の血糖値を調整する。補正用インスリン，食事用インスリン，活動レベルや体調などに応じて追加インスリン量を調整する応用カーボカウントは，1型糖尿病の血糖管理に有効である。

⑤ 食物繊維：食後の血糖上昇抑制，便通改善作用があり，さらに水溶性食物繊維は血清コレステロール上昇を防ぐ。食事の際には，野菜の料理から先に食べることを勧める。

⑥ 低グリセミック・インデックス（GI）食：GI（glycemic index）とは，炭水化物を含む食品摂取後の血糖上昇を示す指標である。2型糖尿病の血糖管理では低GI食は有効である。

⑦ アルコールは適量（25 g/日まで）に留め，肝疾患や合併症など症例によっては禁酒とする。

⑧ 合併症の予防と対応：

・高血圧合併患者では，食塩摂取量は6 g/日未満とする。高血圧発症予防は重要な治療目標であり，適正摂取（男性7.5 g未満，女性6.5 g未満）を勧める。

・高中性脂肪血症の場合には，飽和脂肪酸，ショ糖，果糖などのとり過ぎに注意す

第Ⅱ部　第2章　肥満と代謝疾患

表Ⅱ-2-10　初診時の栄養指導のポイント

これまでの食習慣を聞きだし，明らかな問題点がある場合はまずその是正から進める。
1. 腹八分目とする。
2. 食品の種類はできるだけ多くする。
3. 動物性脂質（飽和脂肪酸）は控えめにする。
4. 食物繊維を多く含む食品（野菜，海藻，きのこなど）を摂る。
5. 朝食，昼食，夕食を規則正しく摂る。
6. ゆっくりよくかんで食べる。
7. 単純糖質を多く含む食品の間食を避ける。

（日本糖尿病学会：糖尿病治療ガイド2024）

る。
・末期腎不全への進展リスクが高い場合，低たんぱく質食を実施する（0.6〜0.8 g/kg目標体重／日）。高齢あるいはサルコペニア・フレイル症例では0.8 g/kg目標体重／日に緩和するなど個別に対応する。

〈栄養食事指導〉　栄養食事療法は糖尿病治療の基本である。日々患者が実行し継続することが重要であり，その実行度を高めるためには，自己管理行動を獲得できるよう支援が必要である。

① 食生活情報を収集し，表Ⅱ-2-10を参考に栄養食事療法に対する理解度・態度を評価する。

②「糖尿病食事療法のための食品交換表」は栄養食事療法の基本を理解し実行するために利用できる。80 kcalを含む食品の重量を1単位とし，1日に摂取する食品の量を単位で示している。医師や管理栄養士の指示の下，患者自身で食品を選択する際に活用できる。

③ 目標設定は患者の意思を尊重したうえ，具体的，現実的で評価可能な（数値）目標と達成までの期間を呈示する。

④ 目標とする食事内容は，患者および家族が準備可能な内容で提案する。

⑤ セルフモニタリングなど自己効力感を高める手法を取り入れる。

⑥ インスリン療法を行っている場合，食事記録と合わせSMBGやCGMの結果も振り返りに活用する。

⑦ 行動変容ステージに合わせ，知識の提供だけでなく，環境要因にも配慮した支援を行う。

⑧ 個別教育と集団教育を上手に組み合わせて行うことで，改善効果が期待される。

〈運動療法〉　主な効果を表Ⅱ-2-11に示す。

インスリン感受性を増大させる有酸素運動と，筋肉量増大および筋力増強効果のあるレジスタンス運動がある。中強度の有酸素運動は，週に150分かそれ以上を週に3回以上，運動をしない日が2日間以上続かないように行う。同時に，連続しない日程で週2〜3回のレジスタンス運動を行うことが勧められ，禁忌でなければ両方の運動を行う。運動療法は，事前に主治医との相談が必要である。運動計画は患者とともに立案し，達成が可能な範囲内で少しずつ目標

表Ⅱ-2-11　運動療法の主な効果

① 急性効果：ブドウ糖，脂肪酸の利用が促進され血糖値が低下。
② 慢性効果：インスリン抵抗性が改善。
③ エネルギー摂取量と消費量のバランスの改善による体重の減量。
④ 加齢や運動不足による筋萎縮や骨粗鬆症の予防。
⑤ 高血圧や脂質異常症の改善。
⑥ 心肺機能の向上。
⑦ 運動能力の向上。
⑧ 爽快感，活動気分等QOLの向上。

を上げていく。

〈他職種との協働〉　合併症の発症・増悪を防ぐためには継続的治療が必須であり，チーム医療による糖尿病教育は治療の根幹である。地域の医療機関などとの情報共有も重要である。

4．脂質異常症 (Dyslipidemia)

【病態・生理生化学】

血清脂質には，コレステロール（遊離型，エステル型），トリグリセライド（TG），リン脂質，遊離脂肪酸（FFA）があり，親水性のたんぱく質であるアポたんぱく質と結合したリポたんぱく質として存在している。**脂質異常症**はこのリポたんぱく質の代謝異常により生じ，冠動脈疾患や脳血管障害などの動脈硬化性疾患の原因となる。診断基準を表Ⅱ-2-12に示す。

表Ⅱ-2-12　脂質異常症診断基準

LDLコレステロール	140 mg/dL以上	高LDLコレステロール血症
	120〜139 mg/dL	境界域高LDLコレステロール血症**
HDLコレステロール	40 mg/dL未満	低HDLコレステロール血症
トリグリセライド	150 mg/dL以上（空腹時採血*）	高トリグリセライド血症
	175 mg/dL以上（随時採血*）	
non-HDLコレステロール	170 mg/dL以上	高non-HDLコレステロール血症
	150〜169 mg/dL	境界域高non-HDLコレステロール血症

*　基本的に10時間以上の絶食を「空腹時」とする。ただし水やお茶などカロリーのない水分の摂取は可とする。空腹時であることが確認できない場合を「随時」とする。
**　スクリーニングで境界域高LDL-C血症，境界域高non-HDL-C血症を示した場合は，高リスク病態がないか検討し，治療の必要性を考慮する。

・LDL-Cは**Friedewald式**（TC − HDL-C − TG/5）で計算する（ただし空腹時採血の場合のみ）。または直接法で求める。
・TGが400 mg/dL以上や随時採血の場合はnon-HDL-C（＝TC − HDL-C）かLDL-C直接法を使用する。ただしスクリーニングでnon-HDL-Cを用いるときは，高TG血症を伴わない場合はLDL-Cとの差が＋30 mg/dLより小さくなる可能性を念頭においてリスクを評価する。　・TGの基準値は空腹時採血と随時採血により異なる。
・HDL-Cは単独では薬物介入の対象とはならない。
（日本動脈硬化学会：動脈硬化性疾患予防ガイドライン2022年版）

・**リポたんぱく質**（図Ⅱ-2-4）：構成される脂質により比重と粒子の大きさが異なる。カイロミクロン，超低比重リポたんぱく質（VLDL），中間リポたんぱく質（IDL），低比重リポたんぱく質（LDL），高比重リポたんぱく質（HDL）に分類される。

〔脂質の代謝経路と体内での働き〕

食事由来の外因性経路　食事由来の脂質は小腸で吸収され**カイロミクロン**

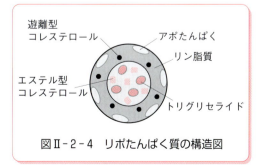

図Ⅱ-2-4　リポたんぱく質の構造図

となり，リンパ管を経て，胸管リンパより大循環に入る。リポたんぱく質リパーゼ（LPL）の作用を受け，カイロミクロンレムナントとなり，肝臓のレムナント受容体と結合して細胞内に取り込まれる。

肝臓で合成される内因性経路　肝臓で合成された**VLDL**は，LPLの作用によりIDLとなり，一部は肝臓のLDL受容体を介して取り込まれ，残りは肝性TGリパーゼ（HTGL）の作用によりLDLとなって肝臓や末梢組織のLDL受容体から取り込まれる。

コレステロール逆転送系　主に小腸や肝臓で産生されたlipid freeアポAI，pre β-HDLは，末梢細胞から遊離コレステロールを引き抜き，レシチンコレステロールアシルトランスフェラーゼ（LCAT）の働きにより**HDL**となりコレステロールエステル転送たんぱく質（CETP），HTGLの作用を受けて肝臓に取り込まれる。

食事からの脂質の過剰摂取や肝臓における脂質合成の亢進，脂質代謝にかかわる酵素やLDL受容体の欠損や活性低下などによる代謝異常で血液中の脂質が増加する。

〔異常値を示す脂質による分類〕

高LDL-C血症　血管内膜に侵入したLDLが酸化変性してマクロファージに貪食され処理されるが，酸化LDLが過剰になると処理しきれなくなりマクロファージは泡沫細胞となる。さらに中膜にある平滑筋細胞の内膜への遊走，コラーゲン繊維の増殖によって内膜が厚くかたくなり，粥状動脈硬化となる。

高TG血症　通常のLDLよりも小型で比重の重いsmall dense LDLの増加がみられる。small dense LDLは，LDL受容体との結合親和性が悪く，酸化LDLになりやすいことから動脈硬化を進展させる。またインスリン抵抗性の状態では，小腸におけるカイロミクロンの合成亢進，LPL活性の低下，small dense LDLの増加が認められる。

低HDL-C血症　動脈硬化を防ぐ善玉コレステロールと呼ばれるHDLが低い脂質異常症。結果としてLDLが増え，間接的に動脈硬化を進展させる。

〔原因による分類〕

原発性高脂血症　主に遺伝子異常が原因である。

二次性高脂血症　甲状腺機能低下症，ネフローゼ症候群，閉塞性黄疸，糖尿病，肥満などの基礎疾患に続発して起こる場合や過食，高脂質食，高糖質食，アルコール飲料の多飲，運動不足などの環境因子による。

〔増加するリポたんぱく質による分類〕　増加するリポたんぱく質によりⅠ型，Ⅱa型，Ⅱb型，Ⅲ型，Ⅳ型，Ⅴ型の6つに分類される（表Ⅱ-2-13）。9割以上はⅡa，Ⅱb，Ⅳ型のいずれかの表現型を示す。

表Ⅱ-2-13　リポたんぱく質の増加による脂質異常症分類（WHO分類）

脂質異常症タイプ	増加するリポたんぱく分画	LDL	TG	脂質異常症タイプ	増加するリポたんぱく分画	LDL	TG
Ⅰ型	カイロミクロン	↑	↑↑↑	Ⅲ型	IDL，β-VLDL	↑↑	↑↑
Ⅱa型	LDL	↑↑↑	→	Ⅳ型	VLDL	→	↑↑
Ⅱb型	LDL，VLDL	↑↑	↑↑	Ⅴ型	カイロミクロン，VLDL	↑	↑↑↑

家族性高コレステロール血症では，アキレス腱黄色腫による腱の肥厚や眼瞼黄色腫，肘，膝関節，手背，足部，臀部に結節性黄色腫など特異的な症状が認められる。

〔遺伝子異常によるもの〕　先天的にLDLを細胞に取り込むLDL受容体に欠陥があり，コレステロールが増えてしまうのが家族性高コレステロール血症である。親のどちらかの遺伝子による場合はヘテロ型，両方からの場合はホモ型である。動脈硬化性疾患の合併率が高く，特にホモ型では若年性冠動脈疾患を合併する。

〈治　療〉　治療には生活習慣の改善と薬物療法があり，冠動脈疾患の有無，LDL-C以外の主要危険因子の評価により治療方針を決める（表Ⅱ-2-14）。基本は，禁煙，食事・運動療法などの生活習慣の改善である（表Ⅱ-2-15）。生活習慣の改善を行っても管理目標が十分達成できなかった場合に薬物療法を適応する。また，脂質異常症をきたしうる原疾患があればその治療を行う。薬物療法は，脂質異常症のタイプにより選択される。高コレステロール血症に対しては，HMG-CoA還元酵素阻害薬，小腸コレステロールトランスポーター阻害薬，陰イオン交換樹脂，プロブコール，PCSK9阻害薬，高TG血症に対しては，フィブラート系薬剤，ニコチン酸誘導体，EPA製剤などが処方される。

【栄養ケア】

〈栄養アセスメント・モニタリング〉

① 食生活：食事回数と時間，食習慣や嗜好，間食の有無，飲酒習慣，外食の有無・頻度の確認。食事調査より肉類，乳製品，卵類，魚介類，油脂類の摂取状況。エネルギー・栄養素摂取量，脂肪（酸）エネルギー比率などを評価。

② 身体計測：身長，体重（標準体重，BMI），体組成（%FAT，ウエスト周囲長）など。

③ 臨床検査：血液検査（TC，LDL-C，HDL-C，TG，FFA），リポたんぱく質，アポたんぱく質，血糖，HbA1c，AST/ALTなど。

④ 栄養に関連した身体所見：血圧，高カイロミクロン血症では発疹性黄色腫，Ⅲ型では手掌線状黄色腫。

⑤ 個人履歴：病歴（既往歴，現病歴，家族歴）から合併症の有無や発症時期の確認。家族歴から，動脈硬化のリスクファクターに関連した疾病（脂質異常症，肥満，糖尿病，高血圧など），遺伝素因の有無を確認。生活背景（運動習慣，喫煙歴）。

〈栄養基準・栄養補給〉　動脈硬化性疾患予防のための食事を基本とし，血清脂質の状態に応じた栄養食事療法を行う（表Ⅱ-2-16）。

① 総エネルギー摂取量の適正化を図る。肥満者では減量することにより血清LDL-C，TGの低下を認める。高齢者では現体重に基づき，フレイル・サルコペニア，ADL低下，併発症，体組成，身長の短縮，摂食状況や代謝状態の評価を踏まえ判断する。

② 飽和脂肪酸の摂取はLDL-Cを増加させ，冠動脈疾患の発生率を高める（飽和脂肪酸は一価不飽和脂肪酸，多価不飽和脂肪酸に置換）。一価不飽和脂肪酸，n-3系多価

第Ⅱ部　第2章　肥満と代謝疾患

表Ⅱ-2-14　リスク区分別脂質管理目標値

治療方針の原則	管理区分	脂質管理目標値（mg/dL）			
		LDL-C	non HDL-C	TG	HDL-C
一次予防：まず生活習慣の改善を行った後，薬物療法の適用を考慮する	低リスク	＜160	＜190	＜150（空腹時）*** ＜175（随時）	≧40
	中リスク	＜140	＜170		
	高リスク	＜120 ＜100*	＜150 ＜130*		
二次予防：生活習慣の是正とともに薬物治療を考慮する	冠動脈疾患またはアテローム性脳梗塞****の既往	＜100 ＜70**	＜130 ＜100**		

- ・一次予防における管理目標達成の手段は非薬物療法が基本であるが，いずれの管理区分においてもLDL-Cが180 mg/dL以上の場合は薬物療法を考慮する。家族性高コレステロール血症の可能性を念頭におく。
- ・まずLDL-Cの管理目標値を達成し，次にnon-HDL-Cの達成目標を目指す。LDL-Cの管理目標を達成してもnon-HDL-Cが高い場合は高TG血症を伴うことが多く，その管理が重要となる。
- ・これらの値はあくまでも到達努力目標であり，一次予防（低・中リスク）においてはLDL-C低下率20～30%も目標としてなり得る。
- ・*糖尿病において，末梢動脈疾患（PAD），細小血管症（網膜症，腎症，神経障害）合併時，または喫煙ありの場合に考慮する。
- ・**急性冠症候群，家族性高コレステロール血症，糖尿病，冠動脈疾患とアテローム血栓性脳梗塞（明らかなアテロームを伴うその他の脳梗塞を含む）の4病態のいずれかを合併する場合に考慮する。
- ・***10時間以上の絶食を「空腹時」とする。ただし，水，お茶などカロリーのない水分の摂取は可とする。
- ・****明らかなアテローム：頭蓋内外動脈の50%以上の狭窄，または弓部大動脈粥腫（最大肥厚4 mm以上）を伴うその他の脳梗塞を含む。

［一次予防］　糖尿病（耐糖能異常は含まない），慢性腎臓病，末梢動脈疾患（PAD）　いずれかがある　→　高リスク

↓　いずれもない

久山町研究のスコアに基づいた分類

久山町研究によるスコア				予測される10年間の動脈硬化性疾患発症リスク	分類
40～49歳	50～59歳	60～69歳	70～79歳		
0～12	0～7	0～1	―	2%未満	低リスク
13以上	8～18	2～12	0～7	2%～10%未満	中リスク
―	19以上	13以上	8以上	10%以上	高リスク

↓

久山町研究によるリスクのスコア

久山町スコアにおける動脈硬化性疾患発症予測モデル

①性別	ポイント
女性	0
男性	7

②収縮期血圧	ポイント
＜120 mmHg	0
120～129 mmHg	1
130～139 mmHg	2
140～159 mmHg	3
160 mmHg～	4

③糖代謝異常（糖尿病は含まない）	ポイント
なし	0
あり	1

④血清LDL-C	ポイント
＜120 mg/dL	0
120～139 mg/dL	1
140～159 mg/dL	2
160 mg/dL～	3

⑤血清HDL-C	ポイント
60 mg/dL～	0
40～59 mg/dL	1
＜40 mg/dL	2

⑥喫煙	ポイント
なし	0
あり	2

注1＊過去喫煙者は⑥喫煙はなしとする。

①～⑥のポイント合計	点

右表のポイント合計より年齢階級別の絶対リスクを推計する。

ポイント合計	40～49歳	50～59歳	60～69歳	70～79歳
0	＜1.0%	＜1.0%	1.7%	3.4%
1	＜1.0%	＜1.0%	1.9%	3.9%
2	＜1.0%	＜1.0%	2.2%	4.5%
3	＜1.0%	1.1%	2.6%	5.2%
4	＜1.0%	1.3%	3.0%	6.0%
5	＜1.0%	1.4%	3.4%	6.9%
6	＜1.0%	1.7%	3.9%	7.9%
7	＜1.0%	1.9%	4.5%	9.1%
8	1.1%	2.2%	5.2%	10.4%
9	1.3%	2.6%	6.0%	11.9%
10	1.4%	3.0%	6.9%	13.6%
11	1.7%	3.4%	7.9%	15.5%
12	1.9%	3.9%	9.1%	17.7%
13	2.2%	4.5%	10.4%	20.2%
14	2.6%	5.2%	11.9%	22.9%
15	3.0%	6.0%	13.6%	25.9%
16	3.4%	6.9%	15.5%	29.3%
17	3.9%	7.9%	17.7%	33.0%
18	4.5%	9.1%	20.2%	37.0%
19	5.2%	10.4%	22.9%	41.1%

注）家族性高コレステロール血症および家族性Ⅲ型高脂血症と診断された場合はこの分類は用いない。
（日本動脈硬化学会：動脈硬化性疾患予防ガイドライン2022年版より改変）

4. 脂質異常症（Dyslipidemia）

表Ⅱ-2-15　動脈硬化性疾患予防のための生活習慣の改善

1.　禁煙し，受動喫煙を回避する。　　2.　過食を抑え，標準体重を維持する。
3.　肉の脂身，乳製品，卵黄の摂取を抑え，魚類，大豆製品の摂取を増やす。
4.　野菜，果物，未精製穀類，海藻の摂取を増やす。
5.　食塩を多く含む食品の摂取を控える。
6.　アルコールの過剰摂取を控える。　　7.　有酸素運動を毎日30分以上行う。

表Ⅱ-2-16　動脈硬化性疾患予防のための栄養食事療法

動脈硬化性疾患予防のための食事療法
1.　過食に注意し，適正な体重を維持する 　　総エネルギー摂取量（kcal/日）＝目標とする体重*（kg）×身体活動量** 　　　＊目標とする体重の目安　18～49歳：［身長(m)]²×18.5～24.9 kg/m² 　　　　　　　　　　　　　 50～64歳：［身長(m)]²×20.0～24.9 kg/m² 　　　　　　　　　　　　　 65歳以上：［身長(m)]²×21.5～24.9 kg/m² 　　＊＊軽い労作：25～30，普通の労作：30～35，重い労作：35以上 2.　肉の脂身，動物脂，加工肉，鶏卵の大量摂取を控える 3.　魚の摂取を増やし，低脂肪乳製品を摂取する 　・脂肪エネルギー比率20～25%，飽和脂肪酸エネルギー比率を7%未満，コレステロール摂取量を 　　200 mg/日未満に抑える。 　・n-3系多価不飽和脂肪酸の摂取を増やす。 　・トランス脂肪酸の摂取を控える。 4.　未精製穀類，緑黄色野菜を含めた野菜，海藻，大豆および大豆製品，ナッツ類の摂取を増やす 　　炭水化物エネルギー比率を50～60%とし，食物繊維は25 g/日以上の摂取を目標とする。 5.　糖質含有量の少ない果物を適度に摂取し，果糖を含む加工食品の大量摂取を控える 6.　アルコールの過剰摂取を控え，25 g/日以下に抑える　7.　食塩の摂取は6 g/日未満を目標にする
病型別栄養食事療法
(1)　高LDL-C血症 　　総エネルギー摂取量を適正に管理　脂肪エネルギー比率を20～25% 　　飽和脂肪酸のエネルギー比率7%未満　トランス脂肪酸の摂取を減らす 　　コレステロールの摂取は200 mg/日未満　食物繊維を積極的に摂取する（野菜，大豆・大豆製品） (2)　高TG血症 　　適正体重を維持する，または目指すようにエネルギー摂取量を考慮する　炭水化物エネルギー比率 　　はやや低めとする　果糖を含む加工食品の過剰摂取を控える　アルコール摂取量を制限　n-3系多 　　価不飽和脂肪酸のうち魚油摂取量を増やす 　　高カイロミクロン血症：脂肪エネルギー比率を15%以下に制限／中鎖脂肪酸を主として用いる (3)　低HDL-C血症 　　適正体重を維持する，または目指すようにエネルギー摂取量を考慮する　炭水化物エネルギー比率 　　はやや低めにし，トランス脂肪酸を減らす

（日本動脈硬化学会：動脈硬化性疾患予防のための脂質異常症診療ガイド2022年版を参考に作成）

　　　不飽和脂肪酸は血清脂質を改善する。n-3系多価不飽和脂肪酸のエイコサペンタエン酸（EPA）はVLDLの合成を抑制し，血清TGを低下させる。飽和脂肪酸やコレステロールの摂取を減らすには，脂肪含有量の多い肉類や動物脂（牛脂，ラード，バター），乳類，卵類を制限する。また，ハードマーガリン，ショートニングに含まれるトランス脂肪酸の過剰摂取が酸化LDLの上昇やHDL-Cを低下させ，冠動脈疾患のリスク増加の報告がある。

　③　単糖類（ショ糖，果糖）の摂取過剰は，血清TGを増加させるので注意する。

第Ⅱ部　第2章　肥満と代謝疾患

④ 水溶性食物繊維は胆汁酸と結合，胆汁酸の再吸収を抑制，LDL-C を低下させる。

⑤ 魚，緑黄色野菜を含めた野菜，海藻，大豆製品，未精製穀類の摂取を勧める。

〈栄養食事指導〉

① 脂質異常症は自覚症状が現れにくいため，脂質異常症の合併症を十分理解させる。

② 個々の食生活習慣，環境などを把握して，自ら行動変容できるような具体的な改善策，実行可能な目標を提案して繰り返し指導する。

③ 食事内容と LDL-C，TG などの検査値を併せて評価し，患者にフィードバックするとともに指導効果の確認をする。

④ 脂質の量や質を配慮するように，食品の選び方や組み合わせ，調理法を指導する。

⑤ 患者の食習慣，嗜好を考慮しつつ，菓子類，アルコール飲料などの嗜好品の適正量や食物繊維のとり方，減塩の指導を病態に合わせて行い，QOL 低下を配慮する。アルコール飲料の摂取は適量であれば HDL-C を上昇させるが，過剰の場合は肝臓における VLDL の合成を促進し，高 TG 血症，低 HDL-C 血症をもたらす。高 TG 血症が持続する場合はアルコール飲料の摂取は原則禁止する。

⑥ 75 歳以上の高齢者では，厳格な栄養食事療法の実行は低栄養の状態になることもあるため，個々に応じた栄養食事療法，運動療法を行う。フレイル，サルコペニアを合併しないように，たんぱく質の摂取が適正かどうかを確認する。

⑦ 禁煙を勧める。

⑧ ウォーキングなどの有酸素運動を勧める。持続的な運動が LPL を活性化させ VLDL やカイロミクロンの異化が亢進する。また，末梢組織のインスリン抵抗性が改善されて門脈中の遊離脂肪酸濃度が減少し，肝臓での VLDL の合成が低下する。その結果，血清 TG の低下，HDL-C の上昇となる。中強度の有酸素運動を 1 日合計 30 分以上を週 3 回以上（可能であれば毎日），または週に 150 分以上実施するとよい（表Ⅱ-2-17）。日常生活の中で身体活動を増やす工夫を行い，なるべく座ったままの生活を避けるよう指導する。

表Ⅱ-2-17　運動療法指針

強　度	中強度以上を目標とする*
頻度・時間	毎日合計 30 分以上を目標に実施する（少なくとも週に 3 日は実施する）
種　類	ウォーキング，速歩，水泳，エアロビクスダンス，スロージョギング，サイクリング，ベンチステップ運動など

＊中強度　・通常速度のウォーキング（＝歩行）に相当する運動強度
・メッツ（METs）では一般的に，3 メッツ（歩行）であるが個々人の体力により異なる
・運動中の主観的強度としてボルグ・スケール 11～13（楽である～ややきつい）
（日本動脈硬化学会：動脈硬化性疾患予防ガイドライン 2022 年版）

5. 高尿酸血症（Hyperuricemia），痛風（Gout）

【病態・生理生化学】

　性，年齢を問わず血清尿酸値（UA）が7.0 mg/dLを超えた状態を**高尿酸血症**という。発症には遺伝的因子と食事やアルコールの過剰摂取，肥満，ストレスなどの環境因子が影響している。通常体内では1,200 mg程度の尿酸が維持されており，1日平均700 mg程度が産生され，同量が体外へ排泄されて体内のバランスがとれている。しかし，何らかの原因によりこの合成と排泄のバランスが崩れると血清尿酸値の上昇をきたす。

　尿中尿酸排泄量と尿酸クリアランス（クレアチニンクリアランス（Ccr）の測定値を用いて腎機能の補正を行う）により**腎負荷型**（尿酸産生過剰型と腎外排泄低下型），**尿酸排泄低下型**，**混合型**に分けられる（表Ⅱ-2-18）。高尿酸血症の中で，尿酸排泄低下型が最も多く約60%，混合型約30%，尿酸産生過剰型約10%である。また，基礎疾患などのない原発性と基礎疾患や薬物などによる明らかな原因のある二次性に分かれる。

　高尿酸血症の状態が持続すると尿酸塩結晶が関節内に析出し，痛風関節炎や痛風結節を生じる。急性痛風関節炎（痛風発作）や高尿酸血症の既往，関節液中の尿酸塩結晶により**痛風**と診断される。痛風発作は，第一中足趾節関節（足の親指のつけ根）や足関節などに好発し，激痛，発赤腫脹を生じ歩行困難となる。7～10日以内に治まるが，血清尿酸値をコントロールせず放置すると慢性化し足趾，手指，耳介などに痛風結節が出現する。また，尿酸排泄量増加や尿量低下，酸性尿により尿路結石を誘発しやすくなる。さらに，腎髄質内に尿酸塩結晶沈着が起こり**慢性間質性腎炎**をきたすことがある（**痛風腎**）。放置すると腎機能低下が進行し腎不全，尿毒症へ移行する。

　一方，内臓脂肪型肥満により高インスリン血症をきたしている状態では，尿酸排泄量が減少し血清尿酸値の上昇がみられる。高インスリン血症ではインスリンにより交感神経が刺激されて腎尿細管におけるナトリウムの再吸収が増加する。これと共役する尿酸の排泄が低下するためと考えられている。

〈治　療〉　生活指導と薬物療法である（図Ⅱ-2-5）。薬物治療は病型や合併症に合わせて**尿酸生成抑制薬**（アロプリノールなど），**尿酸排泄促進薬**（プロベネシド，ベンズブロマ

表Ⅱ-2-18　尿中尿酸排泄量と尿酸クリアランスによる病型分類

病　型	尿中尿酸排泄量 (mg/kg/時)		尿酸クリアランス* (mL/分)
腎負荷型	＞0.51	および	≧7.3
尿酸排泄低下型	＜0.48	あるいは	＜7.3
混合型	＞0.51	および	＜7.3

$$* \quad 尿酸クリアランス = \frac{[尿中尿酸濃度(mg/dL)] \times [60分間尿量(mL)]}{[血清尿酸濃度(mg/dL)] \times 60} \times \frac{1.73}{体表面積(m^2)}$$

　　　正常値＝11.0（7.3～14.7）mL/分

（日本痛風・尿酸核酸学会ガイドライン改訂委員会編：2019年改訂 高尿酸血症・痛風の治療ガイドライン第3版，診断と治療社，2018より一部改変）

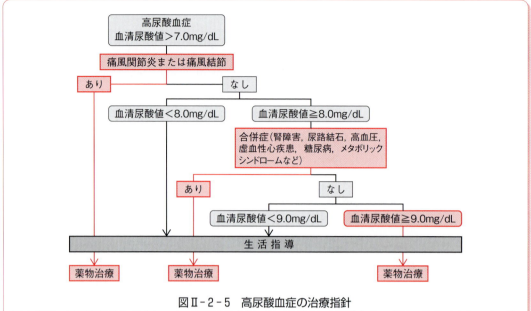

図Ⅱ-2-5　高尿酸血症の治療指針
(日本痛風・尿酸核酸学会ガイドライン改訂委員会編：2019年改訂 高尿酸血症・痛風の治療ガイドライン第3版2022年追補版，診断と治療社より一部改変)

ロンなど）が用いられる．急性痛風関節炎の治療薬には，非ステロイド系抗炎症薬・コルヒチン・グルココルチコイドがあり，臨床経過，重症度，薬歴，合併症，併存薬を考慮して選択する．

高尿酸血症では尿のpHが酸性に傾き，尿酸結晶が析出しやすいため，尿路結石を合併しやすい．高尿酸血症による酸性尿を改善する薬として，クエン酸カリウム・クエン酸ナトリウム水和物がある．尿pHは6.0～7.0の維持を目標とする．

【栄養管理】

〈栄養アセスメント・モニタリング〉

① 食生活：過食，偏食，外食が多い，アルコールの多飲，果糖のとりすぎ（ショ糖の多い飲料，果実類）などが原因となるので，食生活状況を調査し，食事記録よりエネルギー・栄養素，プリン体，果糖，アルコール摂取量の把握．
② 身体計測：身長，体重（標準体重，BMI），体組成（%FAT，ウエスト周囲長）．
③ 臨床検査：血液検査（尿酸，Cr），尿検査（尿酸，Ccr，尿pH）．血糖，HbA1c，LDL-C，HDL-C，TGなど．
④ 栄養に関連した身体所見：血圧，痛風結節など．
⑤ 個人履歴：病歴（既往歴，現病歴，家族歴）から合併症の有無や発症時期を確認．生活背景（生活活動量，運動習慣）を把握する．

〈栄養基準・栄養補給〉

① 対象者の性，年齢，生活活動強度などを考慮した適正エネルギー量を目標とする．

5. 高尿酸血症（Hyperuricemia），痛風（Gout）

肥満者の摂取エネルギー量は標準体重当たり25〜30 kcal/日を目安とする。肥満者に対して極端な減量を行うと，脂肪がエネルギー源として利用され，ケトン体の産生が高まり尿酸排泄が抑制される。そのため段階的な減量となるようにエネルギー量を設定する。

表Ⅱ-2-19　食品100 g中のプリン体含有量の目安

含有量	主な食品
きわめて多い（300 mg以上）	鶏レバー，まいわし干物，いさき白子，あんこう肝酒蒸し，太刀魚，健康食品（ビール酵母，クロレラ，スピルリナ，ローヤルゼリー）など
多い（200〜300 mg）	豚レバー，牛レバー，かつお，まいわし，大正えび，まあじ干物，さんま干物など
中等度（100〜200 mg）	豚肉（ヒレ，タン），牛肉（モモ），鶏肉（手羽，ササミ，モモ，ムネ，皮），魚類，ブロッコリースプラウトなど
少ない（50〜100 mg）	うなぎ，わかさぎ，豚肉（ロース，バラ，肩ロース），牛肉（肩ロース，リブロース，タン），加工肉類，ほうれんそう（葉），カリフラワーなど
きわめて少ない（50 mg以下）	野菜類全般，米などの穀類，卵（鶏，うずら），乳製品，豆類，きのこ類，豆腐など

（日本痛風・尿酸核酸学会ガイドライン改訂委員会編：2019年改訂 高尿酸血症・痛風の治療ガイドライン第3版2022年追補版，診断と治療社より一部改変）

② たんぱく質量は1.0 g/標準体重kg/日程度とする。

③ 脂質エネルギー比率は20〜30％とする。

④ 尿酸はプリン体の最終代謝産物である。プリン体を含む食品の過剰摂取は尿酸の過剰産生につながるため，含有量の多い食品は極力控える。食品100 g当たりプリン体を200 mg以上含むものを高プリン食と呼び，レバーや魚の干物などがある（表Ⅱ-2-19）。1日に摂取するプリン体量が400 mgを超えないようにする。

⑤ 尿アルカリ化と飲水が重要である。アルカリ化には，クエン酸など有機酸を含む食品が勧められる。水分は十分に摂取，1日の尿量が2,000 mL以上に維持できるようにする。水分摂取を多くして尿量を増やすと尿酸排泄が促進されて尿中尿酸濃度が低下し，尿路での尿酸析出の予防となる。ただし，慢性腎臓病を合併している場合は，病態により飲水量は慎重に設定する。

⑥ 高血圧，腎臓疾患などを合併している場合は食塩を制限する。

⑦ 果糖・キシリトールは体内で代謝される際に，プリン体の分解亢進をきたし，血清尿酸値を上昇させる。果糖を多く含む甘味飲料や果物ジュースは控える。

⑧ 果実類，野菜，ナッツ，低脂肪乳製品，全粒穀類およびさや豆類を多くとる。食塩，甘味飲料，肉類の摂取を減らしたDASH（dietary approaches to stop hypertension）食は，血清尿酸値を下げ，DASH食の要素が多いほど尿pHが高くなることが報告されている。

〈栄養食事指導〉

① 血清尿酸値のコントロールとともに腎障害や尿路結石などの合併症，併発する生活習慣病に対しても十分に配慮して栄養食事相談を行う。

② 発症要因を十分理解させ，患者が自ら取り組めるようにアドバイスする。

③ 肥満予防・解消のため，早食い，大食い，偏食，夜食などを是正する。

④ 水分の補給に際してジュースを多く飲むことは肥満の原因にもなるため禁止

し，水やお茶類を飲むよう勧める。

⑤ エタノール代謝では，大量の尿酸の生成，乳酸の増加による腎での尿酸排泄の障害が生じる。そのため，アルコール飲料は種類を問わず制限する。特にビールはプリン体が多く含まれるため注意する。血清尿酸値への影響を最低限に保つには，1日当たり日本酒1合，またはビール500 mL，ウイスキー60 mL程度とする。できれば，1週間に2日程度は禁酒日を設けるよう勧める。

⑥ 運動療法は心機能の評価を行い，最初は運動習慣をつけることを優先する。激しい運動や無酸素運動は尿酸値の上昇を招くため，適切な強度の有酸素運動を週3回程度継続できるように指導する。

II 疾患・病態別 栄養ケア・マネジメント

第 3 章

消化器疾患

1. 口内炎（Stomatitis），舌炎（Glossitis）

【病態・生理生化学】

口腔内の炎症を口内炎と総称し，炎症の部位が限局した場合を口角炎，口唇炎，舌炎，歯肉炎と呼ぶ。成因はう蝕や歯石，補綴物の不適合による刺激や細菌，真菌，ウイルスの局所感染による原発性口内炎と，各種疾患や極度の疲労による抵抗性の低下，ビタミン類の摂取不足，膠原病や糖尿病などによる全身性疾患，がん化学療法や放射線治療に合併するものなどがある。栄養障害によるものとしては，鉄欠乏性貧血では舌乳頭が萎縮し表面が平滑となる萎縮性舌炎が，悪性貧血では舌乳頭が萎縮し有痛性のハンター舌炎がみられる。亜鉛欠乏では口内炎と味覚異常が，ペラグラでも舌乳頭は萎縮し平滑となる。

症状は，口腔内の水疱，アフタ（単発で生じる粘膜の小潰瘍），びらん（粘膜筋板に達しない組織欠損），潰瘍，出血がみられ，疼痛，熱感，腫脹感などに神経性疼痛，接触痛を持続的に伴う。食事摂取量の低下，歯磨き・うがいなどの抑制，コミュニケーション機能の低下などを引き起こすことがある。

診断は，口腔内や舌の観察，外傷，歯や咬合不正などの状態を調べる。また全身的な原因疾患の診断による。一般的なアフタ性口内炎は，1週間程度で自然に治るものもある。原因が明らかな場合や，全身性疾患による場合は，原因疾患の一般療法が重要である。原因が不明の場合は対症療法が行われる。

〈治　療〉　ステロイドを含んだ口腔用軟膏が有効である。その他，ビタミン剤や抗生物質の投与，疼痛対策として局所麻酔薬などが用いられる。

【栄養ケア】

〈栄養アセスメント・モニタリング〉　口内炎は，低栄養や脱水が基になり発症することが多い。発症前の食事摂取調査が必要である。口腔機能の低下，主に咀嚼や嚥下障害による摂食障害を起こしていることが多いため，摂食能力も含めて評価する。

特にビタミンの欠乏が成因となる場合が多いので，ビタミン類の摂取状況に注意する。表Ⅱ-3-1にビタミン欠乏による口腔内の症状とビタミン含有食品を示す。

① 食生活：エネルギー・栄養素摂取量（ビタミン類に注目）とバランス，摂取能力の調査。

② 身体計測：身長，体重（BMI，変化）。

第Ⅱ部　第3章　消化器疾患

表Ⅱ-3-1　ビタミン欠乏による口腔内の症状と含有食品

ビタミン	欠乏による口腔内症状	含有食品
ビタミンA	粘膜の変性, 角化, 口角びらん, 歯の発芽・発育不全	肝臓, うなぎ, 乳製品, 卵類, 緑黄色野菜
ビタミンB$_1$	溝舌, 歯肉炎, 歯肉の浮腫, 舌痛症	豚肉, 胚芽, 大豆, うなぎ, 緑黄色野菜
ビタミンB$_2$	口唇炎, 口角炎, 溝舌	肝臓, 魚介類
ビタミンB$_6$	口角炎, 口内炎	魚介類, 肉類
ビタミンC	歯肉出血, 口内炎, 歯肉色素沈着	新鮮な果実類, 野菜類, いも類
ビタミンD	粘膜角化, 歯の発育不全	肝臓, 魚介類, 卵類
ナイアシン	舌炎, 口内炎	魚介類, 肉類
パントテン酸	口角炎	肝臓, 豆類, 肉類, 魚介類

③ 臨床検査：TP, Alb, TCL, CRP, 白血球分画, グロブリンや細菌, 真菌, ウイルス抗体価など。

④ 栄養に関連した身体所見：口腔内の粘膜, 咀嚼・嚥下状態の観察。るいそう, 皮膚の観察, 浮腫など。

〈栄養基準・栄養補給〉　栄養基準は, 日本人の食事摂取基準に準じ, エネルギー必要量とビタミン摂取量(摂取基準の1.2～1.5倍目安), 水分を考慮する。発熱時のエネルギー量は, 体温1℃上昇当たり0.15をストレス係数(口内炎では1.0～1.1程度)に加える。

　口腔内病変が軽い場合は, 経口補給とし, 可能な限り常食とする。症状の程度や咀嚼能力に合わせて易消化食とする。形態は刻み, ピューレ状, ペースト状, ムース状, ミキサーとする。片栗粉やくず粉, とろみ調整食品でとろみをつけたりゼラチンや寒天でゼリー状にして口当たりを滑らかにする。味つけは薄味を基本とし, だしをきかせる。必要栄養量が満たされない場合は, 栄養補助食品(濃厚流動食や高たんぱく質ゼリーなど), 経腸栄養製品や静脈栄養により補充する。

　口腔内病変が著しく, 経口摂取が不可能な場合は, 経腸栄養や静脈栄養を行う。胃全摘術後や回腸切除術後のビタミンB$_{12}$欠乏症では, ビタミンB$_{12}$製剤の投与が必要である。

　がん化学療法時の副作用によるびまん性(広範囲にわたる特定できない炎症)の口内炎では, 口内炎の回復だけでなく全身状態を考慮した栄養管理が必要となる。症状の改善までに2～3週間を要することが多く, 他の口内炎より経過が長いことを考慮し栄養計画を行う。食事による粘膜の刺激を軽減し, 経口摂取を促す。経口摂取では必要な栄養の確保が難しい場合は, 高カロリー輸液などを検討し, 全身状態の改善, 免疫機能の回復に努める。

〈栄養食事指導〉

① 食事のみで必要栄養量を満たせない場合は経腸栄養剤の使用を勧める。

② 症状に合わせた食事の形態および食品の選択を指導する。特にビタミン類(A, B$_2$, B$_6$, C)やミネラル(Zn, Fe)が不足しないようこれらを含む食品の調理方法などを説明する。

③ うがいなどにより口腔内を洗浄, 消毒し清潔にすることを指導する。食事をゆっ

くりよく噛むことで，唾液の分泌が促進され，口腔内の自浄作用が高まる。
〈他職種との協働〉　原因により，歯科医師，歯科衛生士と情報共有し栄養ケアを検討する。がん化学療法時の副作用では，薬剤師からのレジメン情報を共有する。

2．胃食道逆流症（Gastroesophageal reflux disease：GERD）

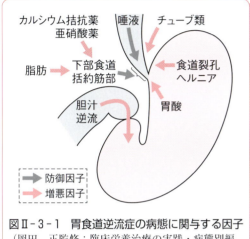

図Ⅱ-3-1　胃食道逆流症の病態に関与する因子
（岡田　正監修：臨床栄養治療の実践・病態別編，金原出版，p.66，2008）

【病態・生理生化学】

　下部食道には，長さ2〜4cmの下部食道括約筋部（lower esophageal sphincter：LES）がある。この部分の逆流防止機能の障害により，主に酸性の胃内容物などが食道内に逆流し，食道粘膜に発赤，びらん，潰瘍を主とした何らかの自覚症状を呈する疾患である。LES圧の低下は，食道裂孔ヘルニア，大食，高脂肪食，加齢（円背）などによる（図Ⅱ-3-1）。診断は，自覚症状と食道内視鏡検査によるが，下部食道括約部圧の測定や24時間食道内pHモニタリングも実施される。食道粘膜傷害を有する逆流性食道炎と，症状のみを認める非びらん性逆流症に分類され，これらを併せて胃食道逆流症と呼ぶ。

　症状は胸やけ，呑酸（胃液の逆流により酸味や苦味を感じること），慢性咳嗽，喘息，喉頭炎，非心臓性胸痛などで，重症例では高度の線維性狭窄による嚥下障害や出血もみられる。

〈治　療〉　薬物療法が中心となるが，食事や生活習慣の改善も重要である。薬物療法は，原発性では，胃酸分泌抑制作用をもつプロトンポンプ阻害薬（proton pump inhibitor：PPI）やヒスタミンH_2受容体拮抗薬，粘膜を保護する粘膜保護剤が併用される。

【栄養ケア】

〈栄養アセスメント・モニタリング〉　軽症では栄養障害をきたすことはほとんどない。逆に肥満による腹腔内圧や胸腔内圧の変化，大食などが原因となっている場合がある。

① 食生活：エネルギー・栄養素摂取量（たんぱく質，脂質量），かんきつ類や酸味の強い食品の摂取，嗜好（アルコール飲料，コーヒー，甘味類）や疾患による食品摂取の偏りの有無，暴飲暴食・早食いなどの習慣，食事時間の確認（重症例では嚥下障害から食事量が低下し，栄養障害がみられることがある）。LES圧低下作用を有するカルシウム拮抗薬や亜硝酸薬，抗コリン薬などの服用状況の確認。

② 身体計測：体重（肥満の有無とその程度）。

③ 臨床検査：上部消化管内視鏡検査，24時間食道内pHモニタリング，24時間食道インピーダンスなど。通常，食道は中性であるが，胃酸が逆流すると酸性に傾

第Ⅱ部　第3章　消化器疾患

表Ⅱ-3-2　食品選択のポイント

	適した食品・料理	避けるべき食品・料理
魚，肉，卵，乳・乳製品，大豆・大豆製品	白身魚，ささみ，鶏肉（皮なし），鶏卵，乳製品，豆腐，納豆 症状が軽減後，脂肪の少ない豚，牛肉（ヒレ肉やもも肉），青魚など	いか，たこなど
油脂類	脂質は胃内停滞時間が長いが胃液分泌抑制に働くので，乳化油脂や新鮮な油を少量使用	ラーメン，チャーハン，フライドポテト，カレーなど油の多いもの
穀類	粥，ご飯，うどん，パン，パスタ	玄米，全粒粉のパン
果実類	消化のよいもの（りんご，バナナ，もも，いちごなど）	かたいもの（パイナップル） 酸味の強いもの（夏みかん，レモンなど）
菓子，嗜好品	アイスクリーム，ゼリー，ムース状の菓子類	10%以上の糖液，甘い菓子類，コーヒー，濃いお茶，ココア，チョコレート，アルコール，炭酸飲料，はっかは胃酸分泌刺激作用や下部食道括約筋圧を弱める作用があるので控える
野菜類	スープ，ポタージュ，クリーム煮，煮物	揚げ物料理
香辛料	適さない	香辛料は食欲低下の際に少量利用するほかは極力控える
その他		食塩が多いもの（燻製，佃煮，漬物）

く。食道内pHが4.0以下になった場合，逆流が推測される。

④ 栄養に関連した身体所見：胸やけや呑酸の頻度や時刻，亀背等の姿勢。

〈栄養基準・栄養補給〉　エネルギー，各栄養素は日本人の食事摂取基準に準ずる。肥満の場合は，エネルギー量25〜30 kcal/標準体重kg/日とし，適正体重を目指す。軽症では，食事は経口摂取とする。重症で経口摂取が不可能な場合は，絶食とし静脈栄養を行う。その後，症状の軽減に伴い流動食，分粥食，全粥食，常食と食事形態をすすめる。高脂肪食は，胃酸曝露時間を延長させる。チョコレート，炭酸飲料などもLES圧低下の増悪因子とされる。アルコール飲料や香辛料の過剰摂取は，食道粘膜への刺激となり悪化の因子となる（表Ⅱ-3-2）。

① 1日の摂取量が少なく，低栄養状態では少量でエネルギーやたんぱく質を補う工夫をする。中鎖脂肪酸（medium chain triglyceride：MCT）製品，低甘味ブドウ糖重合体，高たんぱく質栄養食品，経腸栄養剤などを併せて利用する。

② 狭窄があり，嚥下障害がある場合は液状，流動状，低粘度でのどごしのよい食品が好ましい。ゼラチン，くず粉，片栗粉，寒天，とろみ調整食品で料理に粘度をつけたり，ムース状の栄養補助食品を利用する。

〈栄養食事指導〉

① 食事の栄養量，形態，食品の選択方法，食事量，調理方法を，調理担当者を交えて説明する。外食，加工品，嗜好品などについても説明を行う。

② 禁酒・禁煙を推奨する。喫煙はLES圧を低下させ，唾液分泌の減少，胃排泄能の遅延の原因となる。

③ 生活指導・相談：食後すぐに横にならない，就寝前には食べ物をとらない，就

3. 消化性潰瘍 (Peptic ulcer)

表Ⅱ-3-3　胃食道逆流症の誘発因子と生活指導

誘発因子	作用	生活指導
激しい肉体運動	酸の胃食道逆流の増加	運動量の調整
高脂肪食	一過性のLES圧弛緩	適切な脂質量の食事
過食	胃の進展刺激による一過性のLES圧弛緩	暴飲暴食の回避
就寝前の食事	食道の酸暴露時間の延長	遅い夕食の回避
		就寝時の頭位挙上
肥満	腹圧上昇による酸の胃食道逆流の増加	減量
喫煙	LES圧の弛緩	禁煙
円背（骨粗鬆症に起因）	腹圧の上昇による酸の胃食道逆流の増加	
カルシウム拮抗薬・亜硝酸塩	LES圧の低下	
ストレス	中枢性の食道知覚過敏症の発症	ストレスの回避

（日本消化器学会：胃食道逆流症（GERD）診療ガイドライン2021（改訂第3版）より作成）

寝時は頭高位とするなどの生活指導をする（表Ⅱ-3-3）。
④ 肥満者には体重減少を勧める。肥満の是正も症状の改善や予防につながる。
⑤ カルシウム拮抗薬，亜硝酸薬はLES圧を低下させるので注意が必要である。

3. 消化性潰瘍 (Peptic ulcer)

【病態・生理生化学】

胃潰瘍（Gastric ulcer）と十二指腸潰瘍（Duodenal ulcer）は，病因・病理組織学的所見が同様であることから，併せて消化性潰瘍という。胃・十二指腸粘膜の粘膜筋板を越えて，深く組織が欠損した状態である。治癒と再発を繰り返し，慢性に経過することが多い。重症度は，潰瘍の深さの分類により評価される（図Ⅱ-3-2）。

正常な胃粘膜は，胃酸や消化酵素といった攻撃因子から粘膜を保護するためのさまざまな防御因子が働いている。消化性潰瘍は，この防御因子と攻撃因子のバランスが崩れることで発生するといわれる。潰瘍形成には，炎症，虚血，組織障害物質などによる粘膜傷害が元となり，胃酸・ペプシンは修飾作用として働き，また粘液分泌，粘膜血流，生理活性物質（プロスタグランジンなど）の粘膜防御機構の低下も大きく関与している。バランスを崩す二大要因は，ヘリコバクター・ピロリ菌（Helicobacter

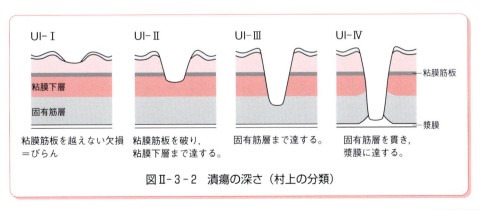

図Ⅱ-3-2　潰瘍の深さ（村上の分類）

第Ⅱ部　第3章　消化器疾患

表Ⅱ-3-4　胃潰瘍と十二指腸潰瘍の特徴

		胃潰瘍	十二指腸潰瘍
好発年齢		40〜60歳代	30歳代（20〜40歳代）
好発部位		胃角部小弯側 高齢者では噴門部に近い高位部	球部前壁
症　状	心窩部痛	食後に多い 食事摂取で改善しない	空腹時，夜間に多い 食事摂取により改善する
	胃酸分泌	低　下	亢　進
合併症	出　血	吐血が主体	下血が主体
	穿　孔	少ない	多　い
	その他	穿通すると急性膵炎の続発が多い	幽門部狭窄による通過障害

pylori）の感染と非ステロイド系抗炎症薬（non-steroidal anti-inflammatory drugs：NSAIDs）である。ほかにストレス，胃酸過多，喫煙なども潰瘍形成の原因となる。症状は胸やけ，げっぷ，心窩部痛，腹部膨満感，悪心，嘔気・嘔吐などが多く，合併症として，吐血・下血，消化管穿孔，狭窄などが生じる。急激な大量出血ではショックを，高齢者など自覚症状に乏しい慢性出血の継続では貧血がみられる。胃潰瘍と十二指腸潰瘍では臨床像が異なる（表Ⅱ-3-4）。

　自覚症状，ヘリコバクター・ピロリ菌検査歴，NSAIDsの服用状況，内視鏡検査や胃X線検査（胃バリウム検査）などから診断される。消化管内視鏡検査により辺縁平滑な胃潰瘍病変の存在や，上部消化管造影検査ではニッシェやひだ集中像を認める。

〈治　療〉　合併症の治療，原因の除去，潰瘍自体の治療を行う。出血によるショックでは輸液や輸血が優先され，状態が安定したら緊急内視鏡が実施される。内視鏡的止血術やインターベンショナルラジオロジー*など，狭窄がある場合は，内視鏡的バルーン拡張術，外科的治療などが行われる。原因療法には，NSAIDsの服用中止，ヘリコバクター・ピロリ菌の除菌療法がある。薬物療法は，プロトンポンプ阻害薬，カリウムイオン競合型アシッドブロッカー（potassium-competitive acid blocker：P-CAB），H_2受容体拮抗薬，選択的ムスカリン受容体拮抗薬，抗コリン薬などが処方される。

　　　*インターベンショナルラジオロジー：画像下治療。X線透視やCTなどの画像ガイド下
　　で，体内を透視しながらカテーテルや針を使用して行う治療。

【栄養ケア】

〈栄養アセスメント・モニタリング〉　食欲や食後の不快感，痛みなどの主観的なデータと貧血状態，摂取栄養量，体格（慢性潰瘍による低栄養状態）など客観的データを併せてアセスメントする。

　① 食生活：欠食や早食い，過食，食事の規則性。エネルギー・栄養素摂取量（たんぱく質・Fe・ビタミンC・Znなど，特に潰瘍や貧血の回復に必要な栄養素の摂取量の評価）。

　② 身体計測：身長，体重（BMI，%IBW，%UBW）など。

3. 消化性潰瘍（Peptic ulcer）

表Ⅱ-3-5　胃・十二指腸潰瘍の栄養基準

移行期区分	食形態	エネルギー （kcal/kg/日）	たんぱく質 （g/kg/日）	脂　質 （%E）
急性期Ⅰ絶食期	絶飲食	—	—	—
急性期Ⅱ移行期	流動1（氷片，番茶，麦茶など）	—	—	—
	流動2（重湯，野菜スープ，牛乳など）	5〜8	＊	＊
	半固形（ゼリー，ヨーグルトなど）	10	＊	＊
	軟菜1（主食：五分粥〜七分粥）	15〜20	0.5＊	20以下
	軟菜2（主食：全粥）	25	0.9	20
回復期	軟菜3（主食：軟飯）	30	1.2	20
安定期	普通食（消化性潰瘍を配慮した）	30〜35	1.2〜1.5	20〜25

＊　急性期の食事形態の移行期間が1週間程度であれば1日当たりのたんぱく質量の基準量の設定やそれに基づく確保は考えなくてよい。

③ 臨床検査：血液検査（TP，Alb，ChEなどにより体たんぱく質の消耗や，RBC，Hb，HTなどによる貧血の評価。嘔吐が継続する場合，電解質（血清Na，K，Clなど）の状態を確認）。

④ 栄養に関連した身体所見：食欲低下，上腹部痛，嘔吐など。

⑤ 個人履歴：ストレス（家庭・社会生活）。

〈栄養基準・栄養補給〉　急性期，1〜2日間症状の激しい場合には，絶飲食し，末梢静脈栄養法で補正する。止血確認後経口摂取が可能であれば，流動食から開始し，回復状態に合わせ三分・五分・七分・全粥食と段階的に常食に近づける（表Ⅱ-3-5）。炭水化物は，胃に対する負担が少なく，エネルギー源となるため，エネルギー比率55〜60%程度を摂取する。ただし，甘味の強いものは，胃内滞留時間が長くなり胃液分泌を亢進するため控える。脂質は，胃酸分泌を抑制するが，胃内滞留時間が長くなり，もたれや膨満感の原因となる。消化のよい乳化脂肪や良質の油を少量用いる。ミネラルやビタミンは，日本人の食事摂取基準に準じ，病態や回復状態をみながら推奨量を下回らないように摂取する。不溶性食物繊維を多く含む食品は消化管安静のため急性期では避ける。

〈栄養食事指導〉

① 胃の分泌と運動の失調をもたらすような食生活，食事のとり方を改める。厳しい食事制限は必要ないが，寛解，再燃を繰り返す慢性疾患であるため，再燃を防ぐために，患者の症状やライフスタイル，嗜好に合わせたバランスのよい食事とし，生活リズムを整え，規則正しい食生活の支援をする。

② 潰瘍への物理的（過熱・過冷の飲食物，塩辛い食品・料理など），化学的な刺激の強い食品（アルコール飲料，香辛料，カフェインなど）は避ける。

③ 飲酒は，消化性潰瘍の増悪因子であり症状の悪化につながる。喫煙は消化性潰瘍再発，合併症発症のリスクファクターであるため，禁煙を勧める。

4. たんぱく漏出性胃腸症 (Proteinlosing gastroenteropathy：PLGE)

【病態・生理生化学】

たんぱく漏出性胃腸症は，血清たんぱく質，特にアルブミン（Alb）や免疫グロブリンG（IgG）が胃・腸粘膜から異常に漏出して低たんぱく血症をきたす病態の総称である。多くは2つ以上の病因が関連し症状を呈する（図Ⅱ-3-3）。

症状は，顔面や下肢の浮腫，時に胸水や腹水貯留を伴う全身性の浮腫もある。下痢や嘔吐，腹部膨満感，食欲不振などの消化器症状を伴う。吸収不良症候群を合併することが多く，脂質・脂溶性ビタミン・鉄・亜鉛などの欠乏，重症例では，低カルシウム血症によるテタニーや低カリウム血症を呈することもある。小児では成長障害につながることがある。

診断には，α1-アンチトリプシンの定量，腸管α1-アンチトリプシンクリアランスの測定，99mTc標識ヒト血清アルブミンシンチグラフィなどのたんぱく漏出試験が行われる。原因疾患の診断は，X線造影検査，リンパ管検査，内視鏡検査，生検による組織検査による。

〈治療〉 原疾患に対する治療が原則となり，薬物療法と栄養食事療法で対処する。保存的治療で効果が十分でなく，病変が限局している場合には，外科的治療の適応となる。たんぱく漏出，リンパ管改善のためには，ステロイド・ドパミン製剤・プロスタグランジン製剤，著明な低たんぱく血症による浮腫には，利尿薬やアルブミン製剤が用いられる。腹痛・下痢には抗コリン薬・止痢薬・整腸薬などが投与される。

【栄養ケア】

〈栄養アセスメント・モニタリング〉 低たんぱく血症を主とするため，低栄養リスクの判定が重要である。低アルブミン血症により，膠質浸透圧性の浮腫が生じるので，

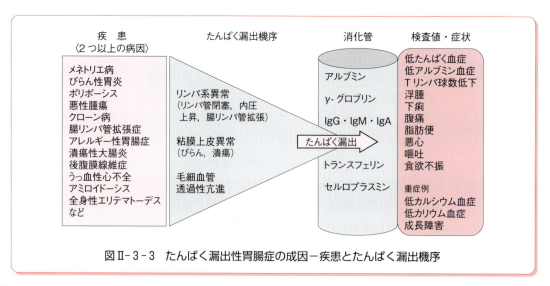

図Ⅱ-3-3 たんぱく漏出性胃腸症の成因－疾患とたんぱく漏出機序

5. 炎症性腸疾患（IBD）

体重を通常のBMIを用いてそのまま評価することはできない。腸リンパ管の障害に基づくものも多いため，たんぱく質の漏出だけでなく，脂質の吸収障害が高頻度に合併する。脂溶性ビタミン，鉄，亜鉛などの欠乏に注意が必要である。

① 食生活：エネルギー・栄養素摂取量（たんぱく質，脂質，脂溶性ビタミン，Fe，Znなど）。

② 身体計測：体重の推移と浮腫の程度を関連づけて評価。小児では身長，体重の推移，標準成長曲線における評価。

③ 臨床検査：血液検査（Alb），α1-アンチトリプシンクリアランス試験（たんぱく漏出試験）によるたんぱく質喪失量の推定。

④ 栄養に関連した身体所見：浮腫，下痢や嘔吐，腹部膨満感。

〈栄養基準・栄養補給〉　栄養基準は，高エネルギー（30〜40 kcal/kg/ 日），高たんぱく質（1.2〜2.0 g/kg/ 日），低脂質（30〜40 g/ 日）とする。

長鎖脂肪酸は，リンパ管内圧を上昇させ，たんぱく漏出を助長させることから制限し，主に中鎖脂肪酸（MCT）を用いる。高度な栄養障害や腸リンパ拡張症では，経腸栄養法や中心静脈栄養法などを検討する。成分栄養剤やMCTを含む半消化態栄養剤の投与も有効である。脂肪の吸収不良に伴う脂溶性ビタミンやナトリウム，カリウム，クロール，カルシウム，鉄などを十分に補給する。アレルギー性胃腸炎では，食事性抗原を同定し除去し，乳糖不耐症では，乳糖を含む乳製品を控える。食事摂取量が少ない場合は，頻回食とし，食事だけで栄養状態が維持できない場合には，経腸栄養剤との併用も検討する。消化のよい食事とする。

〈栄養食事指導〉　食事や経腸栄養剤（成分栄養剤や半消化態栄養剤）の摂取について，時間，種類，量，摂取方法の記録を勧め，その記録と検査データおよび栄養アセスメントに基づいた適切な栄養食事相談が必要となる。高度の漏出により栄養状態の改善が認められない場合では，患者のQOL向上のため在宅での中心静脈栄養法などを考慮する。

〈他職種との協働〉　栄養障害を呈することが多く，NSTによる栄養ケアが必要となる。

5. 炎症性腸疾患 (Inflammatory bowel disease：IBD)

5.1　クローン病（Crohn's disease）

【病態・生理生化学】

口から肛門までの全消化管に潰瘍を形成する原因不明の炎症性疾患。好発年齢は若年層（10代後半から30代前半）である。炎症は小腸および大腸が好発部位であり，病変は非連続性で区域性がある。大腸内視鏡および小腸X線検査（縦走潰瘍，敷石状病変），生検による病理検査で診断される。病態指標として，IOIBD（International Organization for the Study of Inflammatory Bowel Disease）（表Ⅱ-3-6）やCDAI（Crohn's disease activity index）アセスメントスコアが用いられ，WBC，CRP，赤血球沈降（ESR），Pltなどの炎症反応と併せて総合的に判定する。症状は，下痢，腹痛，発熱，体重減少

97

第Ⅱ部　第3章　消化器疾患

表Ⅱ-3-6　IOIBD によるクローン病の重症度評価

項目
1.　腹　痛
2.　便回数6回以上／日，または粘血便
3.　肛門周囲合併症
4.　瘻　孔
5.　その他合併症
6.　腹部腫瘤
7.　体重減少
8.　発熱（38℃以上）
9.　腹部圧痛
10.　Hb 10 g/dL 以下

各項目に対し，それぞれ1点とする。
寛解：IOIBDのアセスメントスコア1または0で，
　　　赤沈値，CRPが正常の状態のもの
再燃：IOIBDのアセスメントスコア2以上で，赤
　　　沈値，CRPが異常のもの

などを起こす。合併症として肛門病変や皮膚病変（アフタ症や瘻孔）が認められる。症状が落ち着いている状態を寛解期，発熱や腹痛などの炎症症状がある時期を活動期（再燃）という。根治治療はなく，活動期には栄養食事療法を主体とし，薬物療法を併用する。薬物療法では抗生物学製剤（抗TNF-α抗体など），5-アミノサリチル酸（5-ASA製剤），副腎皮質ホルモンや免疫抑制薬が処方される。大量出血，穿孔，狭窄による腸閉塞（イレウス），瘻孔，膿瘍形成などでは外科手術が適応となる。クローン病においても長期経過により大腸がん，小腸がんが報告されている。

【栄 養 ケ ア】

〈栄養アセスメント・モニタリング〉　吸収障害や摂取量不足により，体重減少，低アルブミン血症，低コレステロール血症，鉄欠乏性貧血に陥りやすい。薬と食品の相互作用として溶血，葉酸吸収障害，たんぱく質代謝の亢進，カルシウム欠乏（ステロイド剤による）などが起こりやすい。さらに，成分栄養剤を主な栄養源として長期摂取する場合，セレン欠乏がみられる。

① 食生活：食事と経腸栄養剤の摂取状況（エネルギー，たんぱく質，脂質）。狭窄がある場合は野菜の摂取状況。ビタミン類，Fe，Ca，Se，Zn，Mgの摂取状況。

② 身体計測：体重（BMI，%IBW，%UBW，体重減少率），体脂肪の量と割合，骨格筋量など。

③ 臨床検査：血液検査（WBC，RBC，Hb，Plt，Alb，TP，Tf，TTR，TC，電解質（Na，K，Cl，Mg，Fe，Se），CRP，ESRなど），基礎代謝量測定（間接カロリメトリー）。

④ 栄養に関連した身体所見：下痢（便）回数・性状，腹痛，浮腫。長期の成分栄養剤の使用では，必須脂肪酸の欠乏から皮膚の脱落，うろこ状の皮膚などの所見。

〈栄養基準・栄養補給〉　栄養基準を表Ⅱ-3-7に示す。消耗性疾患であり，腸管の安静と腸自身への十分なエネルギー量の補給が必要となる。高エネルギー・高たんぱく質・低脂質食とする。脂質は腸管運動を亢進させるので，1日30 g未満とする。脂質の摂取量が30 g/日を超えると再燃率が高くなる。n-6系脂肪酸は，炎症を促進させ，n-3系脂肪酸は炎症の抑制効果があるため，魚油の摂取が推奨される。水溶性食物繊維は，保水能，ゲル化，胆汁酸吸着能があり，サプリメントでの補充の有効性が報告されている。飽和脂肪酸，トランス脂肪酸，食品添加物の乳化剤や人工甘味料などを避ける。

　著しい低栄養や高度の合併症を認める重症例は絶食とし，中心静脈栄養とする。その後，炎症が安定し腸管の使用が可能になれば経腸栄養法にて成分栄養剤（elemental diet：ED）や半消化態栄養剤を第一選択として用いる。1日の維持投与量は，30 kcal/

表Ⅱ-3-7 クローン病の栄養基準（1日当たり）

エネルギー* (kcal/kg)	たんぱく質* (g/kg)	脂　質 (g)	食物繊維 (g)	ビタミン・ミネラル類
29〜30	1.2〜1.5	寛解移行期 20〜30未満 n-3系脂肪酸を積極的に摂取	10〜15	食事摂取基準以上

注) kgは標準体重。
＊　静脈栄養や成分栄養剤併用時にはそれらを含める。

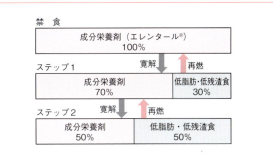

図Ⅱ-3-4 在宅成分栄養経腸栄養補給法（HEN）に基づいた栄養食事療法のスライド方式

標準体重kgを目安とする。亜鉛や銅などの欠乏に注意する。寛解に伴い，日常食を導入し分粥食，米飯食へと進める。食事は低脂質食とし，1日の必要エネルギー量の1/2〜1/3量に調整する。寛解移行後は，症状の回復に応じて成分栄養剤の摂取比率を調整するスライド方式とする（図Ⅱ-3-4）。

〔ブレンダーシステム〕　夜間も経鼻で成分栄養剤や半消化態栄養剤を注入する方法。

〈栄養食事指導〉　再燃と寛解を繰り返すため，栄養食事療法の重要性や寛解維持に果たす栄養剤の役割についての理解を深める。

① 経腸栄養剤（成分栄養剤や半消化態栄養剤），食事内容（食品名，摂取量），下痢や発熱，腹痛などの症状，体重の記録を勧め，栄養（食事）の摂取状況と身体状況の関連について指導する（自己管理の重要性を理解させる）。

② 食事への恐怖感があり摂取量が少ないため栄養状態の悪化，症状の改善を遅らせている場合がある。病状に合わせた消化のよい食事を指導し，栄養量の充足を図る。

③ 喫煙はクローン病の危険因子のため禁煙を勧める。

④ 患者は若年層が多く，ライフスタイルと疾患との関連で不安感が強い。家族を含めた精神面のフォローも重要である。

〈他職種との協働〉　栄養障害を呈することが多く，NSTによる栄養ケアが必要となる。若年層の患者が多く，生活指導・相談では臨床心理士との情報共有，モニタリングが必要である。

5.2　潰瘍性大腸炎（Ulcerative colitis）

【病態・生理生化学】

直腸から口側に向かい潰瘍が連続的に発症する原因不明の慢性炎症性疾患で，病変は大腸に限局する。腸管の免疫調節機序の破綻や腸内細菌感染，ストレスによる心因的要因，アレルギー反応などが成因と考えられている。発症は，若年者（20歳代がピーク）に多いが，小児や高齢者でも発症する。病変の広がりや病期分類，臨床的重症度により分類される（表Ⅱ-3-8）。主症状は，腹痛，下痢，粘血便などである。貧血，発

第Ⅱ部　第3章　消化器疾患

表Ⅱ-3-8　潰瘍性大腸炎の重症度分類

	重　症	中等症	軽　症
1) 排便回数	6回以上		4回以下
2) 顕 血 便	（＋＋＋）		（＋）〜（−）
3) 発　　熱	37.5℃以上	重症と軽症との中間	（−）
4) 頻　　脈	90/分以上		（−）
5) 貧　　血	Hb：10 g/dL以下		（−）
6) 赤　　沈	30 mm/hr以上		正　常
または CRP	3.0 mg/dL以上		正　常

・顕血便の判定
　（−）血便なし
　（＋）排便の半数以下でわずかに血液が付着
　（＋＋）ほとんどの排便時に明らかな血液の混入
　（＋＋＋）大部分が血液
・重症とは1) および2) の他に全身症状である3) または4) のいずれかを満たし，かつ6項目のうち4項目以上を満たすものとする。軽症は6項目すべて満たすものとする。
・中等症は重症と軽症の中間にあたるものとする。
・重症の中でも特に症状が激しく重篤なものを劇症とし，発症の経過により，急性劇症型と再燃劇症型に分ける。劇症の診断基準は以下の5項目をすべて満たすものとする。
　① 重症基準を満たしている。　② 15回/日以上の血性下痢が続いている。
　③ 38℃以上の持続する高熱がある。　④ 10,000/mm³以上の白血球増多がある。　⑤ 強い腹痛がある。

潰瘍性大腸炎・クローン病診断基準・治療指針 令和3年度 改訂版, 2022
（厚生労働科学研究費補助金 難治性疾患政策研究事業「難治性炎症性腸管障害に関する調査研究」（久松班）令和3年度分担研究報告書）

熱，全身倦怠などを伴い，さらに関節症状（脊椎関節炎），眼症状（ぶどう膜炎），皮膚症状（結節性紅斑）などを合併する。クローン病と同様寛解期と活動期（再燃）を繰り返す。10年以上の慢性持続型では大腸癌を合併することがある。血液検査（WBC・好中球の増加，TTT・ZTTの上昇），CRP陽性，ESR促進等の炎症所見，便潜血検査，大腸内視鏡検査，注腸造影によって診断される。内科的治療では，5-ASA製剤，副腎皮質ステロイド薬，免疫調整薬などの薬物療法が行われる。さらに，中等症から重症でステロイドの減量が困難な場合では，血球成分除去療法（cytapheresis：CAP）が行われる。大量出血や穿孔例，中毒性巨大結腸症では外科的手術が行われる。

【栄養ケア】

〈栄養アセスメント・モニタリング〉　病変部位は大腸に限定されるので，通常栄養障害はあまり強くない。腸管出血や血便により鉄欠乏性貧血を呈する。重症の下痢では低カリウム血症，電解質異常をきたしやすく，腸からの吸収不良，水分喪失により脱水状態が疑われる。長期間再燃と寛解を繰り返すため，モニタリングが重要である。

　① 食生活：エネルギー・栄養素摂取量，食品摂取の偏り，アレルギーの有無。
　② 身体計測：身長，体重（BMI, %IBW, %UBW, 体重減少率），AC, 皮下脂肪厚（TSF, SSF），体組成（骨格筋量，%FAT）。
　③ 臨床検査：血液検査（WBC・好中球, ESR, CRP, TP, Alb, RBC, Ht, Hb, 血清鉄, 総鉄結合能（TIBC）。ビタミン（A, D, E, K, B_{12}, 葉酸），電解質（K, Na, Cl），ミネラル（Fe, Zn, Ca）など）。

6. 過敏性腸症候群（IBS）

④ 栄養に関連した身体所見：便性状・回数，発熱。

⑤ 個人履歴：ストレス（家庭・社会生活）。

〈栄養基準・栄養補給〉

表Ⅱ-3-9　潰瘍性大腸炎の栄養基準（1日当たり）

エネルギー （kcal/kg）	たんぱく質 （g/kg）	脂　質 （g）	食物繊維 （g）	ビタミン・ ミネラル類
中等症28 重　症32 を目安	1.2～1.5 前後	寛解移行期40以下 n-3系脂肪酸を積極的に摂取	再燃期，狭窄のある場合：10 以下，それ以外は制限なし	食事摂取 基準以上

注）kgは標準体重

　重症例では絶食として静脈栄養とする。炎症の安定に対応し軟菜食から始める。寛解期では，極端な制限は必要なく，常食にて十分なエネルギーとたんぱく質を補給する。脂質は病態を評価しながら増減する。頻回の下痢，腹痛や経口摂取により症状が悪化する場合は，易消化で和食中心の低残渣食とする。下痢が持続する場合では，脂質や食物繊維の多い食品，香辛料の多い料理は制限する。牛乳・乳製品は腹痛や下痢などの症状の出現，牛乳アレルギーや乳糖不耐症がある場合は禁止するが，ない場合はたんぱく質やカルシウム源として使用する。水溶性食物繊維は，大腸内で腸内細菌により発酵を受けて短鎖脂肪酸，特に酪酸を産生する。酪酸は，腸粘膜のエネルギー源として，また抗炎症作用をもち，本疾患に有用である。一方，砂糖菓子の摂取は潰瘍性大腸炎の発症との関連が報告されている。

〈栄養食事指導〉　病期により栄養管理は異なる。腸管の安静を保持するには，低脂質・低残渣とするが，寛解期にはバランスのよい日常食とする。患者により体調を悪化させる食品は異なるので，個々に対応する。

① 病変部位によって症状や経過に個人差が大きく，家族を含めた長期的な精神面も含めたフォローが重要である。

② 食事に対して神経質にならないように，普通の生活ができることへの理解を促す。

③ 精神的ストレス，感染症，不適当な食事などが再発の引き金になる。過労や睡眠不足，ストレスを避け規則正しい生活を送るよう勧める。

6．過敏性腸症候群 (Irritable bowel syndrome：IBS)

【病態・生理生化学】

　腹痛と便通異常が相互に関連しつつ慢性に持続する機能的疾患である。Rome Ⅳ 診断基準によって定義され，便性状による分類がなされる（表Ⅱ-3-10，図Ⅱ-3-5）。病型は下痢型，便秘型，下痢と便秘が出現する混合型があり，下痢型は男性に，便秘型は女性に多い傾向にある。病因は大腸を中心とした消化管運動機能異常，腸管の内臓知覚異常，ストレスを含む外的刺激に対する過剰もしくは異常な腸管の反応などがあげられる。症状は，排便後に軽快する腹痛，下痢，便秘，腹部膨満感，悪心，嘔吐など

表Ⅱ-3-10　IBSのRomeⅣ診断基準

腹痛が最近3か月の中の1週間につき少なくとも1日以上を占め，下記の2項目以上の特徴を示す。 　(1) 排便に関連する 　(2) 排便頻度の変化に関連する 　(3) 便形状（外観）の変化に関連する
＊最近3か月は基準を満たす 　少なくとも診断の6か月以上前に症状が出現

（Lacy, B.E., et al.：Gastroenterology, 150, 1393～1407, 2016）

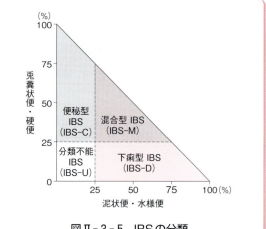

図Ⅱ-3-5　IBSの分類
（日本消化器病学会：機能性消化管疾患診療ガイドライン 2020 - 過敏性腸症候群（IBS）〔改訂第2版〕, 2020）

の消化器症状に加えて，**自律神経失調症状**（動悸，四肢の冷感，発汗，顔面紅潮，肩こり，頭痛）や**不定愁訴**（全身倦怠感，不安感，不眠，無気力，過度緊張）を自覚することも多い。

〈治　療〉　薬物療法と心理療法，生活指導・相談，栄養食事指導に重点が置かれ，消化管主体の治療，中枢機能の調整，心理療法と症状に合わせ段階的な治療が行われる。薬物療法は，高分子重合体，消化管運動機能改善薬を投与したうえで，下痢型では抗コリン薬，乳酸菌製剤，ビフィズス菌製剤，止痢薬などを組み合わせ，便秘型には緩下薬などが処方される。精神症状が強い場合には，抗不安薬や抗うつ薬を併用することがある。薬物療法が有効でない症例に対しては心理療法などが行われる。

【栄養ケア】

〈栄養アセスメント・モニタリング〉　食事，心理・社会的ストレスと，疾患に対する苦痛と不安感がある。体重減少や低たんぱく血症，貧血などはみられない。

① 食生活：食事量，朝食欲，食物繊維，脂質，水分量，症状を誘発しやすい食品（カフェイン類，香辛料を多く含む食品や牛乳，乳製品）の摂取量など。
② 臨床検査：下痢では，Cr，UN，電解質（Na，K，Cl）。
③ 栄養に関連した身体所見：消化器症状（頻度，発症する状況など）。
④ 個人履歴：生活背景（生活習慣，排便状況，睡眠時間，仕事内容，ストレスなど）。

〈栄養基準・栄養補給〉　エネルギー，各栄養素は日本人の食事摂取基準を目安とする。軽症，中等症では特別な栄養食事療法を必要としないが，下痢や便秘に応じた食事内容とする。重症例では入院とし，絶食後，易消化食を段階的に供する。

・下痢型：脂質の摂取量を通常の1/3くらいに制限する。腸管粘膜を刺激する冷たい飲料水，炭酸飲料，香辛料は避ける。低残渣食とする。牛乳，乳製品は食物アレルギーや乳糖不耐症の有無によっては悪化要因となる可能性があるため注意する。ア

7. 下痢（Diarrhea）

ルコールも腸蠕動運動を刺激することから，症状が強い場合は原則禁酒とする。

・便秘型：けいれん性便秘がほとんどであり，腸の緊張亢進の抑制のために刺激性の少ない食事とする。食物繊維は便量を保つうえで重要で，水溶性食物繊維の多い野菜類，果実類，海藻類から摂取する。刺激性食品（酸味，アルコール飲料，カフェイン），物理的刺激（かたい食品，濃い味つけ，炭酸飲料，過食など）を避ける。脂質の摂取量は通常の2/3程度にし，揚げ物など油の多い食品，料理を避ける。ガスを発生させやすい食品も避ける。

〈栄養食事指導〉　下痢や便秘に対しては必要な栄養食事指導を実施するが，重症でない限り，過度な食事制限は避け，食事に関して必要以上に心配や精神的ストレスをかけないようにする。

① 規則正しい食生活を実施し，暴飲暴食はしない。

② 下痢型では外出前の排便，外出時の排便場所の確保，高脂肪食および刺激物の摂取を避ける。

③ 便秘型では毎日の排便習慣の確立，食習慣の調節を心がける。

④ 適度な運動を行う。

〈他職種との協働〉　心理療法が必要な場合，生活指導・相談では臨床心理士との情報共有し，モニタリングを行う。

7．下痢 （Diarrhea）

【病態・生理生化学】

　下痢とは，水分含有量の多い便を排泄する状態をいい，排便回数は問わない。通常の便の水分量は約70％であるが，80〜90％になると軟便，90％以上となると水様便となる。下痢の分類を表Ⅱ-3-11に示す。浸透圧性下痢，分泌性下痢，滲出性下痢，腸管運動異常によるものがある。発症の経過により急性と慢性に分類され，急性下痢は感染性や薬剤性によるものが多い。慢性下痢の原因は，炎症性腸疾患，過敏性腸症候群や吸収不良症候群，膵外分泌機能低下による脂肪性下痢などがある。症状は，便性状の変化，排便回数の増加のほか，腹痛，発熱，嘔吐などを伴う。長期間継続する下痢では，水分や電解質が多量に失われ，脱水症状を呈する。低カリウム血症や重炭酸ナトリウムの喪失による代謝性アシドーシスを引き起こすこともある。下痢の診断は，原因疾患を特定するため，便性状，既往歴，食歴，海外渡航歴の有無，心理的要因，発熱，腹痛の程度，脱水症状の有無などの問診情報。血液検査，便検査（病原菌の有無，潜血反応，寄生虫，便培養など），X線検査，内視鏡検査，CT検査などにより行われる。

〈治　療〉　原因疾患治療を中心に行われる。状態に応じて絶食，栄養食事療法，輸液による水分や電解質の補給を行う。腸管運動抑制薬，吸着薬，整腸薬などが処方される。

第Ⅱ部　第3章　消化器疾患

表Ⅱ-3-11　下痢の分類

病　態		主な原因（急性）	主な原因（慢性）
浸透圧性下痢	腸管内に吸収されにくい高浸透圧性物質が多量に存在し，水を腸管内に引き込む。絶食により改善。	薬剤性 ・塩類下剤 ・ソルビトール ・ラクツロース 高濃度の経腸栄養剤の高速投与	吸収不良症候群 ・乳糖不耐症 ・慢性膵炎 ・輸入脚症候群 ・短腸症候群 ・セリアック病
分泌性下痢	ウイルスやさまざまな細菌性毒素の感染や消化管ホルモンの過剰分泌，非吸収性植物性脂肪の摂取により，腸管粘膜の分泌の異常亢進。水溶性下痢が多い。	エンテロトキシンによる腸炎 ・コレラ菌 ・赤痢菌 ・ブドウ球菌 ・クロストリジウム ・腸管出血性大腸菌	内分泌腫瘍
滲出性下痢	腸の炎症により，腸管壁の透過性が亢進し，多量の滲出液が腸管内に排出されて起こる。血性下痢が多い。	細菌性大腸炎 ・サルモネラ ・カンピロバクター ・エルシニア ウイルス性大腸炎 偽膜性大腸炎 虚血性大腸炎	炎症性腸疾患 ・クローン病 ・潰瘍性大腸炎 腸結核 放射線性腸炎
腸管運動異常 亢進	急速に腸管内を通過することによる吸収障害。		過敏性腸症候群 甲状腺機能亢進症
腸管運動異常 低下	細菌の異常増殖が胆汁酸の脱縫合を招き，脂肪や水の吸収障害を起こす。		糖尿病性神経症

【栄養ケア】

〈栄養アセスメント・モニタリング〉　2週間以上継続する下痢では，栄養障害のリスクが高まる。大量の水溶便の継続は，脱水，電解質異常となる。発熱を伴う場合は，必要エネルギー量の増大，血便やたんぱく漏出を伴う場合は，たんぱく質栄養不良状態に陥りやすい。ウイルス性腸炎では，悪心，嘔吐などにより経口摂取ができなくなることもある。

 ① 食生活：エネルギー・栄養素摂取量，ダイエット甘味料の使用状況，下剤の服用歴など。

 ② 身体計測：体重（体重変化率）。

 ③ 臨床検査：血液検査，便検査（病原菌の有無，潜血反応，寄生虫，便培養など），X線検査，内視鏡検査，CT検査。

 ④ 栄養に関連した身体所見：発熱，腹痛（便性状，症状の出現期間），脱水症状の有無など。

 ⑤ 個人履歴：病歴（既往歴，海外渡航歴），生活背景（心理的要因）。

〈栄養基準・栄養補給〉　重症時には絶食とし，経静脈的に水分・電解質の補給を行う。経口摂取が可能な場合は，低脂質・低残渣で，流動食から分粥食，全粥食と進める。著しい脱水症状では，静脈的補液，経口補水療法（oral rehydration therapy：ORT）を実施する。慢性下痢では，刺激の少ない食品でエネルギー，たんぱく質，ビタミンを

104

確保する。

① 浸透圧性下痢で乳糖不耐症の場合には，乳製品を除去し，経腸栄養剤の乳糖の有無の確認，浸透圧はできるだけ等張のものを選択する。オリゴ糖や難消化性多糖類の大量摂取は高浸透圧性の下痢の原因となるので注意する。

② 滲出性下痢では，原則として禁食，状態に応じて静脈栄養法・経腸栄養法を選択する。腸内細菌叢のバランスのために，乳酸菌やビフィズス菌飲料や補助食品の摂取，水溶性食物繊維の摂取を勧める。

③ 分泌性下痢では，水分・電解質の補給を第一とし，ガストリンの分泌過剰が考えられる場合は，胃酸分泌を亢進させる食品の摂取を控える。脂質吸収障害がある場合は，脂質の摂取制限やMCTでの補給を検討する。

④ 腸管運動亢進性の下痢では，腸管を刺激する冷たい食品，脂質，不溶性食物繊維の多い食品，香辛料，炭酸飲料，カフェインなどの摂取を控える。

〈栄養食事指導〉 長期にわたる下痢では，腸管を刺激・症状を増悪させる食品を控える。下痢を誘発する食品は個人で異なるため，食事調査を実施し，指導する。

8．便秘 (Constipation)

【病態・生理生化学】

便秘は，排便回数が週2回以下の排便状態と定義され，便重量が35 g/日以下とされる。症状の持続期間により，1〜3か月未満の急性便秘と3か月以上の慢性便秘に分けられる。

便秘は，機能性と器質性に分類され，機能性はさらに弛緩性，けいれん性，直腸性に分けられる（表II-3-12）。弛緩性便秘は，腸管の運動機能低下がみられ，便の通過時間が延長する。けいれん性便秘では，腸管の過度な緊張により便の通過が障害される。便秘は男性より女性に多くみられ，加齢により弛緩性が増加する。腹部の触診・

表II-3-12　便秘の種類

便秘の種類		原因・病態
一過性単純性		生活・食事量・環境の変化など
機能性	直腸性	度重なる排便刺激の無視，下剤乱用による直腸刺激感受性の低下 肛門疾患
	弛緩性	大腸の緊張低下，運動の鈍化，腹筋力の低下 高齢者・経産婦にみられる
	けいれん性	副交感神経の過緊張などによる便の移送抑制（過敏性腸症候群）
器質性	管腔内狭窄	腸管の器質的疾患による通過障害 腫瘍，炎症，術後癒着，腸形成異常
	管腔外狭窄	腸管以外の器質的疾患に伴う大腸の運動機能異常 腹腔内臓器の腫瘍，炎症，ヘルニア
症候性		代謝・内分泌疾患（糖尿病神経症，甲状腺機能低下症など） 神経筋疾患，膠原病，鉛中毒
薬剤性		抗コリン剤，三環系抗うつ剤，抗パーキンソン薬，モルヒネなど

第Ⅱ部　第3章　消化器疾患

聴診，便潜血反応検査，X線検査，内視鏡検査などにより診断される。

　症状は，排便回数の減少，硬便，便量減少，排便時の痛み，腹部不快感，腹部膨満感，残便感などである。長期の便秘では，腸管内のガスの発生により食欲不振や悪心・嘔吐，頭痛，イライラ感などが起こる。機能性便秘では，粘液や血便は認めないが，大腸癌などの器質性便秘では，便の狭小化や血液の付着を認めることがある。けいれん性便秘では，腹痛，兎糞状の便がみられる。

〈治　療〉　器質的疾患が除外された場合は，対症療法として緩下薬などが用いられる。慢性便秘では，食習慣，生活習慣の改善が重要である。

【栄養ケア】

〈栄養アセスメント・モニタリング〉

① 食生活：エネルギー・栄養素摂取量（特に食物繊維，脂質，水分），食事内容の変化，薬剤使用（下剤など）の有無など。

② 身体計測：身長，体重（BMI，体重変化率）。過敏性腸症候群などの機能性便秘では，体重減少など栄養状態の低下はまれであるが，大腸癌による器質性便秘では，著しい体重低下をきたすことがある。

③ 栄養に関連した身体所見：食欲，排便状況，便性状など。女性では月経と症状の関連なども確認。

④ 個人履歴：病歴（既往歴），生活背景（生活・運動習慣，ストレス）。

〈栄養基準・栄養補給〉　栄養基準は日本人の食事摂取基準を目安とする。

　機能性便秘　便秘の種類により食事内容が異なる。弛緩性便秘や直腸性便秘では，便量を増加させるために水分を十分に摂取し，食物繊維の豊富な食品（根菜類や葉菜類）を摂取するように勧める。水溶性食物繊維の発酵によって生じる乳酸，酪酸，プロピオン酸などの有機酸には，大腸運動刺激作用がある。冷水や果汁，牛乳，適度なアルコール飲料などもよい。また，香辛料や脂質は大腸の蠕動運動に対して刺激作用があるので適度に摂取する。

　けいれん性便秘　腸管の緊張を抑えるために，刺激性の少ない低残渣・低脂質食とし，蠕動運動を促すような食品の摂取は控える。しかし，水溶性食物繊維は，腸内細菌により利用され，短鎖脂肪酸（short-chain fatty acids：SCFA）に分解され，腸内環境の改善に役立つため摂取を勧める。

〈栄養食事指導〉　1日3回の規則正しい食事，特に朝食の摂取は排便習慣の定着に重要である。直腸性便秘は，排便習慣の乱れによって生じることが多いため，便意があればトイレに行くなどの説明が必要である。また運動不足から便秘傾向をきたすことも少なくないため，軽い運動を促す。

9．肝炎（Hepatitis）

【病態・生理生化学】

　急性肝炎（**acute hepatitis**）は，主に肝炎ウイルス感染が原因で起きる急性の肝障害で，肝炎ウイルスとしては，A～E型の5種類が確認されている（表II-3-13）。ウイルス感染以外では，アルコール，薬物，自己免疫などが原因となる。発熱や頭痛など感冒様症状が前駆症状として現れ，さらに，黄疸，食欲不振，嘔気・嘔吐，全身倦怠感などの症状が現れる。

　劇症肝炎（**fulminant hepatitis**）は，急性肝炎の経過中，急速に重症化し肝不全に陥る病態である。進行性の黄疸，出血傾向および肝性脳症などの肝不全症状が出現する。診断基準は，初発症状出現から8週以内にプロトロンビン時間が40％以下に低下し，昏睡II度以上の肝性脳症を生じる肝炎と定義されている。画像診断（腹部超音波，CT）では肝臓の急速な萎縮がみられる。広範囲にわたり，急激に肝細胞が壊死することにより，ほかの臓器にも高度障害が生じる。

　慢性肝炎（**chronic hepatitis**）は，主にB型肝炎ウイルス（**HBV**），C型肝炎ウイルス（**HCV**）に起因するとされ，急性肝炎発症後，肝臓の病態が6か月以上経過したものを慢性肝炎と呼ぶ。現在，日本では，慢性肝炎の70～80％がC型肝炎，15～20％がB型

表II-3-13　急性ウイルス肝炎の特徴

肝炎ウイルス	A型（HAV）	E型（HEV）	B型（HBV）	C型（HCV）	D型（HDV）
主な感染経路	糞便-経口感染	経口感染 人畜共通感染症	体液感染 血液感染 母子感染	血液感染	HBVと同様 増殖にはHBVが必要
潜伏期間	2～6週	2～9週	1～6か月	1～3か月	1～6か月
感染様式	一過性 終生免疫獲得（IgG型HA抗体）のため，ほとんど慢性化しない	一過性 劇症化は妊婦の感染例で多い	一過性＞持続性 慢性肝炎は無症候性キャリア（母子感染，乳幼児感染）から発症	一過性＜持続性 成人の初感染からも容易に慢性化する	HBVに準じる HBVに重複感染する 日本ではまれ
感染リスク	海外渡航	海外渡航	薬物中毒者 医療従事者 同性愛者	薬物中毒者 医療従事者	HBVキャリア
慢性感染	ほぼなし	なし	数％あり	70～80％あり	70～80％あり（重複感染例）
備考	急激に発病する。37～38℃の微熱が数日続き，全身倦怠感・食欲不振・嘔吐・悪心などの自覚症状を伴う。約1％は劇症化がみられる	妊婦で劇症肝炎が多く死亡率が高い。熱帯，亜熱帯で水系感染による集団発生がみられる。日本では，猪，鹿，豚の臓器や肉の生食による感染症が指摘されている	慢性肝炎は自然に終息することがある。母子感染はワクチンおよび免疫グロブリン投与により著しく減少している	急性肝炎は高率に慢性化し，慢性肝炎は進行は遅いが確実に進行する感染経路が不明のものもある	急性肝炎では重症化，劇症化。慢性肝炎では進行が早い。B型肝炎ウイルスキャリアに感染する。症例は非常に少ない

第Ⅱ部　第3章　消化器疾患

肝炎である。B型肝炎は母子感染や乳幼児期に感染した場合は不顕性を呈し，キャリア化することが多い。C型肝炎は高率に慢性化をたどる。

〈治　療〉　慢性肝炎治療の目的は，非代償性肝硬変，肝癌への進展を遅延させることで，一般的には保存的治療（安静と栄養食事療法）が中心となる。慢性B型肝炎では，**抗ウイルス薬**（インターフェロン（**interferon：IFN**），核酸アナログ製剤），慢性C型肝炎ではペグインターフェロン（PEG-INF），リバビリン，直接作用型抗ウイルス薬の3剤療法が行われる。肝庇護薬（グリチルリチン酸の静脈注射,ウルソデオキシコール酸の内服）が用いられる。C型肝炎では肝細胞への鉄沈着がみられ，血清フェリチン値が高値の場合，体内から血液を抜く**瀉血療法**や鉄制限食が行われる。劇症肝炎に対しては，全身管理のもと，血漿交換や血液透析などの治療が必要になることがある。

【栄養ケア】

〈栄養アセスメント・モニタリング〉　急性肝炎発症後は，発熱，全身倦怠感や食欲不振がみられ，さらに，嘔気，腹部膨満感などの消化器症状，黄疸などが出現する。慢性肝炎は自覚症状を伴わない場合が多いが，進展予防を目的に病状に注意しながら適切な評価を行い，臨床経過を観察する。過栄養あるいは低栄養の有無を評価する。

① 食生活：エネルギー・栄養素摂取量（ビタミンやミネラル（Zn，Feなど）に注意する），食習慣（嗜好，飲酒）。アルコール性の場合は，食事摂取量が不十分な場合が多く，特に注意が必要である。

② 身体測定：身長，体重（BMI），体組成（%FAT，体脂肪量，骨格筋量）。

③ 臨床検査：画像診断（CTなど），肝炎ウイルスマーカー，血液検査（AST/ALT，LDH，Alb，Bil，TC，TG，ChE，血小板（Plt），プロトロンビン時間など）（表Ⅱ-3-14）。長期化した場合は肝線維化，耐糖能など。

④ 栄養に関連した身体所見：黄疸，食欲不振（慢性肝炎でインターフェロン療法施行中の患者では，食欲低下から体重減少がみられる場合がある），全身倦怠感，筋肉や皮下脂肪の消耗など。

表Ⅱ-3-14　肝機能検査

肝臓の障害	臨床検査データへの影響
肝細胞破壊	AST/ALT，LDHの上昇
胆汁流出障害	ALP，γ-GT，総胆汁酸，直接ビリルビン，TCの上昇
肝臓の合成能	プロトロンビン時間の延長，Alb，ChE，TC（エステル化）の低下
肝臓の解毒機能	アンモニア，ビリルビン（直接/総（D/T）の比），アミノ酸分画（フェニルアラニン，チロシン，メチオニンの上昇）
肝臓の血流避断や線維化の指標	ICG負荷テスト，血小板数，ヒアルロン酸
その他	IgG，TTT，ZTT，RA（リウマチ反応）

108

〈栄養基準・栄養補給〉

表Ⅱ-3-15　肝炎の栄養基準（1日当たり）

		エネルギー （kcal/kg）	たんぱく質 （g/kg）	脂　質 （%E）	備　考
急性 肝炎	急性期	25〜30	0.8〜1.0	20（消化器症状や黄疸 があればさらに制限）	消化のよい軟食
	回復期	30〜35	1.0〜1.3	20〜25	
慢性肝炎		30〜35	1.0〜1.3	20〜25	鉄6mg（フェリチン 高値の場合）

注）kgは標準体重。

急性肝炎急性期・回復期　可能であれば経口摂取とする。急性期で，肝予備能が著しく低下している場合は絶食とし，静脈栄養を行う。食事形態は，急性期は消化・吸収のよい軟菜食とし，経口摂取のみで十分な栄養量を確保できない場合は，末梢静脈栄養を考慮する。回復期では，日本人の食事摂取基準に準じた食事内容とする。肝細胞修復に必要なエネルギー，たんぱく質が必要であるが，過剰な栄養投与は脂肪肝の原因となるため，過度の安静や摂取過剰により肥満しないよう，個々人の栄養摂取量を算出して適切な栄養管理を行う。

劇症肝炎　輸液管理が主体となる。エネルギー源はブドウ糖を中心とし，体内に貯留したアンモニア抑制のため，アミノ酸製剤は原則として投与しない。

慢性肝炎　炎症・線維化の程度，安静療法を考慮し，日本人の食事摂取基準に準じる。

ビタミン・ミネラルは日本人の食事摂取基準に準じ，不足がないように注意する。亜鉛は不足しやすく，血中フェリチン高値症例では鉄制限を行う。脂質は，急性期では胆汁の生成障害，腸肝循環障害を考慮し制限が必要であるが，脂溶性ビタミン不足を招かないよう，極端な制限にならないよう注意する。

〈栄養食事指導〉

① 肝疾患に対する知識や継続治療の重要性について理解を深め，急性期，回復期，慢性期それぞれの病態に応じた栄養補給量について指導する。

② 肥満傾向であれば，脂肪肝を招かないよう，過剰摂取を防ぐ。逆に，低栄養（PEM）の場合は，十分なエネルギーとたんぱく質を確保する。

③ 細胞膜脆弱性，免疫能低下をきたすため，脂質はn-3系多価不飽和脂肪酸（抗炎症性物質産生）を増やし，n-6系多価不飽和脂肪酸（炎症反応を惹起）を減らす（n-3/n-6比を上げる）。

④ ビタミンC・E，カロテン類など，抗酸化ビタミンや亜鉛の不足に注意する。

⑤ C型肝炎ウイルス由来の慢性肝炎では，鉄制限食（目標6mg/日以下）とする。

⑥ アルコール性肝障害の場合はエタノール換算量の評価を行い，禁酒を促す。

第Ⅱ部　第3章　消化器疾患

10.　肝硬変 (Liver cirrhosis)

【病態・生理生化学】

　肝細胞の壊死・脱落と再生修復の過程で，肝実質細胞が減少，線維化し，肝機能が低下した状態，肝疾患の終末像が肝硬変である。ほとんど自覚症状がみられない代償性と肝不全に起因する症状が出現する非代償性に分かれる（表Ⅱ-3-16）。

表Ⅱ-3-16　肝硬変の主な症状

代償性	非代償性	
・自覚症状はほとんどない ・倦怠感・軽い疲労感 ・食欲不振 ・筋痙縮・手掌紅斑がみられることがある	・黄疸 ・出血傾向 ・食道静脈瘤・脾腫 ・肝性脳症*	・腹水・浮腫 ・女性化乳房

＊肝臓で除去されるはずの有害物質が血液中に蓄積して脳に達し，脳機能が低下することから引き起こされる。意識障害・異常行動・羽ばたき振戦などの神経症状や昼夜逆転，意識変容などの見当識症状がみられる。

　診断は，画像診断（腹部エコー，CT，MRA）や血液検査（アルブミン，ビリルビン，プロトロンビン時間，血小板数）などにより行われる。食道静脈瘤は上部消化管内視鏡検査で確認する。定期的な診察により，肝癌の早期発見と抑制を目指す。

　肝臓の予備能を評価する指標として，**Child-Pugh**（チャイルド・ピュー）分類（表Ⅱ-3-17）が広く用いられている。一般的にclass Aは代償性，class B・Cは非代償性とされる。

表Ⅱ-3-17　Child-Pugh分類（肝硬変重症度）

評点	1点	2点	3点
肝性脳症	なし	軽度（Ⅰ・Ⅱ）	昏睡（Ⅲ以上）
腹水	なし	軽度	中等度以上
血清ビリルビン値（mg/dL）	2.0未満	2.0〜3.0	3.0超
血清アルブミン値（g/dL）	3.5超	2.8〜3.5	2.8未満
プロトロンビン時間活性値（％）	70超	40〜70	40未満

各項目の点数の総計で病期を判定する。
（class A：5〜6点；軽症，class B：7〜9点；中等症，class C：10〜15点；重症）
（日本消化器病学会・日本肝臓学会：肝硬変診療ガイドライン2020改訂第3版）

　肝臓は身体に不可欠な栄養素の代謝・貯蔵，胆汁酸生成・分泌，解毒，体液の循環調整などの機能を有する。肝硬変ではこれらの機能が障害され，さまざまな栄養代謝障害を呈する。

　門脈圧亢進では，行き場のない血流が側副血行路の食道静脈に流入し，食道や胃静脈瘤を形成する。また，肝臓の解毒機能が低下し，高アンモニア血症となる。アンモニアが蓄積することで，脳神経機能の低下をきたし，肝硬変では意識障害や昏睡とな

10. 肝硬変（Liver cirrhosis）

る（肝性脳症）。たんぱく質合成能の低下により血液中のアルブミンや血液凝固因子が低下する。低アルブミン血症による膠質浸透圧の低下は，腹水，下肢・全身浮腫の原因となる。さらに，血液凝固因子の低下，血小板数の減少により出血傾向を示す。

　糖質代謝では，ブドウ糖の肝細胞への取り込み障害により骨格筋でのインスリン抵抗性が高まり，グリコーゲン貯蔵量が減少し耐糖能異常をきたしやすい。アミノ酸代謝では，骨格筋におけるアンモニアの解毒時や，エネルギー基質として分岐鎖アミノ酸（BCAA）代謝が亢進する。その結果，芳香族アミノ酸（AAA）やメチオニンの血中濃度が高くなり，BCAAが減少するため，肝硬変ではフィッシャー比*が低下する。これをアミノ酸インバランスという。

　　＊フィッシャー比（**Fischer ratio**）：分岐鎖アミノ酸（branched chain amino acid：
　　　BCAA：イソロイシン・ロイシン・バリン）と，芳香族アミノ酸（aromatic amino
　　　acid：AAA：チロシン・フェニルアラニン）のモル比（BCAA/AAA）。

〈治　療〉　肝硬変の治療目標は，肝機能の悪化を抑え，現況を維持することで，治療には肝線維化の進行抑制，合併症対策，発がん予防，肝移植等があり，栄養食事療法も重要である。簡便な検査としてBTR（分岐鎖アミノ酸/チロシン，BOAA to tyrosine ratio）が用いられている。

　腹水・浮腫には利尿薬の投与，重度の低アルブミン血症で腹水コントロールが困難な場合はアルブミン製剤が投与される。食道静脈瘤には内視鏡的静脈瘤結紮術（endoscopic variceal ligation：EVL），肝性脳症には肝不全用アミノ酸製剤（BCAA製剤）の投与（経口あるいは経静脈）や，ラクツロースまたはラクチトールの経口投与による便秘などの誘因除去（大腸内のpHを下げアンモニアの腸内産生・吸収を抑制し，排便を促進させる）が行われる。

【栄養ケア】

〈栄養アセスメント・モニタリング〉　肝硬変患者では，高度の栄養障害，たんぱく低栄養，微量元素欠乏が認められ，予後に影響する。適切な栄養介入が重要である。栄養食事療法は，血清アルブミン$\leqq3.5$g/dL，Child-Pugh分類，サルコペニア（JSH基準）の有無を用いて判定する（図Ⅱ-3-6）。判定項目のうち，いずれかが認められる場合，就寝前の200 kcal程度の夜食（**late evening snacks**：**LES**）を含めた食事療法・指導が必要となる。BMI＜18.5 kg/m²であれば，サルコペニアの高危険群であるため，定期的に栄養評価を行い，経腸栄養剤やBCAA含有食品による栄養食事療法・指導を開始する。

① 食生活：エネルギー・栄養素摂取量（たんぱく質，脂質（必須脂肪酸），ビタミン，ミネラル）。低栄養は重要な予後不良要因。飲酒状況，健康食品やサプリメントの摂取状況。

② 身体計測：身長，体重（BMI，変化率），体組成（体脂肪量，骨格筋量）など。

③ 臨床検査：血液検査（WBC，Hb，Plt，Alb・ChE・TC低下，AST/ALT（肝

111

第Ⅱ部　第3章　消化器疾患

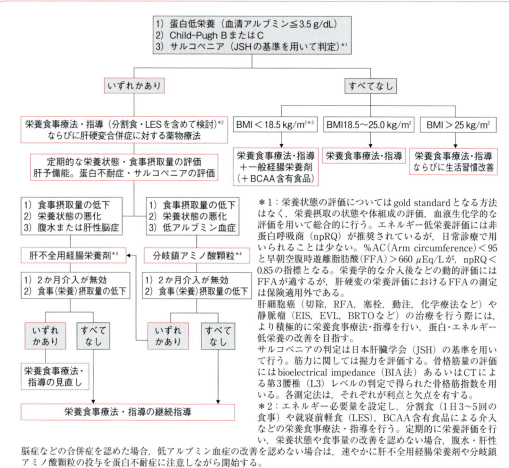

図Ⅱ-3-6　栄養食事療法フローチャート
（日本消化器病学会・日本肝臓学会：肝硬変診療ガイドライン2020改訂第3版，p.xix）

硬変ではAST＞ALT傾向），Bil上昇，RBC，Hb，Plt（肝臓の線維化が進むにつれPlt減少），血中アンモニア，フィッシャー比・BTR。基礎代謝量測定（間接熱量計による早朝時呼吸商（RQ）からグリコーゲンの枯渇）。

④ 栄養に関連した身体所見：黄疸，食欲不振，全身倦怠感，浮腫・腹水がみられる場合は体重の評価に注意，骨格筋や体脂肪の消耗。消化器症状（嘔気，嘔吐，下痢，食欲不振）。

⑤ 個人履歴：病歴（現病歴，家族歴，既往歴（手術，輸液），合併症），生活背景（喫煙，運動習慣，就労時間，ストレスなど））。

10. 肝硬変（Liver cirrhosis）

〈栄養基準・栄養補給〉　肝硬変では，肝臓の予備能と合併症（浮腫，腹水，肝性脳症，糖代謝異常）の有無を確認し，個々の病態に合った目標栄養量の設定が重要となる。

表Ⅱ-3-18　肝硬変・肝不全の栄養基準（1日当たり）

	エネルギー（kcal/kg）	たんぱく質（g/kg）	脂質（%E）	備考	食塩（g）
代償性肝硬変	30〜35	1.0〜1.3	20〜25	—	6
非代償性肝硬変（肝不全）	25〜35　分割食4回，LES食を推奨　耐糖能異常がある場合25	1.0〜1.5　たんぱく不耐症*がある場合は0.5〜0.7＋肝不全用経腸栄養剤（BCAA高含有）		BCAA使用	腹水がある場合5

注）kgは標準体重。

＊たんぱく不耐症：高たんぱく質食が窒素負荷となって肝性脳症を誘発すること。たんぱく質については，高アンモニア血症や脳症がない場合は，1.0〜1.2 g/kgとし，高アンモニア血症がみられる場合は，0.5〜0.8 gと厳しく制限する。たんぱく質の量は脳症や血中アンモニア値により調整し，食事とBCAA製剤によって管理する。腹水により食塩5〜7 g，水分制限1 Lとする。

代償性肝硬変では，浮腫・腹水予防のため食塩制限を行う。PEM，低アルブミン血症，多価不飽和脂肪酸，脂溶性ビタミン，微量元素の改善により，非代償性肝硬変・肝不全（浮腫，腹水，肝性脳症）への移行や合併症・発がんを予防し，患者の予後改善とQOLに貢献する。

非代償性肝硬変では，栄養代謝異常や摂取不足による栄養障害を評価し，適切な栄養ケアを目指す。

① 肝性脳症を発症しやすい患者では，低たんぱく質食とし，高アンモニア血症がないことを確認し，BCAA製剤を投与してフィッシャー比の是正を図る。BCAA製剤には，肝不全用経腸栄養剤（アミノレバンEN®，ヘパンED®）と顆粒製剤（リーバクト®）がある。経口摂取が十分でない場合は肝不全用経腸栄養剤，十分な場合は，顆粒製剤を選択する（図Ⅱ-3-6）。ラクツロースやラクチトール（アンモニアの産生・吸収の抑制，緩下作用）を経口投与して腸管内pHを低下させアンモニアの産生・吸収を抑え，便秘を予防する。

② グリコーゲン貯蔵能力の低下は，たんぱく質異化亢進につながる。耐糖能異常がみられる場合，食事の頻回摂取（3〜5回／日）や就寝前のLESとして200 kcal程度の炭水化物を主とした夜食や肝不全用経腸栄養剤（BCAA含有）を勧める（図Ⅱ-3-6）。

③ 血清脂質濃度は栄養状態を反映する。アラキドン酸やn-3系多価不飽和脂肪酸（EPA，DHA，α-リノレン酸）などの血中脂肪酸濃度が低下している。これは，生理活性物質の合成低下と関連しており，合併症発症のリスクとなる。

④ 抗酸化作用のあるビタミン（β-カロテン，ビタミンB_2・C・E）を積極的にとる。

⑤ 肝内の鉄蓄積増加や，亜鉛およびカルニチン欠乏に陥りやすい。

〈栄養食事指導〉　病期に応じた具体的な対応が必要で，食事内容や症状・兆候，栄養状態，肝予備能等を把握し，継続した指導を行う。

第Ⅱ部　第3章　消化器疾患

① 肝臓は全身の栄養代謝の中心臓器であることを説明する。肝不全・肝臓癌の予防には，栄養状態を良好に保つことが重要であり，規則正しい食生活を心がけるよう指導する。

② 栄養食事療法（肝不全用経腸栄養剤，BCAA製剤など）について患者・家族へ説明し理解を促す。特に，高アンモニア血症（脳症）の既往がある場合は，BCAA製剤を含めたたんぱく質の適正摂取量を指導する。

肝不全用経腸栄養剤を併用する場合は，食事によるエネルギー・たんぱく質量を調整する。

脳症発症時は，分枝鎖アミノ酸輸液が行われる。

③ 便秘は肝性脳症の誘因となる。食物繊維の多い食事を勧める等便秘予防を促す。

④ 浮腫・腹水予防のため，自覚症状がない代償期から減塩の大切さを説明する。

⑤ 肝臓での解毒作用による消耗が大きいアルコール飲料，タバコは肝細胞のダメージが大きいことを理解させ，禁酒・禁煙を促す。

⑥ 厳格な脂質制限は必要なく，不足しがちなリノール酸，EPA，DHAなどの補充のため青魚などの摂取を勧める。ただし，黄疸がある場合は，脂質の摂取を制限する。

⑦ 食道静脈瘤に対しては，やわらかく，消化のよい食品や調理法を選択する。

11.　脂肪肝 (Fatty liver)

【病態・生理生化学】

　脂肪肝とは肝細胞中に脂肪（主としてトリグリセライド）が過剰に蓄積する状態である。肝細胞の30％以上に脂肪空胞を認める状態と定義している。脂肪肝の診断は，肝生検が最も有用であるが，通常は血液検査と画像診断による。自覚症状に乏しいが，肝腫大をきたしている場合には，全身倦怠感や疲労感を訴えることもある。過食や耐糖能異常，糖尿病，脂質異常症などにより，肝臓での脂肪酸合成の亢進，脂肪酸 β 酸化能力の低下，アポたんぱくの合成低下などが原因となって引き起こされる。過度の低栄養状態（飢餓，クワシオルコル，吸収障害），薬物などが原因となることもある。

　脂肪性肝疾患はアルコール性脂肪性肝疾患と，明らかな飲酒歴のない（エタノール換算で男性30 g/日未満，女性20 g/日未満）脂肪性肝疾患（非アルコール性脂肪性肝疾患，non-alcoholic fatty liver disease：NAFLD）に大別される。NAFLDは，肝細胞の脂肪変性と炎症細胞の浸潤を認める非アルコール性脂肪肝（non-alcoholic fatty liver：NAFL）と，進行性で炎症や線維化を伴い，一部は肝硬変に進行し肝癌に至る非アルコール性脂肪肝炎（non-alcoholic steatohepatitis：NASH）に分類される（図Ⅱ-3-7）。NAFLDは肥満，糖尿病，脂質異常症，高血圧などのメタボリックシンドロームと関連する合併症を伴うことが多く，合併症がある場合には，まずその治療を行う。

　NAFLD/NASHの病態進展には遺伝的素因，脂質の肝細胞への流入増加による酸化ストレス亢進，インスリン抵抗性，その他の炎症サイトカインなどが同時進行的に作用していると推測されている。

114

11. 脂肪肝（Fatty liver）

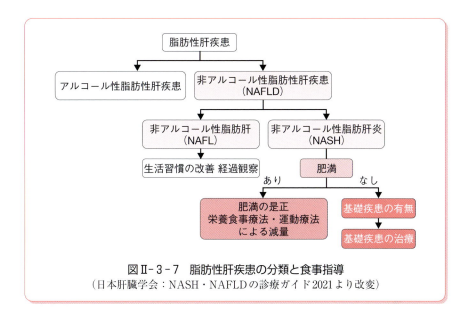

図Ⅱ-3-7 脂肪性肝疾患の分類と食事指導
（日本肝臓学会：NASH・NAFLDの診療ガイド2021より改変）

〈治　療〉　治療の原則は食事・運動療法による減量である。薬物療法としては，糖尿病治療薬や脂質異常症改善薬，抗酸化療法（ビタミンC・E），肝庇護薬などの効果が検討されている。

【栄養ケア】

〈栄養アセスメント・モニタリング〉　NAFLDでは，肥満，糖尿病，脂質異常症など，基礎疾患を伴う例が多く，これらの有無も含め栄養アセスメントする。

① 食生活：エネルギー・栄養素摂取量，食品摂取バランス，アルコール・果糖を含む食品の摂取状況。
② 身体計測：身長，体重（標準体重，BMI），体組成（体脂肪量）。
③ 臨床検査：血液検査（肝機能，糖尿病，脂質異常症に関する指標。NAFLDではAST/ALTが基準値の2〜4倍程度に上昇（ALT＞AST）。アルコール性脂肪肝ではAST/ALT，γ-GT上昇）。
④ 個人履歴：生活背景（運動習慣）。

〈栄養基準・栄養補給〉　肝炎・肝硬変を鑑別し，積極的な栄養食事療法を勧める。

表Ⅱ-3-19　脂肪肝の栄養基準（1日当たり）

	エネルギー(kcal/kg)	たんぱく質（%E）	脂　質（%E）	炭水化物（%E）
Ⅰ	20〜25	15〜20	20〜25	50〜60
Ⅱ	25〜30			
Ⅲ	30〜35			

注）NASH重症化に伴い，肝炎・肝硬変に準ずる。

　動物性脂質は肝臓に負担がかかるため控える。また，超低エネルギー食（600 kcal/日以下）は，リポたんぱく質生成の低下，末梢脂肪組織からの脂肪酸動員につながり，

脂肪肝を悪化させる可能性があるため推奨できない。

〈栄養食事指導〉

① 脂肪肝の治療の基本が，栄養食事療法と運動療法であることを説明する。
② 減量目標を決め，具体的な食事内容を指導し，実行可能な摂取エネルギー量を決定する。定期的な体重測定を勧める。
③ 良質のたんぱく質や多価不飽和脂肪酸（特にn-3系脂肪酸）を考慮した食品構成とする。献立作成にあたっては，エネルギー比率に配慮する。
④ 抗酸化作用があるビタミンC・Eを含有する食品を，積極的に献立に取り入れる。
⑤ アルコール性脂肪肝では，禁酒にする。

12. 胆石症 (Cholelithiasis)

【病態・生理生化学】

　胆石症は，胆道，胆嚢の中に結石を生じる疾患である。コレステロール胆石と，色素胆石（ビリルビンカルシウム結石など）に分類される。コレステロール結石が全体の70％を占め，これは動物性たんぱく質や脂質摂取の増加が関与している。胆石発作とは疝痛，発熱，黄疸の自覚症状がそろった場合をいい，疼痛をもつものを有症状結石，無症状の場合を無症状結石という。有症状結石は高脂質食の摂取，暴飲暴食により心窩部の疝痛発作が特徴である。超音波検査（腹部エコー検査），CT検査で診断される。

　肝臓から胆汁へのビリルビン排泄が障害されると直接ビリルビンが上昇し黄疸がみられる。炎症がある場合は白血球数の増加，CRP陽性となる。炎症が胆管に及ぶと胆道系の酵素（ALP，γ-GT）が上昇する。胆汁排泄障害で胆汁がうっ滞し，肝細胞が障害されるとAST，ALT，LDHの上昇がみられる。γ-GTはアルコール過剰摂取により上昇するので注意が必要である。ALPは胆汁中に排泄されるため，上昇により胆汁経路の異常が把握できる（図Ⅱ-3-8）。

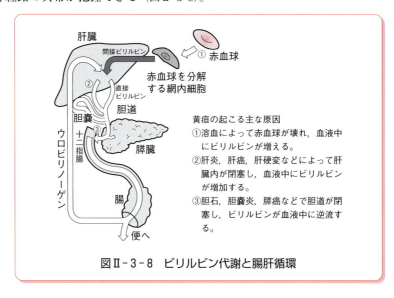

図Ⅱ-3-8　ビリルビン代謝と腸肝循環

13. 胆嚢炎（Cholecystitis），胆管炎（Cholangitis）

〈治　療〉　内科的には，経口胆石溶解療法（ウルソデオキシコール酸の服用），体外衝撃波，外科的には，開腹または腹腔鏡を用いた胆嚢摘出術が行われる。

【栄養ケア】

〈栄養アセスメント・モニタリング〉　疝痛発作を誘発させない，胆石の生成を促進させない，胆汁の排泄を促すことが栄養食事療法の基本である。脂質代謝異常や糖尿病を合併している場合が多いため，これらに関連した検査項目についても把握する。

① 食生活：エネルギー・栄養素摂取量（特に脂質，コレステロール，食物繊維）。
② 身体計測：身長，体重（BMI，%IBM）から肥満の有無。
③ 個人履歴：生活背景（運動量）。

〈栄養基準・栄養補給〉

表Ⅱ-3-20　胆石症の栄養基準・栄養補給法

急性期	絶食・静脈栄養管理
回復期	糖質主体の流動食。脂質は10 g/日以下。不足の栄養量は静脈栄養で補う。
安定期（疝痛消失）	エネルギー20 kcal/kgから除々に増加する。脂質20～30 g/日，たんぱく質1.0～1.2 g/kg。
無症状結石	日本人の食事摂取基準に準ずる普通食とするが脂質の過剰摂取は避ける。アルコール制限，食物繊維を十分摂取する。

　急性期は炎症の増大を抑制するために絶食とし，静脈栄養による補給を行う。症状が軽減する回復期は糖質を主体にした流動食（重湯，果汁，野菜スープなど）から開始する。十分に症状が安定するまでは胆嚢の収縮刺激の強い脂質の多い食品は禁止し，症状が安定してもこの時期の脂質は1日10 gを超えないようにする。したがって不足する栄養は静脈栄養で補う。

　安定期は急性期から回復期を経て激しい疝痛が消失した時期をいい，食事によって発作を繰り返さないことが重要となる。エネルギーは除々に増やすが，脂質の過剰摂取は避ける。無症状結石は普通食でよい。発作をおそれるあまり，むやみに脂質制限をすると，必須脂肪酸の不足をきたし，胆汁排泄を低下させるため適量の脂質摂取が必要である（表Ⅱ-3-20）。

〈栄養食事指導〉　肥満は胆石発作のハイリスクである。暴飲暴食や欠食などの生活習慣を是正し，適正体重を維持する。便秘は腸管内圧を上昇させ胆石発作の誘因となるため，食物繊維の積極的な摂取による便通改善も必要である。

13.　胆嚢炎（Cholecystitis），胆管炎（Cholangitis）

【病態・生理生化学】

　胆汁の排泄経路に何らかの閉塞が生じ，胆汁の流れの停滞により二次的な感染症が発症した状態を胆嚢炎・胆管炎という。胆石が主な要因であり胆嚢炎の約90％が胆石を合併しているが，がんによる胆道の狭窄による場合もある。治療，有効な抗生物質により予後は著しく改善される。食事中の脂質を制限し，適正な抗生物質を投与す

117

るが，改善しない場合は経皮経肝胆囊ドレナージ*で化膿胆汁の排除を行う。
　　＊ドレナージ：体内に貯留している余分な水分，血液を体外に排泄することをいう。ここでは胆囊や胆管にチューブを挿入し体外に排泄することをいう。

【栄養ケア】
　胆石症に準ずる（p.117参照）。

14. 膵炎（Pancreatitis）

14.1 急性膵炎（Acute pancreatitis）

【病態・生理生化学】
　膵臓の急激な炎症性壊死，破壊を生ずる。種々の原因で活性化された膵酵素が間質組織に逸脱して膵組織の自己消化をきたし，間質浮腫，融解壊死，脂肪壊死，出血をきたす。発症は急激で疼痛を伴い，上腹部痛，背部の激痛を生じ，悪心，嘔吐，腹部膨満感などの症状が出現する。さらに膵酵素の作用で種々の代謝，循環器障害などの諸臓器障害が生じ意識障害，汎血管内凝固症候群（disseminated intravascular coagulation：DIC）の併発などいわゆる多臓器不全（multiple organ failure：MOF）をもたらす（図Ⅱ-3-9）。

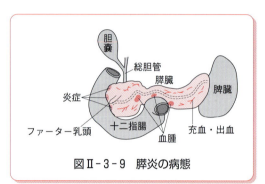

図Ⅱ-3-9　膵炎の病態

　飲酒，高脂質食摂取後に発症することが多く，病因はアルコールの多量摂取と胆道疾患（胆石の乳頭嵌頓）が二大病因であるが，その他，薬剤，高カルシウム血症，脂質異常症などがある。
　急性期には血清，尿中アミラーゼ（Amy）が上昇し，発症後数日間持続し急速に正常化する。血清リパーゼ（Lip）はアミラーゼより遅れて上昇し遅れて正常化する。たんぱく質分解酵素トリプシンが上昇する。膵内分泌は膵ランゲルハンス島から分泌され，急性期にはインスリン作用の低下をきたし一過性の高血糖を示す。重症になるほど血清カルシウムが減少，また腎障害が著明となるため尿素窒素の増加がみられる。重症では体たんぱく質の異化亢進がみられる。

〈治　療〉　安静と絶食が原則で，静脈栄養の適応となる。激烈な腹痛を主訴とするため鎮痛薬（アセトアミノフェン，NSAIDs，フェンタニルなど）や感染防止の抗菌薬（ペニシリン系またはセフェム系など），膵酵素逸脱に対する抗膵酵素薬（FOY，FUT，ミラクリット，ニコリンなど）が投与される。また，胃液の吸引，胃液分泌抑制が行われ膵酵素の分泌刺激を抑制する。重症例では，人工呼吸，腹膜潅流など集中治療室管理が行われる。

【栄養ケア】
〈栄養アセスメント・モニタリング〉　栄養状態が低下しているケースは少なく，急性

の炎症により生ずる種々の臨床検査データや臨床経過により栄養補給法を選択する。

① 食生活：アルコール飲料・脂質摂取状況，食行動（暴飲暴食，規則性）。

② 身体計測：身長，体重。

③ 臨床検査：血液検査（WBC，Amy，Lip，CRP高値。経過観察），基礎代謝量測定（急性膵炎では亢進）。

④ 栄養に関連した身体所見：腹痛。

〈栄養基準・栄養補給〉

表Ⅱ-3-21　膵炎の栄養基準（1日当たり）

	エネルギー(kcal/kg)	たんぱく質 (g/kg)	脂　質 (g)	
急性期	絶　食			静脈栄養
回復期（Ⅰ）	20～25	0.8～1.0	10	静脈栄養
（Ⅱ）	25～30	1.0～1.2		併用
安定期	30～35	1.0～1.2	初期は20～30以下	

　急性期は循環および多臓器不全の管理が優先される。次いで腸機能不全を呈さない限り，経腸栄養が推奨される（表Ⅱ-3-22）。軽症例では中心静脈栄養の必要はなく，早期から経腸（経口）栄養が可能である。消化酵素配合薬の投与，インスリンによる血糖管理が施行される。

　急性期　重症急性膵炎では循環動態の維持など十分な補液と経腸栄養補給により全身管理が行われる。軽症・中等症では胃液排出，膵酵素阻害薬，H₂ブロッカーなどの治療とともに，栄養補給は膵外分泌を抑制したうえで輸液による十分なエネルギー補給が必要となる。腹痛の症状，血中膵酵素の低下（リパーゼ基準値の2.4倍以下），CRPの改善などを指標に徐々に経口摂取へ切り替える。膵炎の再燃がなければ，脂質やたんぱく質を制限した膵外分泌刺激の少ない食事へと進める。

　回復期　経口摂取開始の時期決定は，再燃の危険があるため症状が消失して血中膵酵素が正常化し3日以上安定しているか，腹痛のコントロールと血中リパーゼを確認しながら慎重に行う。水分摂取から開始し漸増して，低脂質食（脂質量約10 g/日以下）へ進める。胆汁酸欠乏下でも吸収され，脂質代謝に利用されずそのまま代謝されるMCTオイルを調理に用いると，エネルギー源として有効である。

　安定期　膵炎の再燃予防，栄養障害の改善，膵の機能回復を目標とし，脂質は20

表Ⅱ-3-22　急性膵炎の栄養補給法

●重症例における栄養は，全身性炎症反応により必要量が増加したエネルギーを補給する意味に加えて，経腸栄養は感染予防策として重要であり，重篤な腸管合併症のない重症例には経腸栄養を行う。
●重症急性膵炎に対する経腸栄養の至適開示時期：発症早期に開始すれば，合併症発症率を低下させ生存率の向上に寄与するので，入院後48時間以内に少量からでも開始する。
●経腸栄養の経路としては，空腸に限らず十二指腸や胃に栄養剤を投与してもよい。
●軽症膵炎では腸蠕動が回復すれば，経口摂取を再開することができる。

（日本腹部救急医学会・日本肝胆膵外科学会・日本膵臓学会・日本医学放射線学会：急性膵炎診療ガイドライン2021 第5版）

第Ⅱ部　第3章　消化器疾患

〜30 g/日以下とする。脂質制限の強化は栄養障害を引き起こすため注意する。マーガリン，バター，牛乳，鶏卵などの乳化脂肪は，膵外分泌の刺激を軽減し，効率的な消化を助け，栄養補給に役立つ。

〈栄養食事指導〉　急性膵炎の症状の特徴は突然の激しい疼痛である。疲労蓄積，体力低下に加え暴飲暴食やアルコール飲料多飲により起こることが多い。疼痛発作を繰り返している患者は，日常の食事をどのようにすればよいか不安であることが多い。

① 疼痛発作時の食事内容を聞き取り，誘因について気づかせ指導する。
② むやみに脂質制限を行うと，栄養障害を引き起こすので注意する。
③ 標準体重が維持できるエネルギー量を決定し，自己管理できるよう援助する。
④ アルコール飲料多飲者についてはその害について十分に説明する。

14．2　慢性膵炎（Chronic pancreatitis）

【病態・生理生化学】

長期にわたる膵臓の持続的な炎症のため，膵臓の細胞が徐々に破壊される疾患である。組織の破壊に従って，外分泌不全による消化・吸収障害と内分泌不全による二次性糖尿病を主とする難治性疾患である。アルコール性慢性膵炎が最も頻度が高い。

代償期　慢性に炎症が存在し腹痛はあるが，膵の外分泌，内分泌機能障害による症状がみられない病期。腹痛はアルコール，過食が誘因となる。

非代償期　膵酵素による自己消化は消失し痛みは減少するが，外分泌機能低下による消化障害，内分泌機能低下に伴う耐糖能異常が現れる病期。消化障害は耐糖能異常に遅れて出現し，下痢，脂肪便がみられる。

移行期　代償期と非代償期の症状が重複し明確な区別がつかない病期。

高アミラーゼ尿は非石灰化慢性膵炎で，低アミラーゼ尿は石灰化慢性膵炎でしばしばみられる。膵腺細胞が残存している場合には膵の炎症で膵腺細胞が破壊されるか，膵管系の閉塞のため膵酵素が逆流し血中膵酵素が増加する。慢性膵炎では血清アミラーゼの上昇は著明ではなく，血清トリプシンは低値を示す。慢性再発性膵炎の発作時には血清リパーゼが異常高値を示す。

〈治　療〉　疼痛対策，次に糖尿病のコントロール，消化不良の改善である。疼痛に対しては鎮痛薬の投与となるが，禁酒ならびに栄養食事療法による生活管理が治療の前提条件である。アルコールが原因の場合，禁酒ができなければ進行難治性の経過をたどり，社会生活への復帰も困難となる。膵外分泌不全の補充療法としては，大量の消化酵素薬の補充が行われる。

【栄養ケア】

〈栄養アセスメント・モニタリング〉　膵機能低下による下痢，吸収障害，耐糖能異常により体重減少が生じている場合が多い。膵機能低下のレベルを判断し，栄養状態を評価して適切な栄養補給法を決定する。

14. 膵炎（Pancreatitis）

① 食生活：エネルギー・栄養素摂取量（たんぱく質，脂質，ビタミン，ミネラル），アルコール量。

② 身体計測：身長，体重（変化，BMI），皮下脂肪厚（AC，TSF，AMC）。

③ 臨床検査：血液検査（Alb，血糖，Tfなど。臨床経過の評価ではAmy，Lip）。

〈栄養基準・栄養補給〉

表II-3-23　慢性膵炎の栄養基準（1日当たり）

	エネルギー(kcal/kg)	たんぱく質(g/kg)	脂質 (g)	
急性再燃期	急性膵炎と同様			静脈栄養
代償期（腹痛あり）	25～30	1.0～1.2	20～30	
非代償期	30～35	1.0～1.2	40～45	糖尿病に準じた栄養食事療法

代償期　急性再燃期には急性膵炎と同様の治療が必要である。腹痛が強ければ脂質制限を開始する。食事摂取による腹痛の誘発がなければ食事制限は特に必要でない。ただし脂質異常症が原因である膵炎の場合は脂質制限を中心とした栄養食事療法を行う。たんぱく質は障害膵の再生修復に必要である。

非代償期　急性膵炎の安定期に準ずるが，非代償期には，脂質摂取後に腹痛を誘発することは少ないので，脂質制限は緩和し，二次性糖尿病と消化・吸収障害に対する栄養食事療法を主体に行う。

消化・吸収不良栄養障害　膵外分泌は予備能が大きく，酵素分泌量が正常の約10%以下になって初めて脂肪便が出現する。日本人では脂質摂取量が少ないため慢性膵炎においても脂肪便（脂肪性下痢）が出現することはまれであり，軽度の便通異常が存在する程度である。むしろ下痢の出現と血糖コントロールを重視するあまり，過度の食事制限を行うことで低栄養状態をきたさないよう注意が必要である。特に飲酒者では規則正しい食生活が守られないことが多く，低血糖を起こしやすい。

糖尿病を合併している場合　インスリン療法が必要であり，摂取エネルギー量は糖尿病食を基本とする。

〈栄養食事指導〉

① 再発の不安をなくすことが重要であり，長期にわたり遵守しやすく患者の満足感，嗜好を考慮した相談を行う。

② 腹痛や再燃の可能性が低い場合は脂質制限はやや緩める（40 g/日程度）。

③ MCTは膵リパーゼによる水解を必要とせずに吸収される。膵疾患ではエネルギー源として利用を勧める。

④ 糖尿病を合併した場合は，脂質制限による不足エネルギー量は炭水化物で補うことになる。インスリンを使用している場合は，低血糖予防のためにも規則正しい食生活が重要である。

⑤ アルコール性慢性膵炎では禁酒の遵守が望ましいが，守れない場合が多く，周囲の協力を得ることも大切である。

Ⅱ 疾患・病態別 栄養ケア・マネジメント　第 **4** 章

循環器疾患

1. 高血圧 （Hypertension）

【病態・生理生化学】

　　高血圧は，慢性的な血圧上昇を呈する疾患であり，脳血管疾患および心疾患の最大の危険因子である。

　　原因が明確でない**本態性高血圧**と，原因疾患が明らかな**二次性高血圧**に分類される。本態性高血圧は，高血圧の約9割を占め，遺伝的素因や環境因子（食塩の過剰摂取，ストレス，肥満，加齢など）が関与する。

　　血圧*は心拍出量と末梢血管抵抗により規定されている。心拍出量は心臓の収縮力と循環血液量，末梢血管抵抗は血管の弾力や血管径などの因子より規定される。これらの因子には，自律神経系，レニン・アンジオテンシン・アルドステロン（RAA）系，カテコールアミン，抗利尿ホルモンなどの調節因子が関与する。

> ＊**血　圧**：**診察室血圧**（外来随時血圧）と**診察室外血圧**（**家庭血圧**を含む）がある。診察時に血圧が高くなる**白衣高血圧**，診察室血圧が正常で診察室外血圧が高値な**仮面高血圧**，診察室血圧・診察室外血圧の両方とも高い持続性高血圧に分類される。仮面高血圧では，脳心血管イベントのリスクが高く，持続性高血圧への移行リスクが高いことが報告されており，治療が必要となる。

　　高血圧だけでは自覚症状はほとんどない。肩こり，めまい，動悸などを感じる場合もあるが，個人差がある。

〈**治　療**〉　目的は血圧を下げることのみではなく，高血圧による臓器障害を予防し，それらによる死亡を減少させることにある。**正常高値血圧**レベル以上のすべての者に対して**生活習慣の修正**を行う。高リスクの高値血圧者および高血圧者では，生活習慣の修正を積極的に行い，必要に応じて降圧薬治療を開始する。血圧が高くなるほど，生活習慣の改善のみでは降圧目標に達することは難しく，降圧薬による治療が必要となる。主要降圧薬として血管拡張作用をもつ**カルシウム拮抗薬**，**RAA系**（renin angiotensin aldosterone system）を抑制する**アンジオテンシン変換酵素**（angiotensin Ⅰ-converting enzyme：**ACE**）**阻害薬**や**アンジオテンシンⅡ受容体拮抗薬**（angiotensin Ⅱ-receptor blocker：**ARB**），腎においてナトリウムと水の再吸収を抑制する**利尿薬**（サイアザイド系利尿薬，ループ利尿薬，カリウム保持性利尿薬），交感神経を抑制して心拍出量と心拍数を減らす**β遮断薬**が用いられる。**降圧目標**を達成するためには，多くの場合2～3剤の併用（併用療法）が必要となる。また，高齢者では緩徐な降圧が望ましい。

1. 高血圧 (Hypertension)

表Ⅱ-4-1 成人における血圧の分類

| 診察室血圧 (mmHg) || 分 類 | 家庭血圧 (mmHg) ||
収縮期血圧	拡張期血圧		収縮期血圧	拡張期血圧
<120 かつ	<80	正常血圧	<115 かつ	<75
120〜129 かつ	<80	正常高値血圧	115〜124 かつ	<75
130〜139 かつ/または	80〜89	高値血圧	125〜134 かつ/または	75〜84
140〜159 かつ/または	90〜99	Ⅰ度高血圧	135〜144 かつ/または	85〜89
160〜179 かつ/または	100〜109	Ⅱ度高血圧	145〜159 かつ/または	90〜99
≧180 かつ/または	≧110	Ⅲ度高血圧	≧160 かつ/または	≧100
≧140 かつ	<90	収縮期高血圧	≧135 かつ	<85

表Ⅱ-4-2 降圧目標

	診察室血圧 (mmHg)	家庭血圧 (mmHg)
75歳未満の成人 脳血管障害患者 　(両側頸動脈狭窄や脳主幹動脈閉塞なし) 冠動脈疾患患者 CKD患者 (蛋白尿陽性) 糖尿病患者 抗血栓薬服用中	<130/80	<125/75
75歳以上の高齢者* 脳血管障害患者 　(両側頸動脈狭窄や脳主幹動脈閉塞あり、または未評価) CKD患者 (蛋白尿陰性)	<140/90	<135/85

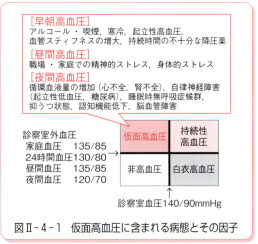

図Ⅱ-4-1 仮面高血圧に含まれる病態とその因子

＊75歳以上でも認容性があれば個別に判断して130/80 mmHg未満を目指す。
(表Ⅱ-4-1, 2および図Ⅱ-4-1は, 日本高血圧学会：高血圧治療ガイドライン2019による)

【栄養ケア】

〈栄養アセスメント・モニタリング〉

① 食生活：食事摂取状況 (食塩, 野菜・果実類, 肉類, 乳製品, 卵類, 魚介類, 油脂類の摂取状況からエネルギー量, エネルギー産生栄養素バランス, 飽和脂肪酸比率などを評価), 食行動 (食事回数, 時間, 味つけの嗜好), 食習慣 (間食, 飲酒, 外食) など。1日食塩摂取量は, 24時間蓄尿によるNa排泄量測定 (p.140参照) から評価することが望ましい (表Ⅱ-4-3)。

② 身体計測：体重 (BMI), 内臓脂肪蓄積面積, 皮下脂肪厚, 体脂肪分布。BIAを用いることもある。

③ 臨床検査：肥満症, 脂質異常症, 糖尿病, 高尿酸血症, 腎疾患などの合併症についても評価する。また, 健常日本人の目標値として, 尿Na/K比 (尿ナトカリ比) が実現可能な4未満, 至適な2未満と段階的に設定されている。

④ 栄養に関連した身体所見：血圧。

⑤ 個人履歴：病歴 (家族歴から動脈硬化性疾患 (高血圧, 脂質異常症, 糖尿病など) 関連の遺伝素因を確認), 生活背景 (生活活動状況, 運動習慣, 喫煙, 睡眠, ストレス)。

第Ⅱ部　第4章　循環器疾患

表Ⅱ-4-3　食塩摂取量評価法

実施者	評価法	位置づけ
高血圧専門施設	24時間蓄尿によるNa排泄量測定 管理栄養士による秤量あるいは24時間思い出し食事調査	信頼性は高く望ましい方法であるが，煩雑である。患者の協力や施設の能力があれば推奨される。
一般医療施設	随時尿[*1]，起床後第2尿でのNa，Cr測定，食事摂取頻度調査，食事歴法	24時間蓄尿に比べ信頼性はやや低いが，簡便であり，実際的な評価法として推奨される。
患者本人	早朝尿（夜間尿）での計算式を内蔵した電子式食塩センサーによる推定[*2]	信頼性は低いが，簡便で患者本人が測定できることから推奨される。

＊1　随時尿を用いた24時間尿ナトリウム排泄量の推定式：
　　　24時間Na排泄量（mEq/日）
　　　　＝21.98×〔随時尿Na（mEq/L）÷随時尿Cr（mg/dL）÷10×24時間蓄尿Cr排泄量予測値〕$^{0.392}$
　　　24時間蓄尿Cr排泄量予測値（mg/日）＝体重（kg）×14.89＋身長（cm）×16.14－年齢×2.043－2244.45
（日本高血圧学会：高血圧治療ガイドライン2019）

〈栄養基準・栄養補給〉

表Ⅱ-4-4　高血圧の栄養基準（1日当たり）

エネルギー（kcal/kg）	たんぱく質（g/kg）	脂質（%E）	食塩（g）	備考
25～30	1.0～1.2	20～25	6未満	カリウム：3,000 mg以上

① 食塩を6 g/日未満に制限する。

② カリウムには，ナトリウムとの拮抗作用があるため，カリウム含有量の多い野菜類，海藻類，果実類などをとり入れる。ただし，腎機能が低下している場合は，カリウム摂取制限が必要となるので注意する。

③ 飽和脂肪酸やコレステロールの摂取は，LDL-Cを増加させ，動脈硬化につながるため，肉類や動物性脂質，乳製品の過剰摂取を避け，n-3系多価不飽和脂肪酸を含む魚類の摂取を増やす。低脂質の乳製品を利用するとよい。

④ 適正体重の維持：肥満者では減量を図る。

⑤ 食物繊維は，胆汁酸の再吸収抑制，食後高血糖の抑制，便秘の解消など高血圧に関連する病態の改善に有効である。

〈栄養食事指導〉

① 食塩制限（6 g未満/日）：食塩感受性は個人により異なるが，食塩の摂取量過剰は循環血液量の増加を招き血圧を高める要因になるため，高血圧者には食塩制限が必要である。日本人では，しょうゆ，みそ，食塩などの調味料からの食塩摂取が多いことに留意する。

② 肥満の解消：BMI＜25を目標にした適正体重の維持を目指す。

③ 飲酒直後の血圧は低下傾向になるが，長期的な過剰飲酒では血圧上昇に転じる。男性ではエタノール換算で20～30 mL/日以下（日本酒1合，ビール中びん1本，焼酎半合，ワイン2杯）とし，女性ではその約半分の10～20 mL/日以下に制限する。

124

1. 高血圧（Hypertension）

表Ⅱ-4-5　生活習慣の修正項目

1. 食塩制限　6 g/日未満
2. 野菜・果物の積極的摂取*
　　飽和脂肪酸，コレステロールの摂取を控える
　　多価不飽和脂肪酸，低脂肪乳製品の積極的摂取
3. 適正体重の維持：BMIが25未満
4. 運動療法：軽強度の有酸素運動を毎日30分，または180分/週以上行う
5. 節酒：エタノールとして男性20〜30 mL/日以下，女性は10〜20 mL/日以下に制限する
6. 禁煙

生活習慣の複合的な修正はより効果的である
＊カリウム制限が必要な腎障害患者では，野菜・果物の積極的摂取は推奨しない。
　肥満者や糖尿病などエネルギー制限が必要な患者における果物摂取は80 kcal/日程度にとどめる。
（日本高血圧学会：高血圧治療ガイドライン2019）

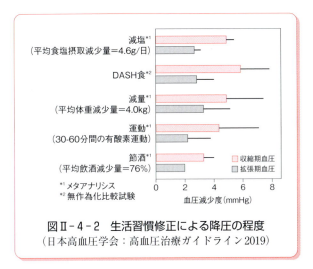

図Ⅱ-4-2　生活習慣修正による降圧の程度
（日本高血圧学会：高血圧治療ガイドライン2019）

1〜2週間の飲酒制限により降圧が認められている。

④ 軽強度の有酸素運動の継続は，循環血液量の低下，交感神経活動の抑制，血管拡張をもたらし，血圧低下につながる。低強度のレジスタンス運動も勧められる。

⑤ 食塩制限，適正体重の維持，運動，節酒にDASH食*を組み合わせることで，より効果的な降圧が期待できることから，生活習慣の修正は，複合的に行うよう指導する。

＊**DASH食**：Dietary Approaches to Stop Hypertension（高血圧を防ぐ食事療法）の略で，欧米で野菜，果物，低脂質の乳製品などを中心とした食事摂取（飽和脂肪酸とコレステロールが少なく，Ca，K，Mg，食物繊維が多い）の臨床試験が行われ，明らかな降圧効果が示された。

⑥ 血圧管理を目的としたアプリの使用によるセルフモニタリングも勧められる。

コラム　減塩調理のポイント

- 漬け物や干物などの加工食品の利用を極力控える。
- 汁物の摂取量を減らす。／麺類の汁は飲まない。
- しょうゆ・ソースなどは上からけるのではなく，小皿にとってつける。
- 減塩調味料や低塩調味料を利用する。　・インスタント食品は控える。
- 料理すべてを薄味にするのではなく，重点的な味つけにする。
- 香味野菜や香辛料，酸味を利用する。

2．動脈硬化症 (Arteriosclerosis)

【病態・生理生化学】
　動脈硬化とは，血管壁が肥厚や硬化をきたす動脈病変の総称である。粥状硬化，中膜硬化，細動脈硬化に分類される。

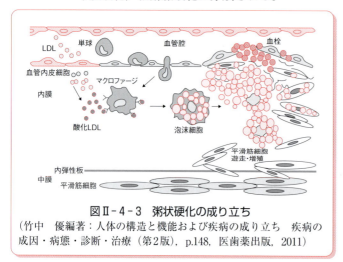

図Ⅱ-4-3　粥状硬化の成り立ち
（竹中　優編著：人体の構造と機能および疾病の成り立ち　疾病の成因・病態・診断・治療（第2版），p.148，医歯薬出版，2011）

　粥状硬化を発生させるのは，低比重リポたんぱく質（LDL）そのものではなく，酸化されたLDLである。マクロファージは酸化LDLをとり込んで脂質に富む泡沫細胞となり，やがて壊死に陥ってコレステロールが残る。この脂質に富むプラークを粥腫（アテローム）と呼ぶ。プラークが大きくなって血管腔が狭くなり，血流が低下したり，プラークが破れて（破綻）潰瘍や血栓を形成し，突然に血流が途絶することになる。破綻しやすいものを不安定プラークといい，不安定狭心症や急性心筋梗塞を引き起こす原因になる。

　中膜硬化は大動脈や四肢の動脈の中膜に石灰化が起こる。細動脈硬化は腎や脳の0.2mm以下の細動脈にみられ，高血圧が原因のことが多い。

　動脈硬化は全身の疾患であり，複数の臓器や組織にわたって病変をもつことが多い。下肢の動脈硬化では，間欠性跛行がみられる。

〈治　療〉　症状がある場合，血圧や血清脂質が管理目標に達しない場合は，薬物療法が行われる。改善されない場合は，カテーテルによる**PTCA**(**percutaneous transluminal coronary angioplasty**，経皮的冠動脈形成術）やバイパス手術など外科的治療が行われる。

【栄養ケア】
〈栄養アセスメント・モニタリング〉　早期からリスクファクターに対する介入や十分な栄養管理を行う。患者のリスクに応じて，脂質異常症，高血圧，糖尿病など疾患ごとの管理・治療目標を定める。

　① 食生活：エネルギー・栄養素摂取量（たんぱく質，野菜類，動物性食品など）。
　② 身体計測：体重，身長などからBMI。
　③ 臨床検査：血液検査（血清脂質（LDL-C，HDL-C，TGなど），血糖，HbA1cなど）。
　④ 栄養に関連した身体所見：血圧。
　⑤ 個人履歴：病歴（高血圧，脂質異常症，糖尿病，遺伝的素因の有無と程度），生活背景（年齢，性別，喫煙）。

3. 狭心症（Angina pectoris），心筋梗塞（Myocardial infarction）

〈栄養基準・栄養補給〉

表Ⅱ-4-6　動脈硬化性疾患の栄養基準（1日当たり）

エネルギー （kcal）	たんぱく質 （%E）	脂　質 （%E）	炭水化物 （%E）	食　塩 （g）	食物繊維 （g）
目標体重×身体活動量 （軽い労作：25～30，普通の労作：30～35， 重い労作：35～）	15～20	20～25	50～60	6未満	25以上

　動脈硬化の予防と治療には，「動脈硬化性疾患予防のための栄養食事療法」（表Ⅱ-2-16，p.83）を参照する。

① 摂取エネルギー量の適正化を図る。肥満がある場合は減量を行う。高齢者では現体重，フレイル，ADL，摂食状況などを踏まえ，個々に判断する。

② LDL-Cを低下させるとプラーク内の脂質が減り，粥腫が退縮することが期待される。飽和脂肪酸の摂取は，LDL-Cを増加させるため制限する。

③ ハードマーガリン，ショートニングに含まれるトランス脂肪酸は，酸化LDLを上昇させ，HDL-Cを低下させる。過剰摂取を避ける。

④ 水溶性食物繊維の摂取は，脂質の吸収を阻害し，胆汁酸の再吸収を抑制することでLDL-C低下作用を示す。また，食後の高血糖と高インスリン血症を抑制する。

⑤ アルコール摂取を25 g/日以下に抑える。

〈栄養食事指導〉

① 食事や運動，禁煙などの生活習慣の改善は，動脈硬化性疾患予防の基本である。薬物治療中であっても生活習慣の改善は重要なため，十分な指導を行う。

② 肥満は，エネルギー制限と同時にたんぱく質などの栄養素の確保を行う。

③ 脂質の量や質に配慮するよう，食品の選択や組み合わせ，調理法を指導する。

④ 肉の脂身や動物脂（牛脂，ラード，バター），加工肉を控え，大豆，魚介類，野菜類，海藻類，きのこ類，果実類，未精製穀類を取り合わせて食べる食事パターン，すなわち日本食（The Japan Diet）を勧め，指示量に見合った食品構成を指導する。

⑤ 減量のポイントを指導する。

⑥ ウォーキングなどの有酸素運動を勧める。

3．狭心症（Angina pectoris），心筋梗塞（Myocardial infarction）

【病態・生理生化学】

　冠状動脈が粥状硬化により閉塞や狭窄を生じて血流量が不足すると，心筋が酸素不足に陥って心筋虚血となる。虚血により一過性の胸痛と心電図異常（ST波の低下，T波の変化）が出現する場合を狭心症という。一定時間以上の虚血により心筋が壊死し，胸痛と心電図異常（ST波，T波，異常Q波），心筋逸脱酵素の上昇を伴う場合を心筋梗塞という。狭心症と心筋梗塞を合わせて虚血性心疾患という。

第Ⅱ部　第4章　循環器疾患

【栄養ケア】

〈栄養アセスメント・モニタリング〉

① 食生活：食行動（食事回数，時間），食習慣（飲酒，外食），エネルギー・栄養素摂取量，薬剤使用状況（食品との相互作用，脂質異常症，高血圧，糖尿病などの治療薬）。

② 身体計測：体重，BMI。

③ 臨床検査：血液検査（血糖，血清脂質，UN，Crなど。心筋梗塞急性期ではWBC，クレアチンキナーゼ（CK），AST，LDH，CRP上昇。狭心症では心筋逸脱酵素（CKなど）の上昇を伴わない）。生理機能検査：心電図。冠動脈造影検査，心臓超音波検査。

④ 栄養に関連した身体所見：血圧。

⑤ 個人履歴：病歴（肥満症，脂質異常症，高血圧，糖尿病の有無と程度），生活歴（喫煙歴，職業，生活リズム，運動量，ストレス状況など）。

〈栄養基準・栄養補給〉

表Ⅱ-4-7　虚血性心疾患の栄養基準（1日当たり）

エネルギー （kcal/kg）	たんぱく質 （g/kg）	脂　質 （%E）	食　塩 （g）
30〜35 （肥満　25〜30）	1.0〜1.2	20〜25	4〜6未満

　虚血性心疾患は動脈硬化が基盤となって発症するので，動脈硬化の進展を抑制する栄養管理を行う。

① 循環動態が安定しない場合は，経腸栄養法を考慮する。水分制限を厳重に行う必要がある場合は中心静脈栄養を選択する。

② 循環動態が安定したら経口摂取を開始する。心臓や消化器に負担をかけないよう消化のよい食品で，少量頻回食で流動食から始め，軟食，常食へと移行する。

〈栄養食事指導〉

① 冠動脈硬化が原因であることから，動脈硬化の増悪因子となるような食生活や生活習慣を是正する必要がある（脂質異常症，p.84参照）。

② 抗血液凝固薬（ワルファリンなど）を服用している場合は，薬効を減弱するビタミンK含有量の多い食品（納豆など）の摂取に注意する。カルシウム拮抗薬の服用時には，グレープフルーツ（ジュース）の摂取を控えるよう指導する（栄養・食品が医薬品に及ぼす影響，p.59〜参照）。

③ 食塩制限では，減塩調理のポイントを指導する（高血圧，p.125参照）。

④ 心臓に負担をかけないために，エネルギー摂取が過剰とならないようにする。肥満者では減量を行うが，穏やかなエネルギー制限が望ましい。

4. 心不全 (Heart failure)

【病態・生理生化学】

　心不全とは，心臓のポンプ機能が障害され，必要とする血液量を末梢組織へ供給できない状態である。高血圧や虚血性心疾患などが原因となる。RAA系が亢進しているため，体内に水分やナトリウムの貯留が起こりやすくなる。

　肺循環系に強くうっ血が現れた場合を**左心不全**といい，夜間に発作性の呼吸困難，**起座呼吸**，心臓喘息と呼ばれる呼吸困難（急性心不全の症状のひとつで，心臓のポンプが急激な機能低下を起こし，血液を全身に送ることができなくなる）が起こる。これに対して大循環系にうっ血が強く現れた場合を**右心不全**といい，浮腫や肝腫大，頸静脈怒張などが起こる。

　心不全が治療抵抗性心不全ステージに進行すると，**不可逆的悪液質**に至る。不可逆的悪液質は，栄養投与に反応しない段階であり，エネルギー消費量は逆に低下する。前悪液質・悪液質の段階で積極的に栄養食事療法を行い，栄養状態の悪化を防ぎ，悪液質の進行を遅らせることが重要である。

　また，**不整脈**も心不全の原因となる。不整脈は，**徐脈**，**頻脈**，脈が飛ぶ**期外収縮**に分けられる。徐脈のうち，心房に細動が起こる**心房細動**は脳塞栓症（心原性脳梗塞）のリスク因子であり，寝たきりや麻痺，言語障害といった後遺症を引き起こす。また，**心室細動**は突然死につながることが多い。

　血漿脳性ナトリウム利尿ペプチド（**brain natriuretic peptide：BNP**）は，心不全マーカーであり心臓への負荷が大きいほど高値を示す。心不全の重症度分類として，**NYHA心機能分類**（**New York Heart Association**）が頻用されている。

〈治　療〉　予後の改善と症状の軽減を目標とし，心不全ステージ分類と左室収縮能により決定される。栄養食事療法，薬物療法が重要。薬物療法では，利尿薬，強心薬（ジギタリス），ACE阻害薬，ARB，β遮断薬を中心に，抗不整脈薬，抗凝固薬なども使用される。

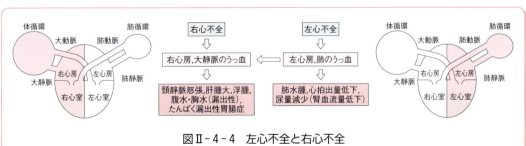

図Ⅱ-4-4　左心不全と右心不全
（竹中　優編著：人体の構造と機能および疾病の成り立ち　疾病の成因・病態・診断・治療（第2版），p.154，医歯薬出版，2011）

第Ⅱ部 第4章 循環器疾患

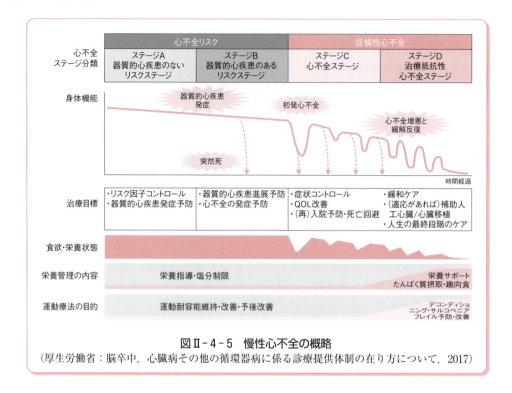

図Ⅱ-4-5 慢性心不全の概略
(厚生労働省:脳卒中,心臓病その他の循環器病に係る診療提供体制の在り方について,2017)

【栄養ケア】

〈栄養アセスメント・モニタリング〉

① 身体計測:体重,BMI,AC,AMC,TSF,浮腫の程度。BIAやDEXAを用いることもある。
② 臨床検査:心不全の増加に伴い消費エネルギー量が増加するため,栄養状態を評価。生理機能検査(胸部X線検査(心胸比,肺うっ血,腹水など),心臓超音波検査,血中酸素飽和度,血液ガス分析,心電図検査),血液検査(BNP,Albなど),尿検査。

〈栄養基準・栄養補給〉

表Ⅱ-4-8 心不全の栄養基準(1日当たり)

エネルギー (kcal/kg)	たんぱく質 (g/kg)	脂質 (%E)	食塩 (g)	備考
30前後	1.0〜1.5	20〜25	4〜6未満	末期心不全では1日の水分摂取量を15〜20 mL/kgに制限

　心不全の栄養管理では,ナトリウムの制限が最優先される。心拍出量減少により腎循環血液量が減少し,尿量も低下する。このときに食塩摂取量が多いと水とナトリウムが体内に貯留する。さらに低アルブミン血症があると浮腫が生じる。
　食事摂取量が減少し,かつエネルギー消費が亢進していることが多い。また,異化が亢進し,たんぱく質栄養状態は低下する。しかし,一度に多くの食事をとることは難しく,心臓への負担も考慮し,エネルギー量は1,000 kcal/日程度から開始し,回復

5. 脳梗塞(Cerebral infarction), 脳出血(Cerebral hemorrhage), くも膜下出血(Subarachnoid hemorrhage)

するに従い徐々に増加させる。

〈栄養食事指導〉

① 適切なエネルギー摂取，食塩制限，カリウム摂取の確保，水分摂取量など，入院中はその目的について十分に説明する。

② 栄養状態の低下時は，たんぱく質摂取量の確保などにより改善を目指すが，心臓に負担をかけないようにエネルギー摂取量や食塩摂取量に注意する。

③ 食事量の減少や利尿薬の使用により，低カリウム血症を生じたり，一方，急性心不全で異化状態にあると細胞内のカリウムが血中に流出するため高カリウム血症を生じることもある。血清カリウム値を評価し，カリウム摂取を調整する。

④ 抗血液凝固薬を服用している場合は，薬効を減弱するビタミンKの含有量の多い食品（納豆など）の摂取に注意する（栄養・食品が医薬品に及ぼす影響, p.59〜参照）。

5. 脳梗塞(Cerebral infarction)，脳出血(Cerebral hemorrhage)，くも膜下出血(Subarachnoid hemorrhage)

【病態・生理生化学】

　脳血管疾患は，脳の血管に異常が生じることで特定の領域への血流が減少し，脳の機能が損なわれる疾患の総称である。脳血管疾患のうち，脳梗塞，脳出血，くも膜下出血を脳卒中という。

　脳梗塞は，脳動脈のアテローム硬化を基盤とする脳血栓と，心臓や大動脈などに発生した血栓が脳血管へ飛ぶことにより生じる脳塞栓に分けられる。危険因子には，高血圧，糖尿病，脂質異常症，不整脈（心房細動），肥満，メタボリックシンドローム，喫煙，大量飲酒がある。

　脳出血は，血管壊死などにより脳内の血管が破れることで脳実質に障害をきたす。くも膜下腔（脳の軟膜とくも膜の間）の血管からの出血が，くも膜の下に広がり脳を障害する状態をくも膜下出血という。脳出血は，高血圧，喫煙，飲酒が危険因子となる。コレステロール値の異常低値も発生に関与する。

　脳卒中の典型的な症状は，片眼の視力消失，顔面や腕の麻痺，言語の障害で，ダメージを受ける脳の領域によって出現する症状はさまざまである。

　頭部CT・MRI・MRA，超音波検査，血管造影検査，心電図，胸部レントゲン，血液検査と併せ，病型が確定診断される。

〈治　療〉　急性期治療は救命が目的となり，呼吸・循環管理，脳浮腫対策などが優先される。慢性期治療では，日常生活動作の改善を目的としたリハビリテーションが重要になる。症状に応じて，理学療法（歩行など動作の改善），作業療法（日常生活動作のトレーニング），言語聴覚療法（話す・理解する能力の回復）が行われる。

第Ⅱ部　第4章　循環器疾患

【栄養ケア】

〈栄養アセスメント・モニタリング〉　入院時すでに低栄養であることも多い。

① 身体計測：体重（BMI，％IBW，％UBW），体脂肪率など。

② 臨床検査：血液検査（高血圧，糖尿病，脂質異常症等基礎疾患関連項目，Alb）。

③ 栄養に関連した身体所見：消化器症状（嘔吐，吐血，下痢，便秘），脱水，意識障害，嚥下機能，動作能力，血圧。

〈栄養基準・栄養補給〉　日本人の食事摂取基準に準ずる。基礎疾患がある場合は，各疾患のガイドラインに準じたエネルギー・栄養素量とする。

　急性期　原則として経口栄養，経腸栄養とする。頭蓋内圧亢進による嘔吐の危険が高い場合や，循環動態が安定しない場合は，静脈栄養を併用する。意識障害がなく症状が安定している場合は，嚥下機能評価に応じて可能な限り早期に経口摂取，経腸栄養を開始する。

　慢性期　リハビリテーション実施時には，運動量増加に応じた栄養補給を行う。4週間以上の経腸栄養が必要な場合は，胃瘻を考慮する。嚥下訓練を継続し，経口摂取への移行を目指す。

　嚥下障害は，栄養状態悪化につながることが多いため，早い段階で嚥下評価を実施し対処する。栄養補給ルートや食事摂取時の姿勢，食形態・水分の粘度を調整し，誤嚥性肺炎，栄養障害，脱水を予防する。

〈栄養食事指導〉

① 脳卒中の最大の原因は，高血圧である。そのため，減塩は必須となる。

② 再発予防には，基礎疾患となっている高血圧（p.122），糖尿病（p.72），脂質異常症（p.79），肥満（p.68）の改善が必要となる。

③ 脳梗塞の予防に，抗血液凝固薬（ワルファリン）が処方される場合は，薬効を減弱するビタミンK含有量の多い食品（納豆，クロレラなど）の摂取に注意する（栄養・食品が医薬品に及ぼす影響，p.59～参照）。

④ ウォーキングなどの軽い有酸素運動で血流をよくすることも効果的であるが，運動時の発汗により血液濃縮を生じないよう，水分補給を十分に行う。

〈他職種との協働〉　嚥下障害がある場合，経口摂取を目標として，医師，看護師，言語聴覚士とチームを組み，リハビリテーションを継続して，嚥下機能の回復，栄養状態の改善を図る。

II 疾患・病態別 栄養ケア・マネジメント　第 5 章

腎・尿路疾患

1. 急性糸球体腎炎 (Acute glomerulonephritis)

【病態・生理生化学】

急性糸球体腎炎は，先行感染として小児や若者に好発するA群β溶血性連鎖球菌感染（**溶連菌感染後急性糸球体腎炎**）や，ブドウ球菌感染などに引き続き，Ⅲ型アレルギーの機序により肉眼的血尿とたんぱく尿，高血圧，乏尿，浮腫などの症状が急激に出現する症候群である。病期は**急性期**（**乏尿期，利尿期**といい，発症後7〜11日くらい）と，浮腫の消失，血圧の正常化とともに尿所見が回復してくる**回復期**（発症後2〜4週）および**治癒期**に分けられる。血液検査において，血清補体価（CH50，C3）の低下はほぼ必発で，溶連菌の先行感染を示すASO（anti-streptolysin O antibody：抗ストレプトリジンO抗体）やASK（anti-streptokinase antibody：抗ストレプトキナーゼ抗体）は高値を示す。

〈治　療〉　安静と栄養食事療法，急性期症状への対症療法が中心となる。薬物療法では利尿薬や降圧薬，感染が持続する場合には抗菌薬が用いられる。小児では予後は良好であるが，成人では慢性腎炎に移行する場合がある。

【栄養ケア】

〈栄養アセスメント・モニタリング〉

① 身体計測：体重（現体重，健常時体重（浮腫の修飾確認））。

② 臨床検査：尿検査（尿量，血尿，たんぱく尿，尿沈渣。浮腫や高血圧では電解質（Na，Kなど））。血液検査（UN，Cr，血清補体価）。

③ 栄養に関連した身体所見：**糸球体濾過量**（glomerular filtration rate：**GFR**）の低下による浮腫や高血圧の程度，尿量（症状は日単位で変化）。

〈栄養基準・栄養補給〉　食塩，水分，たんぱく質の摂取が重要である。浮腫，高血圧があれば食塩制限，腎機能低下があり尿素窒素高値ではたんぱく質を制限する。急性

表Ⅱ-5-1　急性腎炎症候群の栄養基準（1日当たり）

	エネルギー (kcal/kg[*1])	たんぱく質 (g/kg[*1])	食塩 (g)	カリウム (g)	水　分
急性期 (乏尿期・利尿期)	35[*2]	0.5	0〜3	5.5 mEq/L以上の時は制限する	前日尿量＋不感蒸泄分
回復期および治癒期	35[*2]	1.0	3〜5	制限せず	制限せず

*1　標準体重　*2　高齢者，肥満者に対してはエネルギーの減量を考慮する。
（日本腎臓学会編：腎疾患の生活指導・食事療法ガイドライン，1998）

第Ⅱ部　第5章　腎・尿路疾患

期では，水分は尿量に応じて必要最低量に制限する。回復期では，体液のうっ滞が改善すれば，食事制限は緩和される。

〈栄養食事指導〉　食塩制限の必要性と，その方法や工夫を指導する。食塩を多く含む惣菜（漬物，佃煮など）や加工品，汁物，麺類の摂取に注意する。年齢が高くなると治癒率が低下し慢性化しやすい傾向にある。成人では，継続した栄養食事療法を勧める。

2. ネフローゼ症候群（Nephrotic syndrome）

【病態・生理生化学】

ネフローゼ症候群は腎糸球体係蹄障害によるたんぱく透過性亢進に基づく大量の尿たんぱく質（主としてアルブミン）と，これに伴う低たんぱく（低アルブミン）血症を特徴とする。尿たんぱく量と血清アルブミン値を用いて診断基準が定められている（表Ⅱ-5-2）。腎機能低下，血液凝固異常（血栓傾向），免疫異常症などがみられる。

表Ⅱ-5-2　成人ネフローゼ症候群の診断基準

1．たんぱく尿：3.5 g/日以上が持続する（随時尿において尿たんぱく/クレアチニン比が3.0 g/gCr以上の場合もこれに準ずる）。
2．低アルブミン血症：血清アルブミン値3.0 mg/dL以下，血清総たんぱく量6.0 g/dL以下も参考になる。
3．浮腫
4．脂質異常症（高LDLコレステロール血症）

注）1．上記の尿たんぱく量，低アルブミン血症（低たんぱく血症）の両所見を認めることが本症候群の診断の必須条件である。
　　2．浮腫は本症候群の必須条件ではないが，重要な所見である。
　　3．脂質異常症は本症候群の必須条件ではない。
　　4．卵円形脂肪体は本症候群の診断の参考となる。
（難治性疾患政策研究事業難治性腎障害に関する調査研究班編：エビデンスに基づくネフローゼ症候群診療ガイドライン2020）

一次性（原発性）ネフローゼ症候群（微小変化型ネフローゼ症候群（minimal change nephrotic syndrome：MCNS）など慢性腎炎によるもの）と，その他の原因疾患に由来する二次性（続発性）ネフローゼ症候群（自己免疫疾患や，糖尿病などの代謝性疾患によるもの）に大別される。微小変化型ネフローゼ症候群は日本の一次性ネフローゼ症候群の約40％を占め，小児期の一次性ネフローゼ症候群の70～80％を占める。中高年者では膜性腎症が最も頻度が高い。

症状は体液量過剰によるもので，細胞間質液の増大は浮腫や胸腹水，血漿量の増加は高血圧となって現われ，頭痛，易疲労感，腹部膨満感，呼吸困難などがみられる。高度低アルブミン血症を生じる極期では尿量の低下もみられる。

〈治　療〉　基礎疾患により異なり，微小変化型ネフローゼ症候群では副腎皮質ステロイド薬が投与される。無効の場合や頻回再発例では免疫抑制薬が用いられる。微小変化型ネフローゼ症候群は副腎皮質ステロイド薬への反応性が良好で，90％以上の症例で寛解に至る。補助・支持療法として浮腫に対し利尿薬が用いられる場合もある。

2. ネフローゼ症候群（Nephrotic syndrome）

【栄養ケア】

〈栄養アセスメント・モニタリング〉　症状の改善と，制限食による栄養状態の変化，原疾患による腎機能障害の進行の程度などについて評価する。24時間蓄尿により1日の尿たんぱく排泄量を測定し（p.140参照），栄養食事療法によるたんぱく質制限とエネルギー摂取量の確保の遵守度を評価する。外来患者や蓄尿が困難，あるいは正確な蓄尿ができない場合には，随時尿の尿たんぱく/尿クレアチン比（g/gCr）で代用する。

① 食生活：エネルギー・栄養素摂取量（食塩，たんぱく質），食欲，薬剤の使用状況。

② 身体計測：体重（体液の貯留に伴う変化），肥満の有無とその程度。

③ 臨床検査：尿検査（尿量，尿たんぱく，Cr）。血液検査（UN，Na，Alb，TP，血清脂質（TC，LDL-C），血清K）。

④ 栄養に関連した身体所見：倦怠感，浮腫（特に眼瞼・下肢），胸・腹水，下痢・嘔吐，血圧，ネフローゼ病態の原因疾患。

〈栄養基準・栄養補給〉　治療に対する反応性が良好な微小変化型ネフローゼ症候群と，その他のネフローゼ症候群に分けて考える。

表Ⅱ-5-3　ネフローゼ症候群の栄養基準（1日当たり）

	エネルギー (kcal/kg[*1])	たんぱく質 (g/kg[*1])	食 塩 (g)	カリウム (g)	水 分
微小変化型ネフローゼ症候群以外	35[*2]	0.8	3〜6未満	血清カリウム値により増減	制限せず[*3]
治療反応良好な微小変化型ネフローゼ症候群	35[*2]	1.0〜1.1	3〜6未満	血清カリウム値により増減	制限せず[*3]

*1　標準体重
*2　肥満，糖尿病を合併している場合は，エネルギーの制限を考慮する。
*3　高度の難治性浮腫の場合は水分制限を要する場合もある。
（日本腎臓学会：腎疾患の生活指導・食事療法ガイドライン，1998，難治性疾患政策研究事業難治性腎障害に関する調査研究班編：エビデンスに基づくネフローゼ症候群診療ガイドライン2020）

① 浮腫・高血圧がある場合には食塩を制限する。

② たんぱく質量は腎機能に応じて制限する。低たんぱく質食では，良質なたんぱく質の摂取割合に注意する。

③ 目標エネルギー量は，摂取たんぱく質量との関係が重要である。ネフローゼ症候群では，35 kcal/kg体重/日の摂取下で，0.8 g/kg体重/日のたんぱく質摂取は健常人と同様に窒素バランスを保ち，たんぱく同化が生じることが示されている。ステロイド糖尿病や肥満などがある場合は，病態に合わせたエネルギー量を設定する。

〈栄養食事指導〉　病期による違いや原因疾患の栄養基準も考慮して，継続的な栄養食事指導が必要である。

　食塩の管理が最も重要であり，食塩制限の方法について十分に説明し，患者が実行

第Ⅱ部　第5章　腎・尿路疾患

可能な内容を示す。病態によりたんぱく質のコントロールが異なる。たんぱく質源となる食品の1回の使用量や，使用食品の選択について説明する。ステロイドホルモンの使用では，糖尿病のリスクもあるため，不規則な食事の是正や甘い菓子などの過剰摂取は避けるようにする。

3．急性腎障害（AKI）(Acute kidney injury)

【病態・生理生化学】

急性腎障害は，日または週単位で急速に腎機能が低下し，体液の恒常性が維持できなくなり，窒素代謝産物（UN，Cr，UAなど）の蓄積，電解質異常，代謝性アシドーシスなどをきたし腎不全に陥る。原因によって，腎前性（腎以外の原因による腎血流量の減少），腎性（腎実質の障害），腎後性（尿路の閉塞）に分けられる（表Ⅱ-5-4）。

表Ⅱ-5-4　急性腎不全の病因

腎前性	ショック，下痢，出血，嘔吐，火傷，心不全，敗血症など
腎　性	1．急性尿細管壊死 　●腎虚血（出血，ショックなど） 　●腎毒性（抗生物質，造影剤，重金属など） 　●ミオグロビン尿症，ヘモグロビン尿症など 2．糸球体疾患：急速進行性糸球体腎炎，全身性エリテマトーデス，結節性動脈炎など 3．間質性疾患：急性間質性腎炎
腎後性	1．両側尿管の閉塞：後腹膜線維症，子宮癌など 2．膀胱・尿道の閉塞：前立腺肥大症，前立腺癌

症状は病期によって分けられる。①乏尿・無尿期：乏尿や，無尿がみられ，通常1～3週間持続する。高血圧，浮腫，心不全，肺水腫などを合併しやすく，進行すると尿毒症になる。②利尿期：尿細管細胞が再生して尿量が増加する。多尿になるため，水・電解質異常をきたしやすい。③回復期：糸球体，尿細管機能は正常に近づく。

治療は腎前性，腎性，腎後性によって大きく異なる。腎機能が回復するまで，安静，栄養管理によって生命を維持する。UN上昇，電解質異常（浮腫，高カリウム血症，アシドーシスなど）が高度になった場合には透析療法が行われる。

近年，超高齢患者の病態悪化により，敗血症・多臓器不全に急激な腎障害が合併する頻度が増加した。腎障害合併例では，生命予後が著しく悪化するため，早期診断と適切な治療介入が必要である。

【栄養ケア】

〈栄養アセスメント・モニタリング〉　年齢，原疾患や栄養障害の重症度，他の合併臓器不全の有無，特に心機能低下，腎代替療法施行の有無によって代謝動態は大きく変化するため，頻回のモニタリングが必要である。たんぱく質代謝異常，電解質・酸塩基平衡などについて栄養補給との関連を評価する（表Ⅱ-5-5）。

4. CKD (Chronic kidney disease)

表Ⅱ-5-5　AKIの可逆的な原因と評価方法，推奨される対応

原　因	評価方法	対　応
腎灌流低下	体液量評価と尿検査（FENa*など）	体液量，循環の適正な是正
急性糸球体腎炎，血管炎，間質性腎炎，血栓性微小血管障害	尿沈渣，血清学的検査，血液学的検査	疾患特異的な治療方法の検討（ステロイド療法，血漿交換など）
尿路閉塞	腎画像評価（超音波，CT）	閉塞の解除

＊FENa：ナトリウム排泄分画
（AKI（急性腎障害）診療ガイドライン作成委員会編：AKI（急性腎障害）診療ガイドライン，2016）

〈栄養基準・栄養補給〉　KDIGO（Kidney Disease Improving Global Outcomes）ガイドラインでは，どの病期のAKI患者に対しても20～30 kcal/kg/日を推奨している。予測式や間接熱量計による消費エネルギー量の計測値などを使用したエネルギー摂取量の目標値の設定も行われている。

　高度の電解質異常では，たんぱく質制限も検討する。異化亢進状態になく透析を必要としない場合には0.8～1.0 g/kg/日，異化亢進状態かつ透析療法中では，たんぱく質喪失量を考慮し，最大1.7 g/kg/日が推奨される。しかし，過剰なアミノ酸投与は，高窒素血症を招き透析を延長する可能性も指摘されている。透析により失われる栄養素もあることなどから，一律の目標設定は難しく，定期的なモニタリングを行い，適切な栄養食事療法による原疾患の治療および全身管理が重要である。

　急性期では，経口での栄養補給が不十分である場合が多く，強制栄養法が適応となる。可能であれば，消化管経由での投与が望ましく，早期に経腸栄養法の開始を検討する。

4．CKD (Chronic kidney disease)

【病態・生理生化学】

　慢性腎臓病（CKD）は，慢性に経過する腎障害や腎機能の低下が持続する疾患で，慢性糸球体腎炎，高血圧性腎硬化症，糖尿病関連腎臓病／糖尿病性腎症などのすべての慢性腎疾患の総称である。腎障害を示唆する所見またはGFRで表される腎機能低下が慢性的（3か月以上）に持続する者すべてを含む（表Ⅱ-5-6）。透析や腎移植治療などの腎代替療法を必要とし，患者のQOLを著しく損なう末期腎不全（end-stage of kidney disease：ESKD）の増加や，腎機能障害やたんぱく尿が心血管疾患（cardio vascular disease：CVD）発症や死亡の重大なリスク因子であることから，それらを予防するためにCKDの概念が導入された。重症度は，原因（cause：C），腎機能（GFR：G），たんぱく尿（アルブミン尿：A）によるCGA分類で評価する（表Ⅱ-5-7）。

　原因疾患である慢性糸球体腎炎は急性糸球体腎炎の発症後，1年以上異常尿所見が続くものである。発症には免疫学的機序が関与し，代表的なものにIgA腎症がある。

　高血圧性腎硬化症は，持続した高血圧により生じた腎臓の病変である。高血圧歴を有し，血尿を認めず（認めたとしても軽度），たんぱく尿は高度ではない，さらに，糖尿病や糸球体腎炎の合併を認めない腎機能低下症例が高血圧性腎硬化症と診断され

第Ⅱ部　第5章　腎・尿路疾患

表Ⅱ-5-6　CKD診断基準：健康に影響を与える腎臓の構造や機能の異常
（以下のいずれか）が3か月を超えて持続

腎障害の指標	たんぱく尿（0.15 g/24時間以上；0.15 g/gCr以上） アルブミン尿（30 mg/24時間以上；30 mg/gCr以上） 尿沈渣の異常 尿細管障害による電解質の異常やそのほかの異常 腎移植の既往
GFRの低下	GFR 60 mL/分/1.73 m² 未満

（日本腎臓学会：エビデンスに基づくCKD診療ガイドライン2023, 東京医学社, 2023）

表Ⅱ-5-7　CKDの重症度分類

原疾患	たんぱく尿区分		A1	A2	A3
糖尿病関連腎臓病	尿アルブミン定量（mg/日） 尿アルブミン/Cr比（mg/gCr）		正　常 30未満	微量アルブミン尿 30〜299	顕性アルブミン尿 300以上
高血圧性腎硬化症, 腎炎, 多発性嚢胞腎, 移植腎, 不明, その他	尿たんぱく定量（g/日） 尿たんぱく/Cr比（g/gCr）		正　常 0.15未満	軽度たんぱく尿 0.15〜0.49	高度たんぱく尿 0.50以上
GFR区分 （mL/分/1.73m²）	G1	正常または高値	≧90		
	G2	正常または軽度低下	60〜89		
	G3a	軽度〜中等度低下	45〜59		
	G3b	中等度〜高度低下	30〜44		
	G4	高度低下	15〜29		
	G5	高度低下〜末期腎不全	＜15		

重症度は原疾患・GFR区分・たんぱく尿区分を合わせたステージにより評価する。CKDの重症度は死亡, 末期腎不全, 心血管死亡発症のリスクを■のステージを基準に, ■, ■, ■の順にステージが上昇するほどリスクは上昇する。
（日本腎臓学会編：CKD診療ガイド2024, 東京医学社, 2024）

る。腎硬化症は加齢により患者数が年々増加傾向にあり，現在透析導入の原疾患の第2位である。

　CVDはCKDにおける最も重大な合併症で，両者の進行とともに，体液調節障害，内皮障害による動脈硬化，貧血などが相互に影響する悪循環を形成する。

　腎機能低下に伴い**エリスロポエチン**の産生低下等による**腎性貧血**をきたす。

　また，腎機能低下による高リン血症は**活性型ビタミンD**の産生の低下を引き起こし，腸管からのカルシウム吸収を低下させ副甲状腺ホルモン（PTH）分泌が亢進し，その結果，骨吸収が亢進して，腎性骨異栄養症や異所性石灰化（骨・関節障害，血管石灰化）が起こる。腎性骨異栄養症に加えて血管の合併症を含む**骨ミネラル代謝異常**（**CKD-mineral bone disorder**：**CKD-MBD**）は生命予後に影響する。

　腎機能が高度に低下した状態（おおむねCKDステージG3b以降）を**腎不全**という。腎機能低下により**尿毒症物質**の排出や水・電解質・酸塩基平衡の調節，ホルモン産生・調節などの機能が著しく低下し，基本的に不可逆性である。eGFRがおおむね10%以下程度の末期腎不全（CKDステージG5）に至るとさまざまな**尿毒症症状**が出現し（表Ⅱ-5-8），5 mL/1.73 m²以下になると**腎代替療法**（**透析療法**，**腎移植**）が必要になる。

4. CKD（Chronic kidney disease）

表Ⅱ-5-8　尿毒症症状

1．全身的：疲労感・脱力感，浮腫
2．心・血管系：咳嗽，喀血，呼吸困難，高血圧，肺水腫
3．神経系：意識障害，けいれん，末梢神経炎，脳症
4．消化器系：食欲不振，味覚異常，アミン臭，嘔気・嘔吐，腹痛，消化管出血
5．腎・泌尿器系：尿量低下
6．筋・骨格筋：筋力低下，関節痛，骨折
7．皮膚：紫斑，色素沈着，瘙痒症　など

（日本腎臓学会編集委員会編：初学者から専門医までの腎臓学入門 改訂第2版，東京医学社，2009より改変）

〈治　療〉　CKDの治療の目的は末期腎不全，および心血管疾患の発症阻止あるいは進展予防である。治療はCGA分類の重症度に応じて行われるが，原因疾患により治療法や腎・生命予後が異なる。潜在型では生活管理と減塩を中心とした栄養食事療法を行い経過観察する。進行型では，たんぱく尿に対して抗血小板薬，抗凝固薬，副腎皮質ステロイド，免疫抑制薬，高血圧に対して降圧薬（ACE阻害薬，ARB，Ca拮抗薬），利尿薬（ループ利尿薬，サイアザイド系利尿薬）が用いられる。糖尿病性腎臓病や高血圧性腎硬化症などの二次性腎疾患では血糖値や血圧の管理が重要で集約的管理が行われる（表Ⅱ-5-9）。栄養管理として，肥満やメタボリックシンドロームの是正（栄養食事療法，運動療法），減塩，禁煙を行う。

　腎性貧血はエリスロポエチン製剤などによる薬物治療が行われる。Hbの管理目標は10～13 g/dL未満である。鉄欠乏が認められる場合には鉄剤投与が推奨される。CKD-MBDに対しては，リン（P）降下療法（P制限食とP吸着薬）と活性型ビタミンD製剤の投与が行われる。

　腎機能が高度に低下したときから腎代替療法導入前を腎不全保存期（CKD保存期）という。この時期は腎機能保持と合併症症状の抑制，尿毒症症状の軽減を目的に治療を行う。栄養食事療法，薬物療法，生活指導などを適切に行い，末期腎不全に至る時期を遅らせることが重要である。

表Ⅱ-5-9　CKDに対する集約的管理項目（栄養管理に関する項目）

1．生活習慣への介入（禁煙，コーヒー，口腔ケア，便秘，睡眠，運動，多職種による教育的介入）
2．栄養管理（肥満・メタボリックシンドロームや痩せ・消耗の是正，サルコペニア対策，減塩，エネルギー，たんぱく質，カリウム，アルカリ性食品など）
3．高血圧治療（栄養食事療法，運動療法，薬物療法）
4．尿たんぱく，尿中アルブミン（定期的に評価する。減塩・減量により減少）
5．糖尿病の治療（血糖管理目標は個別化する）
6．脂質異常症の治療（LDLコレステロール低下，薬物療法）
7．貧血に対する治療（ヘモグロビン10～13 g/dL未満，意図的に13 g/dL異常を目指さない，ESA（赤血球造血刺激因子製剤）による薬物治療，鉄欠乏の評価と鉄補充
8．骨・ミネラル代謝異常に対する治療：保存期CKDでは血清カルシウム，リン，PTHの定期的な評価とリン降下療法（栄養食事療法とリン吸着剤），活性型ビタミンD製剤の投与

（日本腎臓学会監修：医師・コメディカルのための慢性腎臓病生活・食事指導マニュアル，2015／日本腎臓学会編：エビデンスに基づくCKD診療ガイドライン2023，2023より作成）

第Ⅱ部　第5章　腎・尿路疾患

【栄養ケア】

CKDステージの進行や腎代替療法の導入，CVD発症を抑制する可能性があることから栄養管理は重要である。特に，ステージG3b以降では，医療チームでの管理が推奨されている。

〈栄養アセスメント・モニタリング〉

① 食生活：エネルギー・栄養素摂取量（食塩，たんぱく質，K），飲酒。**24時間蓄尿**（食塩，たんぱく質，必要に応じてK，P摂取量）。

24時間蓄尿による食塩摂取量の推定式

食塩摂取量$(g/日)$ = 24時間蓄尿Na濃度(mEq/L) × 1日尿量(L) ÷ 17

24時間蓄尿によるたんぱく質摂取量の推定式（Maroniの式）

たんぱく質摂取量$(g/日)$ = ［1日尿中尿素窒素排泄量(g) + 0.031 × 現体重(kg)］× 6.25
（高度たんぱく尿もしくはネフローゼ症候群の患者では上式に1日尿たんぱく排泄量を加味する考えもある）

---

② 身体計測：身長，体重（BMI），ウエスト周囲長，体組成（体脂肪，骨格筋量（下腿周囲長など））。

③ 臨床検査：血液検査（Cr，シスタチンC，eGFR（低下率，傾き），UN，K，Ca（低アルブミン血症では補正を要する），P，HCO_3^-）。尿検査（たんぱく尿（Alb尿），UA，UUN，Na）。Ccr。原因疾患の特定，二次性では原疾患のコントロール指標。

④ 栄養に関連した身体所見：血圧，血尿の有無，サルコペニア指標（握力，歩行速度など），尿毒症症状（ステージG3b以降）。

⑤ 個人履歴：病歴（既往歴，家族歴，治療歴，服薬状況），生活背景（職業，生活の気息性，喫煙習慣，運動習慣など）。

〈栄養基準・栄養補給〉

CKDステージにおける栄養食事療法基準を表Ⅱ-5-10に示す。

① エネルギー量は身体活動量や目標体重なども考慮して調整する。

② たんぱく質はGFRステージの摂取基準に準ずる。エネルギー量が不足すると筋たんぱく異化亢進により窒素出納が負になり，高窒素血症が生じやすくなる。また，摂取したたんぱく質がエネルギー源として利用され，体たんぱく質合成が低下する。そのため，炭水化物と脂質から十分なエネルギー量を確保する。

③ カリウムは血清カリウム値4.0 mEq/L以上5.5 mEq/L未満にコントロールする。高カリウム血症にはRA（レニン・アンジオテンシン）系阻害薬などの血清カリウム値を上昇させる薬剤の減量・中止，代謝性アシドーシスの補正，排便管理，カリウム吸着薬の処方，栄養食事療法などの対応があり，背景に応じて個別に検討する。

④ **サルコペニア**や**フレイル**を合併したCKD患者では，GFRを目安にしたたんぱく質摂取量ではサルコペニア改善に不十分でありGFR 30以上では，たんぱく質摂取量を1.3〜1.5/標準体重kg/日に緩和する考え方と目安が提案されている（表Ⅱ-5-11）。

4. CKD（Chronic kidney disease）

表Ⅱ-5-10　CKDステージによる栄養食事療法基準（1日当たり）

ステージ （GFR）	エネルギー （kcal/kg体重）	たんぱく質 （g/kg体重）	食　塩 （g）	カリウム （mg）
ステージ1 （GFR≧90）	25〜35	過剰な摂取をしない	<6	制限なし
ステージ2 （GFR 60〜89）		過剰な摂取をしない		制限なし
ステージ3a （GFR 45〜59）		0.8〜1.0		制限なし
ステージ3b （GFR 30〜44）		0.6〜0.8		≦2,000
ステージ4 （GFR 15〜29）		0.6〜0.8		≦1,500
ステージ5 （GFR＜15）		0.6〜0.8		≦1,500
5D （透析療法中）	表Ⅱ-5-16参照			

注）1. エネルギーや栄養素は，適正な量を設定するために，合併する疾患（糖尿病，肥満など）の
　　　ガイドラインなどを参照して病態に応じて調整する。性別，年齢，身体活動量などにより異
　　　なる。
　　2. 体重は基本的に標準体重（BMI＝22）を用いる。
（日本腎臓学会編：慢性腎臓病に対する食事療法基準2014年版／日本腎臓学会編：エビデンスに基
づくCKD診療ガイドライン2023より作成）

表Ⅱ-5-11　サルコペニアを合併したCKDの食事療法におけるたんぱく質の考え方と目安

CKDステージ （GFR）	たんぱく質 （g/kg体重／日）	サルコペニアを合併したCKDにおける たんぱく質の考え方（上限の目安）
G1　（GFR≧90）	過剰な摂取を 避ける	過剰な摂取を避ける （1.5 g/kg体重／日）
G2　（GFR 60〜89）		
G3a（GFR 45〜59）	0.8〜1.0	G3には，たんぱく質制限を**緩和するCKD**と，優先 するCKDが混在する （**緩和するCKD**：1.3 g/kg体重／日， 優先するCKD：該当ステージ推奨量の上限）
G3b（GFR 30〜44）	0.6〜0.8	
G4　（GFR 15〜29）		たんぱく質制限を優先するが病態により緩和する （緩和する場合：0.8 g/kg体重／日）
G5　（GFR＜15）		

注）**緩和するCKD**は，GFRと尿たんぱく量だけではなく，**腎機能低下速度や末期腎不全の絶対リス
　ク，死亡リスクやサルコペニアの程度**から総合的に判断する。
（日本腎臓学会：サルコペニア・フレイルを合併した保存期CKDの食事療法の提言，2019）

〈**栄養食事指導**〉　腎不全保存期以降では，血圧のコントロールおよび腎機能の程度に
応じたたんぱく質制限が栄養指導の主体となる。栄養食事指導のポイントは十分なエ
ネルギー摂取と食塩，たんぱく質，カリウム，リンの制限である。

①　エネルギー：たんぱく質制限を強化する場合は，十分なエネルギー量の確保が
　　重要である。また，肥満者では，体重に応じて20〜25 kcal/標準体重kg/日を考
　　慮する。

②　たんぱく質：ステージG3a以降ではたんぱく質制限を強化するが，G3b以降で

141

第Ⅱ部　第5章　腎・尿路疾患

は過度の制限によりエネルギー量不足に陥る場合がある。低たんぱく質食の長期継続には，治療用特殊食品を活用する。治療用特殊食品にはでん粉製品，低甘味ブドウ糖重合体製品（粉あめ），中鎖脂肪酸（MCT）製品，低たんぱく質食品などがあり，エネルギーおよび良質なたんぱく質摂取量の確保に有用である。これらの食品を活用することで，患者の栄養食事療法に対する満足度を上げ，栄養食事療法のアドヒアランスを高める効果も期待できる。経済面や嗜好面で課題がある場合もあり，患者の意向を十分踏まえ活用する。

③ 減　塩：食塩制限により高血圧とたんぱく尿が抑制されるため，1日の食塩摂取を6g未満に制限する。ただし，過度な食塩制限は食事摂取量の低下による低栄養のリスクとなるので注意する。

④ 肥満およびメタボリックシンドロームの是正：肥満症は，末期腎不全に至るリスクを高める。減量によりアルブミン尿・たんぱく尿の減少やeGFR低下の抑制の効果が認められている。BMI 25 kg/m² 未満，血圧，血糖，脂質代謝の適正化を目指す。

⑤ カリウム：高カリウム食品の摂取状況等を把握し，食事内容・食事量などが血清カリウム値上昇の要因の有無を確認する。低たんぱく質栄養食事療法の実施により肉類・魚介類などからのカリウム摂取量が減るため，適切な低たんぱく質食が実施されているか確認する。低たんぱく質食が実施されていても血清カリウム値が高値となる場合には，生野菜や果実類，海藻，豆類，いも類などカリウム含有量の多い食品を制限する。野菜類，いも類は小さく切ってゆでこぼすとカリウム含有量を20〜30％減少させることができる。代謝性アシドーシスを合併する場合，アルカリ食品である野菜類・果実類の摂取が腎機能悪化を抑制する可能性が示されている。

⑥ リ　ン：リン摂取量はたんぱく質摂取量に影響し，たんぱく質制限がリン摂取制限につながる。適切なたんぱく質制限の実施を確認する。食品中のリン/たんぱく質比も考慮する。

⑦ 食事指導の継続では，患者の食事摂取状況を丁寧に評価することに加え，24時間蓄尿により算出した推定食塩・たんぱく質摂取量を患者にフィードバックする。食生活のQOLや負担感を評価し考慮する。

⑧ 適正飲酒量の遵守：アルコール換算で20g/日以下を目標とする。

⑨ 体液過剰がない限り，水分制限は行わない。

⑩ 禁　煙：CKD進行やCVD発症および死亡リスクを抑制するため，禁煙を強く勧める。

⑪ 運動（身体活動）：日常的身体活動（散歩，家事等）を勧める。

5. 糖尿病関連腎臓病／糖尿病性腎症（DKD/DN）

5．糖尿病関連腎臓病／糖尿病性腎症 (Diabetic kidney disease：DKD/Diabetic nephropathy：DN)

【病態・生理生化学】

　糖尿病関連腎臓病（**DKD**）は，糖尿病がその発症・進展に関与する慢性腎臓病（CKD）と定義される。そのうち，病理診断が確定している場合を**糖尿病性腎症**（**DN**）という。

　糖尿病関連腎臓病は持続する高血糖による細小血管障害のひとつである。糖尿病性腎症は**微量アルブミン尿**の出現に始まり，糖尿病歴10年以上で発症することが多い。病期分類は，臨床的には，eGFRと尿中アルブミンあるいは尿たんぱく排泄量によって評価する（表Ⅱ-5-12）。病期の進行とともに高血圧の頻度は高くなる。たんぱく尿と腎機能低下は慢性的な経過をたどり進行性である。進行例ではネフローゼ症候群を呈する。また，腎機能低下に伴いインスリンや薬物のクリアランスが低下し，腎臓での糖新生も低下することから重症低血糖のリスクが生じる。

表Ⅱ-5-12　糖尿病性腎症病期分類2023とCKD重症度分類との関係

アルブミン尿区分			A1	A2	A3
			正常アルブミン尿	微量アルブミン尿	顕性アルブミン尿
尿中アルブミン・クレアチニン比（mg/g）			30未満	30～299	300以上
尿蛋白・クレアチニン比（g/g）					0.50以上
GFR区分 （mL/分/ 1.73 m²）	G1	≧90	正常アルブミン尿期 （第1期）	微量アルブミン尿期 （第2期）	顕性アルブミン尿期 （第3期）
	G2	60～89			
	G3a	45～59			
	G3b	30～44			
	G4	15～29	GFR高度低下・末期腎不全期 （第4期）		
	G5	＜15			
	透析療法中あるいは 腎移植後		腎代替療法期 （第5期）		

（日本腎臓学会編：エビデンスに基づくCKD診療ガイドライン2023，東京医学社，2023）

　〈治　療〉　腎症進展の予防には肥満是正，禁煙とともに，厳格な血糖，血圧，脂質の管理が重要である。SGLT2阻害薬やGLP-1受容体作動薬の腎保護効果が注目されている。高血圧が直接腎機能を障害することから，血圧コントロールも厳格に行う。

【栄 養 ケ ア】

　糖尿病性腎症進展予防には，肥満の是正，血糖・血圧・脂質の管理が重要である。

〈栄養アセスメント・モニタリング〉

① 食生活：エネルギー・栄養素摂取量（たんぱく質，糖質，食塩を中心に。顕性アルブミン尿期以降ではたんぱく質，食塩，カリウムの制限強化によるエネルギーおよび食事量の不足に注意），食習慣（間食，飲酒，糖質の質など血糖コントロールに影響するもの），食行動（食事回数，時間）。

② 身体計測：体重（BMI），体組成（骨格筋量）。正常～微量アルブミン尿期では肥満，

143

第Ⅱ部　第5章　腎・尿路疾患

表Ⅱ-5-13　栄養基準（1日当たり）

病　期	臨床的特徴		エネルギー	たんぱく質	食　塩	カリウム
	たんぱく尿 アルブミン尿	GFR（eGFR） mL/分/1.73 m²	kcal/目標kg	g/目標kg	g	g
正常アルブミン 尿期（第1期）	正常 アルブミン尿	30以上	DMに準ずる	過剰に ならない （E比率20% 未満）	高血圧合併 では 6未満	制限せず
微量アルブミン 尿期（第2期）	微量 アルブミン尿					
顕性アルブミン 尿期（第3期）	顕性 アルブミン尿		30〜35	0.8〜1.0		高K血症では 制限＜2.0
GFR高度低下・ 末期腎不全期 （第4期）	問わない	30未満	30〜35	0.6〜0.8 （フレイル 0.8）	6未満	＜1.5
腎代替療法期 （第5期）	透析療法期		維持透析患者に準ずる			

（糖尿病治療ガイド2018-2019，糖尿病治療ガイド2022-2023を参考に作成）

顕性アルブミン尿期以降ではたんぱく質制限食によるエネルギー摂取不足からくる栄養不良（やせ，サルコペニア）に留意。

③ 臨床検査：血液検査（Cr，eGFR，UN，Alb，K，血糖，HbA1c（腎性貧血では赤血球の寿命短縮による見かけ上の低下に注意），Hb），尿検査（アルブミン尿，たんぱく尿など）。

④ 栄養に関連した身体所見：浮腫，低血糖症状，血圧。

〈栄養基準・栄養補給〉　腎症の発症や進展予防の観点からは，たんぱく質摂取量の上限をエネルギー比率の20%未満とすることが望ましい。正常アルブミン尿・微量アルブミン尿期では糖尿病を参照する。

　栄養障害/サルコペニア・フレイルまたはそのリスクがある患者や75歳以上の高齢者の低たんぱく質食の適応に関しては，重度の腎機能障害がなければ，十分なたんぱく質が必要であり，原則として個別にたんぱく質摂取量を検討する。

　CKDの栄養基準を参照（p.140）。

〈栄養食事指導〉　エネルギー摂取量の制限を主体とした糖尿病食の内容からたんぱく質制限を中心とした栄養食事療法に移行するため，患者はこの違いに戸惑い，スムーズに実行できないことが多く，切り替えの際の指導が重要となる。

① たんぱく質制限に伴い十分なエネルギー摂取が必要になるが，他の合併症の進展や腎不全の進行による栄養状態の低下がみられる場合もある。

② 食後高血糖を是正するため，糖質摂取量をなるべく均等化（主食量は一定にするなど）すること，エネルギー補給には甘味料の使用は控えめにし，でん粉製品などの複合糖質の利用やグリセミックインデックス（GI）値に考慮した食品選択を推奨する。

6．腎代替療法（Renal replacement therapy：RRT）

末期腎不全（ESKD）に至ると，透析療法や腎移植が行われる（表Ⅱ-5-14）。

6．1　血液透析（Hemodialysis），腹膜透析（Peritoneal dialysis）
【病態・生理生化学】

透析療法は，腎臓に代わって人工透析により生命を維持する療法で，**血液透析**（hemodialysis：**HD**）と**腹膜透析**（peritoneal dialysis：**PD**）の2種類がある（図Ⅱ-5-1，Ⅱ-5-2）。透析療法導入の原因疾患は，糖尿病性腎症，高血圧性腎硬化症，慢性糸球

表Ⅱ-5-14　腎代替療法の特徴と比較　　（抜粋：その他の項目もあり）

	血液透析	腹膜透析	腎移植
腎機能	悪いまま		かなり正常に近い
必要な薬剤	慢性腎不全の諸問題に対する薬剤 （貧血・骨代謝異常・高血圧など）		免疫抑制薬とその副作用に対する薬剤
生命予後	血液透析と腹膜透析では変わりはない		優れている
心筋梗塞・心不全・脳梗塞の合併症	多い		透析に比べ少ない
生活の質（QOL）	移植に比べ制限がある		優れている
生活の制限	多い（週3回，1回4時間程度の通院治療）	やや多い（透析液交換・装置のセットアップの手間）	ほとんどない
社会復帰率	低い（腹膜透析の方が復帰しやすい）		高い
食事・飲水の制限	多い（たんぱく・水・塩分・カリウム・リン）	やや多い（水・塩分・リン）	少ない
手術の内容	バスキュラーアクセス（シャント）（小手術・局所麻酔）	腹膜透析カテーテル挿入（中規模手術）	腎移植術（大規模　手術・全身麻酔）
通院回数	週に3回	月に1〜2程度	移植後早期は月に2回程度，安定すれば，月に1回

（日本腎臓学会編：CKD診療ガイド2024）

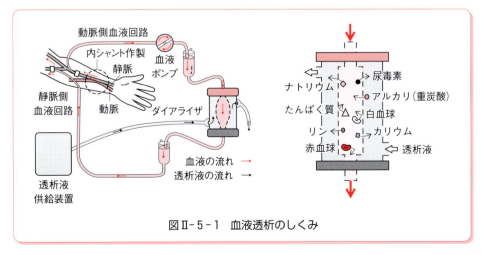

図Ⅱ-5-1　血液透析のしくみ

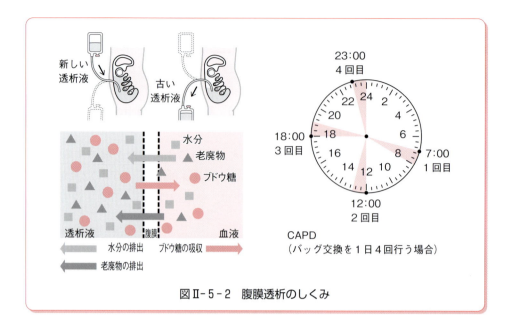

図Ⅱ-5-2　腹膜透析のしくみ

体腎炎の順に多くなっている．透析導入は，臨床症状（保存的にコントロール困難な体液貯留や尿毒症状），腎機能，日常生活の障害度から判定する．事前に透析療法の選択やバスキュラーアクセス*などの準備について患者の理解と同意を得ておく必要がある．

　　*バスキュラーアクセス：血液を浄化する透析装置と血管をつなぐ手段．

① 血液透析：透析膜（ダイアライザー）を介して，末期腎不全患者の血液と透析液との間で，血液中の尿毒症物質や水分の除去および体内に不足する物質の補給を行う治療法である．血液透析は週2〜3回通院し，1回3〜5時間行われる．血液透析では，不均衡症候群や低血圧，筋けいれん，不整脈等が出現することがある．これらの合併症は，透析による急激な尿毒素の除去や除水などにより生じる．

② 腹膜透析：腹腔内に透析液（1.5〜2L）を注入し，腹膜を透析膜として浸透圧差を利用し，一定時間（2〜8時間）経過した後に廃液して，老廃物の除去，電解質や水分の是正を行う方法である．透析液の交換は在宅で行うことができる．持続携行式腹膜透析（continuous ambulatory peritoneal dialysis：CAPD）は，毎日24時間連続した治療が可能なため，生体の恒常性を保ちやすく安定している．

透析療法は腎機能を完全には補えず，特にホルモン産生機能は代償できないため，長期継続により種々の合併症を生じる．長期透析の合併症としては，腎性貧血，骨ミネラル代謝異常症（CKD-mineral and bone disorder：CKD-MBD），二次性副甲状腺機能亢進症，透析で除去されにくいアミロイドたんぱくが関節などに沈着して関節を障害する透析アミロイドーシス，心血管合併症，感染症，悪性腫瘍，栄養障害，さらに腹膜透析では腹膜炎や被囊性腹膜硬化症などがある．

6. 腎代替療法（RRT）

表Ⅱ-5-15　透析患者の栄養障害の原因

尿毒症症状に関連した要因
・尿毒症胃腸症状（下痢・便秘）や味覚障害，薬物による副作用（リン吸着剤や鉄剤など）による食事摂取量・消化吸収障害 ・代謝性アシドーシスによる筋たんぱく質異化亢進 ・身体機能低下による身体活動量の低下（運動不足）
透析治療に関連した要因
・透析不足による尿毒症症状の増悪 ・透析操作に伴う栄養素の喪失（血漿たんぱくの喪失PD＞HD，水溶性ビタミン） ・透析膜や透析液中のエンドトキシンによる炎症による筋たんぱく質異化亢進 ・血液透析に伴う悪心・嘔吐，頭痛，腹膜透析による腹部膨満感等による食事摂取量の低下 ・不適切な栄養食事療法（過剰な制限，必要栄養量の見直しが行われていないなど）

【栄養ケア】

〈栄養アセスメント・モニタリング〉　水・電解質代謝異常，酸塩基平衡の異常，たんぱく質・糖質・脂質代謝異常，ビタミン・微量元素の欠乏など広範囲にわたる栄養障害が認められる。長期透析患者では，食事摂取量の低下や，腎機能障害や透析治療の影響により **PEW**（**protein energy wasting**）と呼ばれる栄養障害をきたしやすく（表Ⅱ-5-15），生命予後に密接に関係する。栄養障害の早期発見が重要である。

① 食生活：エネルギー・栄養素摂取量（たんぱく質，ビタミン（D，Kなど），ミネラル（食塩，Ca，K，Pなど），水分）。

② 身体計測：身長，体重（BMI，血液透析患者ではDW，透析間体重増加率（2～6％）），体組成（体脂肪量，骨格筋量，体水分量）。

③ 臨床検査：たんぱく質栄養状態や貧血の指標，電解質，血清脂質。透析患者では透析液への栄養素の流出や筋たんぱく質の異化が起こりやすいため，血清ビタミン・ミネラル濃度や筋たんぱく質量の指標である%Cr産生速度など。

④ 栄養に関連した身体所見：血圧。

〈栄養基準・栄養補給〉　十分なエネルギーと適正たんぱく質量の摂取，水分，食塩，電解質の適切な管理，ビタミンの補給が重要である。

　血液透析患者では，体内に余分な水分があると，浮腫や心臓への負担につながる。透析終了後の余分な体液が残っていない状態の体重を適正体重・目標体重（ドライウエイト，**dry weight**：**DW**）という。DWは浮腫がないこと，高血圧がないこと，心胸比（心胸郭比，**cardiothoracic ratio**：**CTR**）*が50％以下であるときの体重で，患者ごとに設定される。透析間体重増加率は透析前の体重とDWの差から求め，2～6％以内を目標に管理する。DWは適宜見直し，長期的にDWが減少している場合は栄養障害の可能性がある（図Ⅱ-5-3）。

　　*心胸比（心胸郭比，**CTR**）：胸郭の幅のうち，心臓の横幅が占める割合であり，透析後で男性50％以下，女性で55％以下が目安である。体水分量が過剰である場合，心臓に水がたまり心臓が大きくなることで心胸比は大きくなる。食塩や水分の摂取が過剰な場合は体液量が増え，体重と心胸比は増大する。透析間体重増加率と心胸比は栄養・食事摂取の評価指標として用いられる。

147

表Ⅱ-5-16　CKDステージ5Dの栄養基準（成人）（1日当たり）

	エネルギー (kcal/kg)	たんぱく質 (g/kg)	食塩 (g)	水分 (mL)	カリウム (mg)	リン (mg)
血液透析 (HD) (週3回)	30〜35[1,2]	0.9〜1.2[1]	6未満[3]	できるだけ少なく	2,000以下	たんぱく質(g)× 15以下
腹膜透析 (CAPD)	30〜35[1,2,4]	0.9〜1.2[1]	PD徐水量(L)×7.5 + 尿量(L)×5	PD除水量+尿量	制限なし[5]	

[1] 体重は基本的に標準体重（BMI = 22）を用いる。
[2] 性別，年齢，合併症，身体活動度により異なる。
[3] 尿量，身体活動度，体格，栄養状態，透析間体重増加を考慮して適宜調整する。
[4] 腹膜吸収ブドウ糖からのエネルギー分を差し引く。
[5] 高カリウム血症を認める場合には血液透析同様に制限する。
（日本透析医学会：慢性透析患者の食事療法基準，透析会誌，47(5)，287〜291，2014）

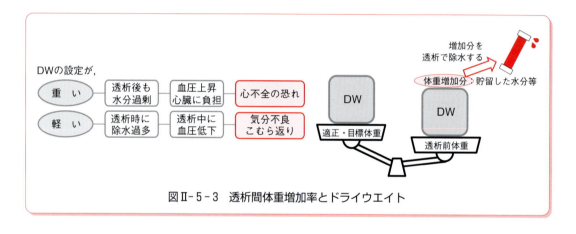

図Ⅱ-5-3　透析間体重増加率とドライウエイト

　腹膜透析では，腹膜からの吸収エネルギー量は，透析液のブドウ糖濃度，総使用液量，貯留時間，腹膜機能などの影響を受けるので，これらの量を推測して摂取エネルギー量を調整する。

腹膜からの吸収エネルギー量の概算
1.5%ブドウ糖濃度液2L・4時間貯留で約70 kcal
2.5%ブドウ糖濃度液2L・4時間貯留で約120 kcal
4.25%ブドウ糖濃度液2L・4時間貯留で約220 kcal
イコデキストリン液2L・8時間貯留で約150 kcal
イコデキストリン液2L・12時間貯留で約255 kcal

〈栄養食事指導〉
① 具体的な食品選択，調理法，献立の組み立て方，1日の献立例などの紹介や実技を取り入れた継続指導を通して，エネルギーとたんぱく質（量・質），食塩・水分を適量摂取できるよう支援する。
② 減塩の工夫を指導する。

③ 水分制限：血液透析患者では，透析間体重増加率を算出し，過剰になりやすい場合は，水分の多いもの（汁物，麺類，なべ・煮込み料理など）を控え，水分の少ない主食や炒める，焼く料理を勧める。飲料は1日の量を決め，服薬用の水やアルコール飲料も含め，水に換算することを指導する。

④ 高カリウム血症：高カリウム食品の摂取量を確認する。過剰の場合は制限し代替え食品等紹介する。エネルギー摂取量不足による体たんぱく質異化亢進，便秘，透析不足，インスリン作用不足なども要因となる。原因を評価して，適切な対策を講じる。

⑤ カルシウム，リンの代謝異常に対しては，ビタミンD製剤やリン吸着剤による治療とともに栄養食事療法も重要である。たんぱく質やカルシウム含有量が多い食品は通常リン含有量も多いことを説明し，適切な摂取量を提案する。

⑥ 外食時のメニュー選択（食べ方，残し方も含め），アルコールは少量にとどめるよう注意を促す（アルコール飲料摂取は食欲増進や食塩・たんぱく質過剰摂取につながりやすい）。

6.2 腎移植

腎移植は，末期腎不全患者のQOLだけでなく生命予後を改善する。近年腎移植の生着率も向上し，透析群と比較して腎移植後群で死亡リスクが低いことも報告されていて，腎代替療法の第一選択として考慮すべき治療となっている。一方で，生体腎提供ドナーは，CKDリスク患者と考え，十分なフォローが必要である。

7．尿路結石症 (Urolithiasis)

【病態・生理生化学】

尿路結石は，腎臓（腎杯，腎盂），尿管，膀胱，尿道といった尿路に生じた結石の総称である。結石の成分はシュウ酸カルシウム/リン酸カルシウム結石が最も多く，約80％を占める。いずれの結石も尿の濃縮が誘因となる。男女比は2.2:1で男性に多い。主な症状は血尿と疼痛であり，特に尿管結石による疼痛は疝痛と呼ばれる激しい腹痛が特徴的である。結石による尿路閉塞は，しばしば腎盂腎炎等の尿路感染症の原因となり，尿路閉塞が持続することにより，腎機能の低下を生じることがまれではない。

〈治　療〉　初期治療は，まず疼痛に対する処置として鎮痛薬が使用され，その後に結石の除去治療が行われる。自然排石が期待できる結石に対しては，保存的治療として一定期間の経過観察や排石促進のための薬物療法が行われる。自然排石不可や水腎症，症状が継続する場合には，経尿道的尿管砕石術や体外衝撃波砕石術等の手術療法が行われる。尿路結石は再発しやすく，繰り返すことによる腎機能障害や，種々の結石除去治療による合併症もみられる。尿路結石症の原因を追究し，再発予防を講じる。

【栄養ケア】

〈栄養アセスメント・モニタリング〉

① 食生活：エネルギー・栄養素摂取量（たんぱく質（特に動物性），脂質，水分，結石形成にかかわるK・シュウ酸・プリン体など）。

② 身体計測：肥満の有無とその程度，内臓脂肪肥満の有無。

③ 臨床検査：血液検査，尿検査（pH含）。

④ 個人履歴：病歴（現病歴（糖尿病，高血圧，脂質異常症，高尿酸血症，痛風，骨粗鬆症，消化器疾患など），既往歴，結石成分の分析結果）。

〈栄養基準・栄養補給〉

① 尿中の結石促進物質の濃度を低下させ，結石形成に至る種々の結晶形成を防止するために，適度な水分摂取を励行する。水分摂取は尿路結石症の再発予防の基本である。強制栄養法や栄養補助食品利用時には水分量不足による尿の濃縮に注意する。

② エネルギー・栄養素摂取量は，日本人の食事摂取基準に準ずる。肥満，高血圧，糖尿病，脂質異常症は尿路結石症のリスク因子であり，これらの生活習慣病を是正する栄養食事療法が推奨される。過剰摂取を避けたほうがよいものは動物性たんぱく質，食塩，シュウ酸，プリン体，糖質や脂質である。

③ 頻度の高いカルシウム含有結石のうち，シュウ酸カルシウム結石形成予防には尿中シュウ酸濃度を下げることが望ましく，シュウ酸を多く含む食品や飲料の制限，食品は「茹で」による可溶性シュウ酸の除去，カルシウムといっしょに摂取するなどの調理・献立の工夫も大切である。尿酸結石は高尿酸尿や酸性尿により再発が促進されるため，高尿酸血症に対する栄養食事療法を行う。

〈栄養食事指導〉

尿路結石症は再発率が高い。さらにメタボリックシンドロームの増加とともに尿路結石患者は増加し，尿路結石症は生活習慣病と認識されるようになっており，肥満の予防・是正，適度な運動が必要である。

遅い時間帯の食習慣は改善し，夕食から就寝までの時間を長くとるようにする。尿量が2,000 mL/日以上になるように，食事以外での飲水摂取を促す。

II 疾患・病態別 栄養ケア・マネジメント　第 6 章

内分泌疾患

1. 甲状腺疾患 (Thyroid disease)

甲状腺は咽頭隆起の下あたりに、蝶が羽を広げたような形状で気管を包むように位置している。甲状腺からは、2つの主要なホルモン、トリヨードサイロニン（T_3）・サイロキシン（T_4）が分泌される。甲状腺ホルモンは、ほぼ全身の臓器や組織に作用し、基礎代謝量を上昇させ、熱産生を促進する。さらに糖や脂質の代謝を亢進する。また成長期には成長ホルモンの合成を促進する。甲状腺ホルモンの分泌は、下垂体からの甲状腺刺激ホルモン（TSH）によって促進される。視床下部から分泌される甲状腺刺激ホルモン放出ホルモン（TRH）は、血中の甲状腺ホルモン濃度により、TSHの分泌を調節している（図II-6-1）。

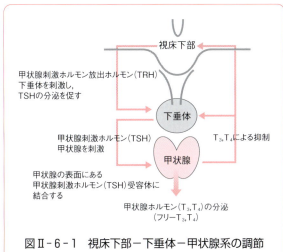

図II-6-1　視床下部－下垂体－甲状腺系の調節
（日本小児内分泌学会）

1.1 甲状腺機能亢進症（Hyperthyroidism）

【病態・生理生化学】

生体内に甲状腺ホルモンが過剰に存在している病態の総称を**甲状腺中毒症**といい、主に次の2つの原因によって起こる。① 甲状腺におけるホルモン合成・分泌が高まっている病態である**甲状腺機能亢進症**と、② 甲状腺の破壊により、甲状腺ホルモンの漏出によるものである。前者の甲状腺機能亢進症の大部分を占めるのが**バセドウ病**（クレーブス病ともいう）で、自己免疫疾患のひとつである。後者には亜急性甲状腺炎や無痛性甲状腺炎がある。バセドウ病では、TSH受容体抗体（thyrotropin receptor antibody：TRAb）がつくられる。TRAbはTSH受容体を刺激し続け、甲状腺ホルモンが過剰に産生・分泌される。20～30歳代の女性に多い疾患である。

主な症状は、① 頻脈、体重減少、手指振戦、発汗過多、食欲亢進、軟便・下痢、周期性四肢麻痺などの甲状腺中毒症状、② びまん性甲状腺腫大、③ 眼球突出または特有の眼症である。

バセドウ病の診断ガイドライン（表II-6-1）を基に診断される。

第Ⅱ部　第6章　内分泌疾患

表Ⅱ-6-1　バセドウ病の診断ガイドライン

a)	臨床所見	①頻脈，体重減少，手指振戦，発汗増加などの甲状腺中毒症所見，②びまん性甲状腺腫大，③眼球突出または特有の眼症状
b)	検査所見	①遊離T₄，遊離T₃のいずれか一方または両方高値，②TSH低値，③抗TSH受容体抗体（TRAb）陽性，または甲状腺刺激抗体（TSAb）陽性，④放射性ヨウ素（またはテクネシウム）甲状腺摂取率高値（または正常），シンチグラフィでびまん性
1)	確実例	a) の1つ以上に加えて，b) の4つを有するもの
2)	準確実例	a) の1つ以上に加えて，b) の①，②，③を有するもの
3)	疑い例	a) の1つ以上に加えて，b) の①と②を有し，遊離T₄，遊離T₃高値が3か月以上続くもの

（臨床所見について）
1. 眼症状がありTRAbまたはTSAbが陽性であるが，遊離T₄およびTSHが基準範囲内の例をeuthyroid Graves病，甲状腺機能が低下している例をhypothyroid Graves病という。
2. 限局性前脛骨粘液水腫（localized pretibial myxedema）を合併することがある。
3. 高齢者の場合，臨床症状が乏しく，甲状腺腫が明らかでないことが多いので注意をする。
4. 小児では学力低下，身長促進，落ち着きの無さなどを認めることが多い。
（検査所見について）
5. コレステロール低値，アルカリホスファターゼ高値を示すことが多い。
6. 遊離T₄正常で遊離T₃のみが高値の場合がある。　　7. TSHは感度以下のことが多い。
8. 放射性ヨウ素（またはテクネシウム）甲状腺摂取率は，軽症例では基準値内にとどまることがある。
（日本甲状腺学会：甲状腺疾患診断ガイドライン2024（2024年11月21日改定））

〈治　療〉　内科的治療では抗甲状腺薬（チアマゾール，プロピルチオウラシル）の内服により，甲状腺ホルモンの産生を抑制する。外科的治療では甲状腺の一部を残して，切除手術が行われる。放射性ヨウ素治療では放射性ヨウ素を服用することにより，甲状腺組織を破壊し，甲状腺の細胞数を減らす。

【栄養ケア】

〈栄養アセスメント・モニタリング〉

　　① 食生活：エネルギー・栄養素摂取量，ヨウ素の多い食品の摂取。

　　② 身体計測：体重（増減の有無（期間，変化量））。

　　③ 臨床検査：血液検査（TC，TG，Alb，血糖，ALP，TSH），ECGなど。

　　④ 栄養に関連した身体所見：便性状（下痢の有無）・回数，脈拍数，食欲。

〈栄養基準・栄養補給〉　甲状腺機能の亢進状態では，代謝が亢進しているため，エネルギー量は35〜40 kcal/kg/日を目安とし，体重の増減をモニタリングして調整する。異化が亢進するため，たんぱく質は1.2〜1.5 g/kg/日を目安とし，ビタミン，ミネラルも十分に摂取する。治療に伴い，基礎代謝量が低下した場合は，通常の食事に移行する。一度に炭水化物を過剰摂取すると四肢麻痺（周期性四肢麻痺）が誘発されるので注意する。多汗では，水分を十分に摂取する。放射性ヨウ素を用いた検査・治療を行う場合を除いてヨウ素制限食は不要である。ただし，ヨウ素過剰摂取は甲状腺ホルモンのコントロールに影響を及ぼすので避ける。

表Ⅱ-6-2　ヨウ素の多い食品

食　品	（μg/100 g）
まこんぶ（素干し）	200,000
干しひじき　乾	45,000
昆布茶	26,000
あおのり	2,700
やきのり	2,100
生わかめ	810

日本食品標準成分表（八訂）増補
2023年

1. 甲状腺疾患（Thyroid disease）

1.2　甲状腺機能低下症（Hypothyroidism）

【病態・生理生化学】

甲状腺機能低下症は，体内で甲状腺ホルモンの作用が不十分なために生じる病態である。甲状腺に異常がある原発性甲状腺機能低下症と，甲状腺には異常はないが下垂体や視床下部の機能低下が原因となる中枢性甲状腺機能低下症がある。原発性の多くは自己免疫疾患である慢性甲状腺炎（橋本病）である（診断ガイドライン，表Ⅱ-6-3）。先天性甲状腺機能低下症はクレチン症と呼ばれる。クレチン症では，成長・発育不良，精神遅滞などの症状があるため，新生児マススクリーニングでの早期発見による早期治療が必要である。

甲状腺ホルモンの作用が低下することにより，無気力，易疲労感，眼瞼浮腫，寒がり，発汗減少，食欲低下，体重増加，記憶力低下，便秘，嗄声などが起こる。

〈治　療〉　甲状腺ホルモン薬（一般的にはL-サイロキシン（T_4））が投与される。

表Ⅱ-6-3　慢性甲状腺炎（橋本病）の診断ガイドライン

a）臨床初見	1. びまん性甲状腺腫大（萎縮の場合もある）
b）検査所見	1. 抗甲状腺ペルオキシダーゼ抗体（TPOAb）陽性 2. 抗サイログロブリン抗体（TgAb）陽性 3. 細胞診でリンパ球浸潤を認める
c）除外規定	バセドウ病を除く
1）確実例	c）を満たし，臨床所見および検査所見の1つ以上を有するもの
2）悪い例	1. 甲状腺機能異常も甲状腺腫大も認めないが，TPOAbまたはTgAb陽性のもの 2. 他の原因が認められない原発性甲状腺機能低下症 3. 臨床所見および甲状腺超音波検査で内部エコー低下や不均質を認める（リンパ球浸潤が示唆される）もの

（臨床所見について）
1. 阻害型抗TSH受容体抗体などにより萎縮性になることがある。
（鑑別疾患について）
2. 甲状腺リンパ腫はまれな疾患であるが，ほとんどの場合慢性リンパ球性甲状腺炎（橋本病）を背景として発生する。
（日本甲状腺学会：甲状腺疾患診断ガイドライン2024（2024年11月21日改定））

【栄養ケア】

〈栄養アセスメント・モニタリング〉

① 食生活：エネルギー・栄養素摂取量，ヨウ素の多い食品の摂取。

② 身体計測：体重（増減の有無（期間，変化量））。

③ 臨床検査：血液検査（TC，LDL-C，TG，CK，LDH，AST/ALT，血糖，TSH），ECGなど。

④ 栄養に関連した身体所見：便性状（便秘の有無）・回数，食欲，疲労感。

〈栄養基準・栄養補給〉　甲状腺機能の低下状態では，代謝が低下しているため，エネルギー量は25〜30 kcal/kg/日を目安とし，体重の増減をみながら調整する。治療に伴い，基礎代謝が上昇した場合は，通常の食事に移行する。ヨウ素の過剰摂取により甲状腺機能が低下することがあるので，過剰摂取を避ける。

第Ⅱ部　第6章　内分泌疾患

表Ⅱ-6-4　甲状腺機能亢進症・低下症の特徴

	甲状腺機能亢進症	甲状腺機能低下症
原　因 （主な疾患）	甲状腺ホルモンの上昇 （バセドウ病）	甲状腺ホルモンの低下 （橋本病，クレチン症）
症　状	頻脈，体重減少，手指振戦，発汗過多，食欲亢進，軟便・下痢，びまん性甲状腺膨大など	無気力，易疲労感，眼瞼浮腫，寒がり，発汗減少，食欲低下，体重増加，記憶力低下，便秘，嗄声など
食事療法	代謝亢進時：35〜40 kcal/kg/日 たんぱく質　1.2〜1.5 g/kg ヨウ素の過剰摂取はしない。	代謝低下時：25〜30 kcal/kg/日 ヨウ素の過剰摂取はしない。
基礎代謝量	増　加	低　下
体　重	低　下	増　加
血清T_3, T_4	高　値	低　値
血清TSH	低　値	高　値
血清コレステロール値	低　下	増　加

2．副腎疾患 （Adrenalopathy）

2.1　クッシング症候群・病（Cushing's syndrome・Cushing's disease）

【病態・生理生化学】

　クッシング症候群は，副腎皮質ステロイドホルモンのひとつであるコルチゾールが持続的に高値になることにより生じる症候群である。コルチゾールは，下垂体から分泌される副腎皮質刺激ホルモン（ACTH）によって，分泌が促進される。下垂体に原因がありACTHを過剰に分泌する疾患をクッシング病という。クッシング病は女性に多い。症状は，中心性肥満，満月様顔貌，水牛様脂肪沈着，筋萎縮と筋力低下，皮膚の萎縮，皮下出血などの所見のほか，高血圧，糖尿病，脂質異常症，骨粗鬆症，感染症，精神症状などを合併する。

〈治　療〉　下垂体腺腫が原因となる場合には，下垂体腺腫を摘出する外科的治療を行う。薬物療法として，副腎皮質ホルモン合成阻害薬（メチラポン，トリロスタン，シトタンなど）や，ACTH分泌抑制薬（パシレオチドパモ塩酸）が使用される。また，放射線治療も行われる。

【栄養ケア】

　合併する高血圧（p.122），糖尿病（p.72），脂質異常症（p.79），骨粗鬆症（p.167）などの発症および重症化を予防する栄養管理を行う。

154

II 疾患・病態別 栄養ケア・マネジメント

第 7 章

神 経 疾 患

1. 神経疾患（Neuropathy），筋疾患（Myopathy）

1.1 筋萎縮性側索硬化症（Amyotrophic lateral sclerosis：ALS）

【病態・生理生化学】

　筋萎縮性側索硬化症は，上位運動ニューロン，下位運動ニューロンの障害による代表的な疾患で，顔面や四肢，呼吸筋などの筋力低下，手の脱力，筋萎縮，筋線維束性収縮などが起こる。上位運動ニューロンでは仮性球麻痺症状を呈し，下位運動ニューロンでは球麻痺症状を示し，早期に嚥下障害が起こる。血液や尿検査などの異常はみられないが，安静時の筋電図などで線維性収縮や線維束性収縮，随意収縮時に活動電位の減少，高振幅電位などを認める。筋生検で小角化線維や群集萎縮がみられる。

〈治　療〉　治療法が確立されていない難病で，分岐鎖アミノ酸療法やインスリン様成長因子などが試されている。口腔ケアなどを実施しても食事がとりにくい場合は，経鼻栄養やPEGによる栄養補給を行う。

【栄 養 ケ ア】

〈栄養基準・栄養補給〉　摂食能力に合わせた食形態とする（資料11．p.250参照）。

〈栄養食事指導〉　嚥下の食事基本と同様，嚥下機能評価を行う（表II-17-2，p.207参照）。

2. パーキンソン病・症候群（Parkinson's disease・Parkinson's syndrome）

【病態・生理生化学】

　パーキンソン病は，中脳黒質緻密層ドパミン作動性神経細胞の変性を認め，線条体ドパミンが低下するために起こる疾病で，筋固縮，振戦，歩行困難，姿勢反射障害を4主徴とする原因不明の神経変性疾患で徐々に進行する。症状は，上肢の振戦や歩行障害が多く，前傾姿勢，小刻み歩行，突進現象などがみられる。仮面様顔貌で動作，声が小さくなる。自律神経症状も多数みられ，抑うつ傾向がみられる。

　筋固縮，姿勢反射障害などのパーキンソン病類似の症状を呈する疾患群をパーキンソン症候群と呼ぶ。原因不明の場合が多い。

〈治　療〉　線条体ドパミンの低下に対する治療として，ドパミンの前駆物質である薬物（L-dopa）療法が中心となり，抗コリン剤，ドパミン作動薬などが投与される。

155

第Ⅱ部　第7章　神経疾患

【栄養ケア】

〈栄養基準・栄養補給〉　症状の進行に伴い，体重減少をみる。頻回食や食事の形態調整，栄養補助食品の利用等考慮する。たんぱく質の摂取は1日量は十分保ち，活動時（日中）は控える。

〈栄養食事指導〉　嚥下障害を併発している場合は咀嚼・嚥下障害に準ずる（p.208参照）。たんぱく質，ビタミンB$_6$，牛乳は，L-dopa製剤といっしょにとると吸収されにくく，効果が弱まるため，薬剤服用前後30分は飲食を控える。

3．認知症 (Dementia)

【病態・生理生化学】

認知症は「通常，慢性あるいは進行性の脳疾患によって生じ，記憶，思考，見当識，理解，計算，学習，言語，判断など多数の高次脳機能障害からなる症候群」と定義される（ICD-10，1993）。生後正常に発達した種々の精神機能が慢性的に減退・消失することで，日常生活・社会生活を営めなくなる。認知症の最大の危険因子は加齢である。**軽度認知障害**（健常と認知症の中間の状態）と推計される者を合わせると65歳以上の約28%である（厚生労働省，2022年）。日本の認知症の最多の原因疾患は，**アルツハイマー型認知症**で，**脳血管性認知症**，**レビー小体型認知症**，**前頭側頭型認知症**と続いている。

表Ⅱ-7-1に病型および症状を示す。

表Ⅱ-7-1　認知症の病型および症状

病　型	症　状
アルツハイマー型認知症	
脳内のたまった異常なたんぱく質により神経細胞が破壊され，脳に萎縮が起こる。	昔のこととはよく覚えているが，最近のことは忘れてしまう。軽度の物忘れから徐々に進行し，やがて時間や場所の感覚がなくなっていく。
脳血管性認知症	
脳梗塞や脳出血によって脳細胞に十分な血液が送られずに，脳細胞が死んでしまう病気。高血圧や糖尿病などの生活習慣病が主な原因。	脳血管障害が起こるたびに段階的に進行する。また障害を受けた部位によって症状が異なる。
レビー小体型認知症	
脳内のたまったレビー小体という特殊なたんぱく質により脳の神経細胞が破壊され起こる病気。	現実にはないものが見える幻視や，手足が震えたり筋肉が固くなるといった症状が現れる。歩幅が小刻みになり，転びやすくなる。
前頭側頭型認知症	
脳の前頭葉や側頭葉で，神経細胞が減少して脳が萎縮する病気。	感情の抑制がきかなくなったり，社会のルールを守れなくなるといったことが起こる。

（厚生労働省HP：認知症の基礎〜正しい理解のために〜）

3. 認知症（Dementia）

症状は，中核症状（認知機能障害）と認知症の行動・心理症状（behavioral and psychological symptoms of dementia：BPSD）に大きく分けられる。**中核症状**として記憶障害，見当識障害，実行機能障害，失行，失認，失語が起こり，**BPSD**は意欲低下，焦燥感，徘徊，興奮，妄想などで生活の質の低下や介護負担を増す原因となる。

心理検査では**ミニメンタルテスト**（**Mini Mental State Examination**：**MMSE**）日本語版，**長谷川式スケール**（**HDS-R**）を利用し，認知機能障害（記憶障害，見当識障害，注意障害，視空間認知障害，言語機能に関する障害など）や知能の状態を判定する。

〈**治　療**〉　薬物療法では，コリンエステラーゼ阻害薬，心理・行動症状に対しては抗うつ薬，抗不安薬，睡眠導入薬，抗精神病薬，漢方薬など，非薬物療法では，進行抑制のため適度な運動，栄養食事療法，積極的な社会参加，脳の活性化，生活習慣病関連因子の改善などが行われていて，その症状に対して，リハビリテーション，認知症ケア，社会資源や地域連携などの場を活用できるようにする。

【栄養ケア】

〈**栄養アセスメント・モニタリング**〉　MNA®-SF（Short Form）等の簡易な指標を用いて，低栄養のスクリーニングを行い，GLIM基準を活用して低栄養を評価する。高齢者では，年齢が上がるほどBMIが20〜23 kg/m²未満の群に比べ，それより「やせ」の群のほうが総死亡リスクが上昇する。

自らの体調不良を周囲にうまく伝えられず，健常者に比し低栄養のリスクが高く，意図しない体重減少が生じやすい。

① 食生活：エネルギー・栄養素摂取量，食事の規則性・回数，食事の失認の有無，食行動（拒食，偏食，早食い，丸飲み，異食，盗食など），嗜好。

② 身体計測：身長，体重（BMI），体組成（CC）。

③ 臨床検査：神経心理学的検査，認知機能検査，画像検査（頭部CT，MRI，SPECT，PETなど），血液検査（Alb，TC），尿検査。

④ 栄養に関連する身体所見：血圧，咀嚼・嚥下機能，BPSD。

⑤ 個人履歴：病歴（既往歴，家族歴，うつ病の有無など），生活背景（ADL，IADL，病前性格，介護度など）。

〈**栄養基準・栄養補給**〉　栄養基準は日本人の食事摂取基準に準ずる。

認知機能低下者は，重度認知症の者ほど咀嚼機能低下を認め，栄養状態が悪化している。また，食事では，食具使用の失行による手づかみ食べ，一口量が調整できなくなることによる誤嚥や窒息のリスク，食べこぼしも顕著になる。認知症による周辺症状緩和に向け，落ち着いた状態で食事ができるよう食環境を整える。さらに症状が進行すると食事を摂取しなくなる（自発的摂取困難）ので，栄養補助食品の利用や胃瘻の検討が必要になる。認知症の進行度により，本人だけでなく介助者の協力が必要になる。

157

II 疾患・病態別 栄養ケア・マネジメント

第 8 章

摂食障害

1. 神経性やせ症 (Anorexia nervosa：AN)

【病態・生理生化学】

　神経性やせ症は，やせていることへの執拗なまでのこだわり，身体像の歪み，肥満に対する極端な恐怖などから，過度な食事制限を行い，著しい低体重をみる摂食障害である。空腹感や食欲にあらがって，やせるための摂食行動異常がある。若年女性に多いが，男女を問わず，また年齢に関係なく発症する。診断基準を表II-8-1に示す。

表II-8-1　神経性やせ症の診断基準

A．必要量と比べてカロリー摂取を制限し，年齢，性別，成長曲線，身体的健康状態に対する有意に低い体重に至る。有意に低い体重とは，正常の下限を下回る体重で，児童または青年の場合は，期待される最低体重を下回ると定義される。	
B．有意に低い体重であるにもかかわらず，体重増加または肥満になることに対する強い恐怖，または体重増加を妨げる持続した行動がある。	
C．自分の体重または体型の体験の仕方における障害，自己評価に対する体重や体型の不相応な影響，または現在の低体重の深刻さに対する認識の持続的欠如。	
病型分類	(1)摂食制限型：過去3か月間，むちゃ食いまたは排出行動（つまり，自己誘発性嘔吐，または緩下剤・利尿薬，または浣腸の乱用）の反復的エピソードがないこと。この下位分類では，主にダイエット，断食，および/または過剰な運動によってもたらされる体重減少についての病態を記載している。
	(2)むちゃ食い・排出型：過去3か月間，むちゃ食いまたは排出行動（つまり，自己誘発性嘔吐，または緩下剤・利尿薬，または浣腸の乱用）の反復的エピソードがあること
重症度分類	成人の場合は，世界保健機関の成人のやせの分類による。軽度：BMI ≧ 17 kg/kg/m²，中等度：BMI 16〜16.99 kg/m²，重度：BMI 15〜15.99 kg/m²，最重度：BMI < 15 kg/m²

（日本精神神経学会監修：DSM-5-TR 精神疾患の診断・統計マニュアル（抜粋），医学書院，2023）

　症状は，摂食制限型では，低体重，低血圧，徐脈，無月経や月経異常，貧血，脱水，便秘，浮腫，低体温など。排出型では，唾液腺の肥大，特に耳下腺の肥大，歯のエナメル質の浸蝕，う蝕などがみられる。

【栄養ケア】

〈栄養アセスメント・モニタリング〉

　① 食生活：エネルギー・栄養素摂取量，食物廃棄や自己嘔吐の有無，薬剤使用（緩下剤，利尿薬など）。自己記入式の食行動評価（摂食態度調査（Eating Attitudes Test：EAT），摂食障害調査票（Eating Disorder Inventory：EDI）など）。

　② 身体計測：体重（変化）。

2. 神経性過食症（BN）

③ 臨床検査：血液検査（K，TC，Amy，甲状腺ホルモン（T_4，T_3）など）。
④ 個人履歴：生活背景（生活・運動習慣，月経状況）。

〈栄養基準・栄養補給〉　初期は，リフィーディング症候群を予防するため基礎代謝量程度，もしくは基礎代謝量よりも若干少ないエネルギー量を目標とする。経口による摂取が不良で，低栄養状態が著しい場合には，経管栄養・静脈栄養を併用する。経管栄養は300〜600 kcal/日程度から開始し，徐々にエネルギー量を増加する。

〈栄養食事指導〉　主治医，看護師等メディカルスタッフと情報共有し，チームで取り組む。食事へのこだわりの原因，パーソナリティ，環境などの患者個人の背景を理解し，患者との信頼関係を築く。患者の話を傾聴・受容するようなカウンセリング的な態度で，患者と取り組む姿勢が大切である。

２．神経性過食症 (Bulimia nervosa：BN)

【病態・生理生化学】

神経性過食症は，大量の食べ物を短時間に過食し，その後不適切な代償行為，すなわち，嘔吐，下痢による排出，絶食，激しい運動などを行うとされている。体重は標準域にあるのが特徴であり，肥満がないので，本人が過食・嘔吐をしているという事実を明らかにしない限り，周囲もわからないまま長期化することがある。

表Ⅱ-8-2　神経性過食症の診断基準

A　反復するむちゃ食いエピソード。過食エピソードは以下の両方によって特徴づけられる。
(1)他とはっきり区別される時間帯に（例：任意の2時間の間に），ほとんどの人が同様の状況で同様の時間内に食べる量よりも明らかに多い食物を食べる。
(2)そのエピソードの間は，食べることを抑制できないという感覚（例：食べるのをやめることができない，または，食べる物の種類や量を制御できないという感覚）。
B　体重の増加を防ぐための反復する不適切な代償行動。例えば，自己誘発性嘔吐；緩下剤，利尿薬，他の医薬品の乱用；絶食；過剰な運動など
C　むちゃ食いと不適切な代償行動がともに平均して3か月間にわたって少なくとも週1回は起こっている。
D　自己評価が体型および体重の影響を過度に受けている。
E　その障害は，神経性やせ症のエピソードの期間にのみ起こるものではない。

（日本精神神経学会監修：DSM-5-TR 精神疾患の診断・統計マニュアル（抜粋），医学書院，2023）

【栄養ケア】

〈栄養アセスメント・モニタリング〉　神経性やせ症に準ずる。

〈栄養基準・栄養補給〉　神経性やせ症に準ずる。

〈栄養食事指導〉　認知行動療法の一環としてセルフモニタリングが有効であることが多い。必要に応じて，栄養や食生活の正しい知識を指導する。

〈他職種との協働〉　摂食障害では，病態に応じて，救急，内科，小児科，婦人科，心療内科，精神科の専門医のほか，歯科医師，看護師，薬剤師，管理栄養士，心理士，ソーシャルワーカー，理学療法士，作業療法士などが連携し，身体管理や精神療法を行う。患者の背景により，スポーツ指導者なども連携する。

159

II 疾患・病態別 栄養ケア・マネジメント

第 9 章

呼吸器疾患

1．COPD（慢性閉塞性肺疾患）(Chronic obstructive pulmonary disease)

【病態・生理生化学】

呼吸器疾患は，肺癌，肺炎，慢性肺気腫など動脈血のガス交換ができずに呼吸機能に障害が起こる疾病で，特に高齢者では，多臓器の合併症として重篤となるケースが多い。特に，栄養障害による代謝障害は呼吸機能障害（呼吸不全）と密接な関係がある。ここでは，慢性気管支炎，肺気腫などの **COPD**（慢性閉塞性肺疾患）について述べる。

慢性気管支炎は，慢性または反復性に喀出される気道分泌物の増加状態であり，2年以上連続しているもの，肺気腫は，終末細気管支より末梢の気腔が異常に拡大し，肺胞壁の破壊を伴うが明らかな線維化が認められていない病態と定義される。

原因は，COPDのうち肺気腫は，慢性呼吸器感染，気管支喘息，過喫煙，大気汚染などに起因する。慢性気管支炎では，上記に加え，遺伝的素因，アレルギーなどが要因とされている。症状は，咳，喀痰，呼吸困難，喘鳴，横隔膜の圧迫による食欲不振，呼吸筋エネルギー増加による栄養不良がある。

〈治　療〉　薬物療法，栄養食事療法，在宅酸素療法をはじめとする，包括的な呼吸リハビリテーションが望まれている。

【栄養ケア】

〈栄養アセスメント・モニタリング〉　COPDは急性増悪を繰り返し，呼吸機能が低下し，体重をはじめとする栄養状態の悪化を伴う場合が多い。複数の指標を用い包括的な栄養評価を行う必要がある。近年，COPDの栄養障害は，筋萎縮，骨粗鬆症，脂肪量の減少を伴う悪液質（cachexia），皮下・内臓脂肪の増加，動脈硬化病変と心血管疾患のリスクを伴う肥満，筋萎縮，内臓脂肪の増加，動脈硬化病変と心血管疾患のリスクを伴うサルコペニア肥満の3型に分類することが提唱されている。

① 食生活：エネルギー・栄養素摂取量。

② 身体計測：体重（%IBW，BMI（体重よりも鋭敏にCOPDの栄養障害を検出できる）），体組成（%AC，%TSF，%AMC，LBM（体重よりも鋭敏にCOPDの栄養障害を検出できる），FM，骨格筋量（SMI），骨密度（BMC））など。

③ 臨床検査：血液検査（Alb，TTR，血漿BCAA，免疫能など），安静時エネルギー消費量，画像検査（胸部X線，CT），呼吸機能検査（スパイロメトリーなど），動脈血ガス分析，パルスオキシメータ。

160

④ 栄養に関連した身体所見：握力，呼吸筋力など。

〈栄養基準・栄養補給〉　重症の気流閉塞があるCOPDでは，約40％に体重減少がみられる。栄養管理においてはサルコペニア対策が重要である。栄養障害例では，基礎代謝量の1.7倍程度の高エネルギー，たんぱく質は体重当たり1.2〜1.5gが基本となる。たんぱく質源として筋たんぱく質合成促進作用のあるBCAAを多く含む食品の摂取が推奨される。食物繊維の摂取が症状の軽減や進行抑制に有効であることが示唆されている。リン，カリウム，カルシウム，マグネシウムは呼吸筋の機能維持に必要であり，特にリンとカルシウムの摂取は重要である。

〈栄養食事指導〉　腹部膨満感などの食欲不振により食事摂取量の低下からあらゆる栄養素不足による**マラスムス型**の栄養障害が起きやすい（図Ⅱ-9-1）。特に体重の減少を確認する。再発予防のため運動療法を併用しADLを改善する。禁煙指導を行う。

① 1日6回食などの分食とし1回の食べる量を減らす。
② 少量多品目とし，高エネルギー，高たんぱく質食品を考慮する。
③ 炭酸飲料などのガスが発生して腹部膨満感をきたすものは避ける。
④ ゆっくりと食事をし，空気嚥下を避ける。
⑤ さっぱりとした食品を利用する。新鮮な食品やうま味を工夫する。果実類，野菜類，魚介類，全粒穀物類が豊富な食事は，病態の進展リスクを軽減する。
⑥ 食べられない場合は，濃厚流動食などを少量分割摂取や夕食以降に摂取する。

〈他職種との協働〉　たんぱく質同化作用と抗炎症作用の面から，栄養食事療法と低強度運動療法の併用が推奨される。また栄養食事指導における行動療法では，医師，看護師などとのチーム医療が望ましい。

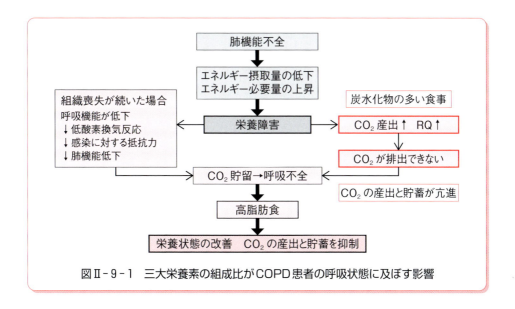

図Ⅱ-9-1　三大栄養素の組成比がCOPD患者の呼吸状態に及ぼす影響

第Ⅱ部　第9章　呼吸器疾患

2．気管支喘息 （Bronchial asthma）

【病態・生理生化学】

　気管支喘息とは，アレルギー反応やウイルス感染などによる気管支の慢性的な炎症のためさまざまな因子によって気道が過敏となり可逆性の気道狭窄をきたし，喘鳴や咳，痰などの症状を起こす慢性炎症性疾患をいう。原因には，喫煙，アレルゲンとなる環境刺激因子，ストレスなどがある。24時間以上持続する重積発作時には，症状が強く発現し非常に危険である。

　気道狭窄によって呼吸困難が起こる。発作は夜間，早朝に出現しやすい。特に気管支れん縮，気管支粘膜の浮腫，気道内分泌の増加による気道狭窄は重篤な呼出困難となり肺は過膨張となる。

【栄 養 ケ ア】

〈栄養アセスメント・モニタリング〉　呼吸エネルギー量の増加による体重の減少に注意する。

〈栄養基準・栄養補給〉　呼吸苦の有無により，大きい場合は食事は控え，静脈栄養とし，呼吸苦が減少してから経口栄養に切り替える。

〈栄養食事指導〉　COPDに準ずる（p.161参照）。

3．肺炎 （Pneumonia）

【病態・生理生化学】

　肺炎は，肺に起こる炎症性病変で，病原微生物の侵入，感染により肺胞腔領域に炎症が起こる。肺胞内の滲出性病変を特徴とする。病変の始まりにより，主に気管支肺炎，大葉性肺炎，ウイルスによるマイコプラズマ，クラミジアなどの細菌性肺炎，非細菌性肺炎，高齢者に多い肺胞隔壁を中心とした間質の浮腫，炎症などの線維化病変による間質性肺炎，嚥下障害などにより食物や唾液・水を誤嚥，誤飲して起こる誤嚥性肺炎がある。

【栄 養 ケ ア】

〈栄養アセスメント・モニタリング〉　発熱，呼吸困難などから消費エネルギー量が高い。CRP，TLCなどから炎症の度合いを確認し体重の変化を評価する。

〈栄養基準・栄養補給〉　発熱によりエネルギー代謝は亢進する。栄養状態の低下をきたしやすく，また水分バランスによる肺水腫，心不全を起こしやすい。十分なエネルギー，たんぱく質，エネルギー代謝で失いやすいビタミンB群，ビタミンCなどを補給する。ミネラルのバランスや脱水などに注意する。

162

II 疾患・病態別 栄養ケア・マネジメント　第10章

血液系の疾患・病態

1. 貧血 (Anemia)

【病態・生理生化学】

　赤血球に含まれる赤い色素であるヘモグロビン (Hb) が肺で酸素と結合し，全身の組織に酸素を運搬している。貧血とは，血液中の赤血球，Hbが減少した状態を指し，世界保健機関 (WHO) の基準では，血中のヘモグロビン濃度が男性13.0 g/dL以下，女性12.0 g/dL以下と定義されている。酸素運搬能力が低下し酸素欠乏状態となるため，動悸，息切れ，頻脈，めまい，頭痛，耳鳴りなどの症状を呈する。

　主な成因は赤血球産生量の減少 (再生不良性貧血，白血病，巨赤芽球性貧血，鉄欠乏性貧血など) もしくは赤血球の消失量の増大 (溶血性貧血など) である。

　赤血球の大きさを表す平均赤血球容積 (mean corpuscular volume：MCV)，単位容積当たりのヘモグロビン濃度を表す平均赤血球血色素濃度 (mean corpuscular hemoglobin concentration：MCHC) を用いた貧血の分類を表II-10-1に示す。

表II-10-1　赤血球の大きさ (MCV) による貧血の分類

赤血球の大きさ	疾　患 (病態)
小球性 (MCV ≦ 80 fL) (MCHC ≦ 30 g/dL)	・鉄欠乏性貧血 ・鉄芽球性貧血 ・サラセミア
正球性 (MCV81〜100 fL) (MCHC31〜35 g/dL)	・溶血性貧血 ・再生不良性貧血 ・骨髄異形成症候群 ・白血病 ・腎性貧血 ・慢性疾患に伴う貧血
大球性 (MCV > 100 fL) (MCHC31〜35 g/dL)	・巨赤芽球性貧血 　(ビタミンB_{12}欠乏症， 　葉酸欠乏症) ・再生不良性貧血の慢性期 ・骨髄異形成症候群

1.1　鉄欠乏性貧血 (Iron deficiency anemia：IDA)

【病態・生理生化学】

　ヘモグロビンの産生には鉄が不可欠であり，鉄が不足すると貧血となる。このため一般に貧血の中でも鉄欠乏性貧血が最も多い。鉄の吸収は十二指腸，空腸上部で行われ，その量は1.5 mg/日程度である。鉄の貯蔵量は3〜4 g (健常人) であり，その2/3はHbとして存在し，1/3は貯蔵鉄 (フェリチン) として存在する。鉄欠乏性貧血は，鉄の摂取不足，吸収障害，鉄消費量の増大，鉄の排泄増加などによりHb中のヘムの合成が障害されるために起こる小球性低色素性貧血である。鉄はトランスフェリンと結合して運ばれる (血清鉄)。血清鉄 (男性60 µg/dL以下，女性50 µg/dL以下) とフェリチン (男性26 ng/mL以下，女性8 ng/mL以下) が減少する。総鉄結合能 (TIBC) は，血清鉄と鉄と結合していないトランスフェリン (UIBC) を足したものである。鉄が欠乏すると，トランスフェリンが肝臓で大量に産生されるようになる。そのためTIBC

163

（男性360 μg/dL以上，女性450 μg/dL以上）の増加がみられる。

〈治　療〉　フマル酸第一鉄，クエン酸第一鉄などの鉄剤の服用や静脈的投与が行われる。貧血が改善した後も体内の貯蔵鉄が十分補われるまで鉄剤の経口投与が継続される。明らかな基礎疾患が判明した場合は，その治療により改善する。

【栄養ケア】

〈栄養アセスメント・モニタリング〉　貧血の鑑別に加え，身体計測，臨床検査値により栄養状態を評価し，食生活習慣とその背景についても確認する。

① 食生活：エネルギー・栄養素摂取量（Fe，ビタミンC，葉酸など），エネルギー産生栄養素バランス，食行動（食事回数），食習慣（偏食，飲酒量と頻度，外食，食事制限経験など）。

② 身体計測：身長，体重（%IBW，減少率），体組成（%FAT，AMC，TSFなど）。

③ 臨床検査：血液検査（Alb，Hb，Ht，WBC，RBC，血清鉄，フェリチン，TIBC，UIBC）。

④ 栄養に関連した身体所見：食欲，舌炎，口内炎，胃炎，顔色など。

⑤ 個人履歴：病歴（消化管疾患（消化管潰瘍，がん，痔瘻），消化管切除歴）。

〈栄養基準・栄養補給〉　日本人の食事摂取基準に基づき，性，年齢，身体活動レベルを考慮し個別に設定する。鉄は推奨量以上，耐容上限量以下とする（表Ⅱ-10-2）。

表Ⅱ-10-2　鉄の推奨量（mg/日）

年齢（歳）	男	女（月経あり）	年齢（歳）	男	女（月経あり）	年齢（歳）	男	女（月経あり）
6〜11（月）	4.5	4.5（―）	10〜11	9.5	9.0（12.5）	50〜64	7.0	6.0（10.5）
1〜2	4.0	4.0（―）	12〜14	9.0	8.0（12.5）	65〜74	7.0	6.0（―）
3〜5	5.0	5.0（―）	15〜17	9.0	6.5（11.0）	75以上	6.5	5.5（―）
6〜7	6.0	6.0（―）	18〜29	7.0	6.0（10.0）			
8〜9	7.5	8.0（―）	30〜49	7.5	6.0（10.5）			

妊婦付加量：初期＋2.5，中期・後期＋8.5，授乳婦付加量：＋2.0
（日本人の食事摂取基準（2025年版））

　日常食で栄養基準を充足することに努める。偏食や食欲低下等により摂取量が不足する場合や，吸収障害が認められる場合は，サプリメントや経腸栄養剤を併用する。

〈栄養食事指導〉　鉄欠乏性貧血は，思春期，やせ，不要な食事制限（やせ願望）などで食事摂取量が少なく，鉄摂取不足にある場合が多い。適正なエネルギー・栄養素の摂取ができる食習慣を身につけ，維持できるよう栄養食事指導を行う。

　鉄を多く含む食品の積極的摂取を指導する。食品中の鉄の吸収率はヘム鉄約30%，非ヘム鉄1〜5%なので，吸収を促進させるビタミンC（いも類，果実類），動物性たんぱく質（肉類，魚介類，卵類，乳製品）などと組み合わせたり，香辛料や酢，梅干しなどで胃酸分泌を高める工夫が有用である。市販の鉄サプリメントは吸収率などが不明なことが多いため，内容については十分検討する必要がある。

〈他職種との協働〉　極端なやせ願望や神経性やせ症では精神的因子が強いため，心療内科や精神科との連携が必要である。

1.2　巨赤芽球性貧血（Megaloblastic anemia）

【病態・生理生化学】

　　巨赤芽球性貧血とは，骨髄に巨赤芽球が出現する大球性貧血の総称で，ビタミンB$_{12}$ および葉酸の欠乏によるものが代表的である（表Ⅱ-10-3）。ビタミンB$_{12}$あるいは葉酸が欠乏すると，骨髄造血細胞のDNA合成に障害が生じ，赤芽球の核の成熟障害により骨髄中に正常な赤芽球より大きい巨赤芽球が出現する。赤血球の形態は大球性正色素性貧血で，主に胃全摘患者，萎縮性胃炎の高齢者，アルコール常飲者，妊婦などにみられる。

表Ⅱ-10-3　巨赤芽球性貧血の原因

ビタミンB$_{12}$欠乏	摂取不足	菜食主義
	胃疾患	胃全摘術後
	小腸疾患	吸収不全症候群，短腸症候群
	需要増大	妊娠，甲状腺機能亢進，がん
葉酸欠乏	摂取不足	アルコール依存症，偏食，中心静脈栄養
	吸収不全	吸収不全症候群，短腸症候群
	需要増大	妊娠，がん，溶血性貧血
その他	薬剤性	抗葉酸薬，DNA合成阻害薬

　　食物由来のビタミンB$_{12}$はたんぱく質と結合しており，胃の酸性環境中で切り離され，胃壁細胞から分泌される内因子（糖たんぱく質）と結合してから吸収される。そのため胃全摘術後はビタミンB$_{12}$の吸収障害が生じ，ビタミンB$_{12}$の欠乏による貧血（悪性貧血）が生じる。一方，葉酸は補酵素としてDNAの合成に関与している。1日の必要量は約50 µgであるが，妊娠時は10倍近く必要になる。大酒家で偏食が続くと葉酸欠乏状態になる。

〈治　療〉　いずれも不足しているビタミンB$_{12}$や葉酸を補充する。食事で十分補充できない場合にはビタミンB$_{12}$や葉酸製剤投与が行われる。

【栄養ケア】

〈栄養アセスメント・モニタリング〉　菜食主義者に限らず，偏食やダイエット，食品選択の偏りによる摂取量不足がないか検討する。

　① 食生活：エネルギー・栄養素摂取量（たんぱく質，ビタミンB$_{12}$，葉酸）。

　② 臨床検査：血液検査（ビタミンB$_{12}$（100 pg/mL以下，健常人は200～600 pg/mL程度），葉酸（2 ng/mL以下，健康人は5.5～16.0 ng/mL程度）の低下がみられる）。

〈栄養基準・栄養補給〉　栄養基準は，日本人の食事摂取基準に準ずる。

　　ビタミンB$_{12}$，葉酸は日本人の食事摂取基準の推奨量を確保する。巨赤芽球性貧血では食事だけでビタミンB$_{12}$，葉酸を補充するのは困難であり薬物治療が必要である。葉酸はレバー，ほたてがい，種実類，新鮮な緑黄色野菜などの食品に含まれるが，加熱処理で破壊されやすいため加熱しすぎないようにする。

〈栄養食事指導〉　欠乏しているビタミンB$_{12}$，葉酸の補給だけにとらわれず，栄養バランスのよい食事で全身の栄養状態の回復を図ることの大切さを指導する。

　① 胃全摘，萎縮性胃炎などが原因の場合は，少量で必要な栄養量が満たされる献立や調理法を紹介する。

第Ⅱ部　第10章　血液系の疾患・病態

② 葉酸のサプリメントを利用する場合は耐容上限量を超えないように注意する。

③ 極端な偏食者については偏食の改善を行う。

④ アルコール依存症や神経性やせ症などほかの基礎疾患や精神的諸問題によるケースでは，必要に応じ専門家とのチームワークによるQOLの向上へ向けた相談を行う。

２．出血性疾患（Hemorrhagic disease）

【病態・生理生化学】

　出血傾向と止血困難を特徴とする疾患で，血管，血小板や凝固因子の異常による。血管異常では先天性・遺伝性のものと後天性があり，遺伝性では青年早期に発症するオスラー病（遺伝性出血性毛細血管拡張症：鼻からの出血），後天性では小児に発症しやすいシェーンライン・ヘノッホ症候群（点状出血，紅斑，紫斑など）がある。凝固因子異常では，新生児メレナ（ビタミンK依存凝固因子の不足で，吐血，血便，タール便などの胃腸管出血）や血友病(X染色体上の凝固因子の欠損で筋肉内や関節内で出血)などがある。ビタミンC欠乏の壊血病もコラーゲンの生成ができなくなるため歯肉から出血する。

【栄 養 ケ ア】

〈栄養アセスメント・モニタリング〉

① 食生活：エネルギー産生栄養素バランス，エネルギー・栄養素摂取量（たんぱく質，ビタミンC・K）。

② 身体計測：体重（減少率）。

③ 臨床検査：血液検査（Plt）。

④ 栄養に関連した身体所見：食欲，倦怠感，歯肉出血。

〈栄養基準・栄養補給〉　日本人の食事摂取基準に準じ，バランスのとれた食事とする。壊血病ではビタミンCを十分補充する。

〈栄養食事指導〉　まずは，基礎疾患の治療を行う。血小板が著しく減少している場合は，輸血により補う。ビタミンKが欠乏すると異常なビタミンK依存性凝固因子が産生されることにより，二次止血が適切に機能せず出血しやすくなる。

　ビタミンの多くは生体内で合成できないため，食事からの摂取が必要である。ビタミンKは緑黄色野菜，レバー，鶏卵，納豆，チーズなどに多く含まれる。健康食品やサプリメントなどから摂取しすぎになる場合もあるため，利用目的や方法，摂取量を把握した適切な栄養食事指導が必要である。

II 疾患・病態別 栄養ケア・マネジメント 第11章

筋・骨格疾患

1. 骨粗鬆症 (Osteoporosis)

【病態・生理生化学】

骨粗鬆症は，骨強度の低下を特徴とし，骨折のリスクが増大しやすくなる骨格疾患と定義される。骨強度は，骨密度と骨質（微細構造，骨代謝回転，微小骨折，石灰化）の2つの要因からなる。骨強度の低下には種々の要因が関係している（図II-11-1）。

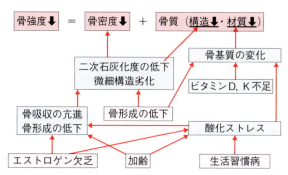

図II-11-1　骨強度の低下要因の多様性
（日本骨粗鬆症学会・日本骨代謝学会・骨粗鬆症財団：骨粗鬆症の予防と治療ガイドライン2015年版，p.9）

骨粗鬆症は，遺伝的素因と閉経および加齢に生活習慣が加わった複合的多因子による**原発性骨粗鬆症**とその他の要因による**続発性骨粗鬆症**に分類される。続発性骨粗鬆症の要因には，内分泌性（副甲状腺機能亢進症，クッシング症候群など），栄養性（胃切除後など），薬物（ステロイド薬，ワルファリンなど），不動性（廃用症候群など），先天性（骨形成不全症など），その他（糖尿病など）がある。

骨は常に**骨形成**（新しい骨組織を生成）と**骨吸収**（古い骨組織を分解）を繰り返し，つくり替えられる（**骨のリモデリング**）。副甲状腺ホルモンやカルシトニン，エストロゲンやビタミンDにより，骨の形成と吸収の均衡は維持されている。骨吸収が骨形成を

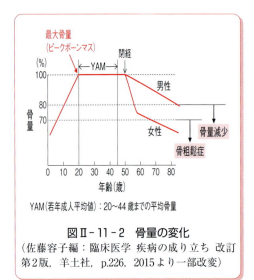

図Ⅱ-11-2 骨量の変化
(佐藤容子編:臨床医学 疾病の成り立ち 改訂第2版,羊土社,p.226,2015より一部改変)

表Ⅱ-11-1 原発性骨粗鬆症の診断基準(2012年度改訂版)
低骨量をきたす骨粗鬆症以外の疾患または続発性骨粗鬆症の原因を認めないことを前提とし下記の診断基準を適用して診断する。

脆弱性骨折あり	1. 椎体骨折または大腿骨近位部骨折あり 2. その他の脆弱性骨折あり,骨密度がYAMの80%未満
脆弱性骨折なし	骨密度がYAMの70%以下または-2.5SD以下

・脆弱性骨折:軽微な外力によって発生した非外傷性骨折。
・その他の脆弱性骨折:軽微な外力によって発生した非外傷性骨折で,骨折部位は肋骨,骨盤,上腕骨近位部,橈骨遠位端,下腿骨。
・骨密度:原則として腰椎または大腿骨近位部骨密度とする。
・YAM若年成人平均値(腰椎では20〜44歳,大腿骨近位部では20〜29歳)。

(宗圓聰・福永仁夫・杉本利嗣他:Osteoporo Jpn, 21, 9〜21, 2013より引用)

上回った状態が持続すると骨粗鬆症となる。骨型アルカリホスファターゼ(BAP)は骨芽細胞(骨をつくる細胞)に多く存在するため,骨形成マーカーとなる。

骨の形成では可能な限りの**最大骨量**(ピークボーンマス)を獲得することが重要である(図Ⅱ-11-2)。22〜44歳までの平均骨量を若年成人平均値(**young adult mean:YAM**)といい,骨量がYAMの70%以下になると骨折リスクは高まる。中高年期では低BMIや喫煙・飲酒も骨折のリスクを高める。骨粗鬆症による骨折はロコモティブシンドロームを悪化させる。

薬物療法では,カルシウム製剤,骨形成促進薬として活用型ビタミンD_3製剤,副甲状腺ホルモン,ビタミンK_2製剤,骨吸収抑制薬としてカルシトニン製剤,**ビスホスホネート製剤**,SERM(選択的エストロゲン受容体モジュレータ)製剤,女性ホルモン製剤などが用いられている。

【栄養ケア】

〈栄養アセスメント・モニタリング〉 目標は,骨量,骨密度の維持・改善である。骨量減少の要因のひとつが低栄養である。

① 食生活:エネルギー・栄養素摂取量(たんぱく質,Ca),食習慣(過度の飲酒,コーヒーの摂取),加工食品の摂取量・頻度,ステロイドの服用,ダイエットの経験。
② 身体計測:身長,体重(変化,特に過度なダイエットによるもの)。
③ 臨床検査:血液検査(Alb, T_4, T_3, FT_4, FT_3, PTH, $25(OH)_2D_3$ (BAP) など),骨密度(DXA, MD(microdensitometry;X線画像の濃淡や皮質骨の巾から骨密度を評価する)),超音波測定(quantitave ultrasound:QUS)。
④ 個人履歴:生活背景(喫煙(エストロゲンの生成・分泌を抑制し,骨芽細胞の機能を低下させる),筋肉に抵抗を与える運動の有無など)。

1. 骨粗鬆症（Osteoporosis）

〈栄養基準・栄養補給〉 エネルギー・栄養素は，日本人の食事摂取基準に準ずる。

表Ⅱ-11-2 骨粗症の栄養基準（1日当たり）

エネルギー （kcal）	たんぱく質 （e%）	カルシウム （mg）	ビタミンD （μg）	ビタミンK （μg）	Ca：Mg	Ca/P
食事摂取基準に準ずる		食品から* 700～800	10～20	250～300	2：1	0.5～2.0

*サプリメント，カルシウム剤を使用する場合には1回に500 mg以上摂取しないように注意が必要。
（骨粗鬆症学会：骨粗鬆症の予防と治療ガイドライン2015版より作成）

① ビタミンD：カルシウムの吸収率を高め，骨のリモデリングを促進する。

② ビタミンK：骨基質たんぱく質のオステオカルシンを活性化する。カルシウムの尿中排泄を減少させる。

③ ビタミンC：骨基質のコラーゲンの合成を促進する。十分に摂取する。

④ リン：過剰摂取は腸管からのカルシウム吸収を抑制する。

表Ⅱ-11-3に推奨される食品と避けたほうがよい食品を示す。

表Ⅱ-11-3 骨粗鬆症の治療時に推奨される食品，過剰摂取を避けたほうがよい食品

推奨される食品	過剰摂取を避けたほうがよい食品
・カルシウムを多く含む食品（牛乳・乳製品，小魚，緑黄色野菜，大豆・大豆製品） ・ビタミンDを多く含む食品（魚類，きのこ類） ・ビタミンKを多く含む食品（納豆，緑色野菜） ・たんぱく質（肉，魚，卵，豆，牛乳・乳製品など）	・リンを多く含む食品（加工食品，一部の清涼飲料水） ・食塩 ・カフェインを多く含む食品（コーヒー，紅茶） ・アルコール

（日本骨粗鬆症学会・日本骨代謝学会・骨粗鬆症財団：骨粗鬆症の予防と治療ガイドライン2015年版，p.79）

〈栄養食事指導〉

① 骨形成を促進する栄養素の摂取状況および骨粗鬆症のリスクファクターとなる生活習慣について確認し，栄養管理の課題を明確に示す。

② 食事のみでカルシウムが確保できない場合は，薬剤やサプリメントによる補給も検討する。ただし，500 mg/回以上摂取しないよう指導する。

③ 筋肉に適度な抵抗を与える運動は，骨量増加・維持に有効である。

④ ビタミンDは紫外線にあたることで皮膚でも合成される。15分/日程度の日光浴を勧める。

〈他職種との協働〉 医師，看護師，管理栄養士，薬剤師，放射線技師，理学療法士，ソーシャルワーカー，介護福祉士などによる骨粗鬆症リエゾン（連携）チームにより，骨折の治療，二次骨折の予防など，治療率と治療継続を向上させるようにサポートする。

2．骨軟化症（Osteomalacia），くる病（Rickets）

【病態・生理生化学】

骨軟化症，くる病は，骨石灰化（カルシウム沈着）障害を特徴とする疾患と定義される。このうち，成長軟骨帯閉鎖以前に発症するものを**くる病**という。

乳児のくる病ではカルシウム不足による**テタニー**，けいれんが主症状であるが，生後6か月過ぎごろより骨変形や低身長，発育障害が出現する。骨軟化症では，骨盤，脊柱，肋骨などの激しい骨痛を認め，脊柱や骨盤の変形や突発性骨折を起こす。筋力低下から歩行不全などの障害もみられる。

原因は，肝疾患および腎疾患によるビタミンD活性化障害やビタミンD欠乏症により，ビタミンD作用不足による石灰化障害が最も多い。低リン血症，尿細管性アシドーシスも発症原因としてあげられる。

日光の照射不足はビタミンD合成を阻害し，肝機能障害，慢性腎不全は，ビタミンDの産生・活性化を阻害する。活性型ビタミンD不足は小腸でのカルシウム，リンの吸収を阻害し骨石灰化に必要なカルシウム，リンの不足を生じる（図Ⅱ-11-3）。

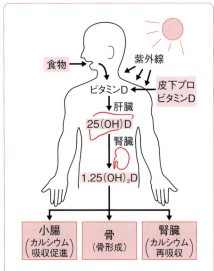

図Ⅱ-11-3　ビタミンDの活性化と骨形成
（三科貴博：栄養科学イラストレイテッド　臨床栄養学疾患別編　改訂第2版，羊土社，p.165，2016）

【栄養ケア】

〈栄養アセスメント・モニタリング〉

① 食生活：エネルギー・栄養素摂取量（Ca，ビタミンD，P）。
② 身体計測：身長，体重。
③ 臨床検査：血液検査（Alb，Ca，P，活性型ビタミンD_3濃度，骨型アルカリフォスファターゼ（BAP）など）。

〈栄養基準・栄養補給〉　目標は骨量の改善である。エネルギーおよび栄養素は日本人の食事摂取基準に準ずる。ビタミンD吸収障害がある場合は，摂取基準に示された目安量よりも若干多めとするが，耐容上限量についての注意が必要である。

〈栄養食事指導〉

① ビタミンD，カルシウムを多く含む食品の摂取方法を指導する。
② 高齢者は，皮下プロビタミンDの利用が低下するため，食事からのビタミンD摂取を促す。
③ 皮膚組織でのビタミンD産生を促進する日光浴（15分／日程度）を勧める。

3．変形性関節症 (Osteoarthritis)

【病態・生理生化学】

関節軟骨の変性・摩耗とそれに続く骨の増殖性変化（骨棘*など）により，疼痛や可動域制限，関節変形などをきたす。下肢の関節（股関節，膝関節）や頸椎，腰椎などに好発する。加齢とともに有病率は上昇し，女性に多く発症，60歳代女性の約半数が罹患している。変形性腰椎症は高齢男性に多い。

*骨　棘：何らかの刺激により，骨に反応性に生じるトゲ状の増殖変性のこと。

加齢は，変形性関節症の最も高い危険因子である。また，関節の構造的異常や筋肉低下などの関節の脆弱性に肥満や関節外傷が加わることでも発症する。

〈治　療〉　運動，股関節や膝への負担を軽減するための減量，関節への負担の軽減，理学療法，作業療法，痛みを抑えるための投薬，手術など，複数の治療を組み合わせて管理する。

【栄養ケア】

〈栄養アセスメント・モニタリング〉

① 食生活：エネルギー・栄養素摂取量。

② 身体計測：体重（BMI，肥満は関節部への負荷を大きくする）。

③ 個人履歴：生活背景（運動習慣）。

〈栄養基準・栄養補給〉　目標は，適切なエネルギー摂取量とし，関節に負担のかからない体重管理を行うことである。適正体重を維持するため，摂取エネルギー量は身体活動量を考慮した量とする。各栄養素については日本人の食事摂取基準に準ずる。

〈栄養食事指導〉

① 適正体重を維持するためのエネルギーコントロールが重要であることを示す。関節に負担をかけない程度の適度な強度の運動（プール歩行やエルゴメータなど）は，症状の改善に有効であること，運動負荷をかけないと筋肉の萎縮や体重増加を招き，症状の悪化につながることを示す。

② 関節軟骨の主要成分であるグルコサミンやコンドロイチンの摂取が病態の改善や進行を遅れさせるかについては，現在十分なエビデンスはない。

4. サルコペニア (Sarcopenia)

【病態・生理生化学】

　世界保健機関（WHO）は，2016年にサルコペニアを正式な病名と認め，国際的には治療が必要な疾患に位置づけられている。日本ではサルコペニアを「高齢期にみられる骨格筋量の減少と筋力もしくは身体機能（歩行速度など）の低下」した状態と定義している。診断基準を図Ⅱ-11-4示す。

　加齢以外に特定の原因が見当たらない一次性と加齢以外の原因が特定できる二次性に分類され，筋肉量の減少のみをプレサルコペニア，筋肉量減少に筋力または身体機能低下のどちらかを伴うものはサルコペニア，筋肉量・筋力・身体機能の3つの低下を伴うものは重症サルコペニアと定義される（表Ⅱ-11-4）。

　フレイルについては，第Ⅱ部第21章 老年症候群（p.230）を参照。

【栄養ケア】

〈栄養アセスメント・モニタリング〉

① 食生活：エネルギー・栄養素摂取量（たんぱく質）。
② 身体計測：体重，体組成（AC, TSF, 骨格筋量, CC, 握力など）。
③ 臨床検査：血液検査（Alb, Hb, 活性型ビタミンD_3濃度, CRPなど），窒素バランス。
④ 栄養に関連した身体所見：歩行速度，低栄養の要因である摂食嚥下機能，認知機能，ADL，握力（筋肉量，筋力）などの低下。

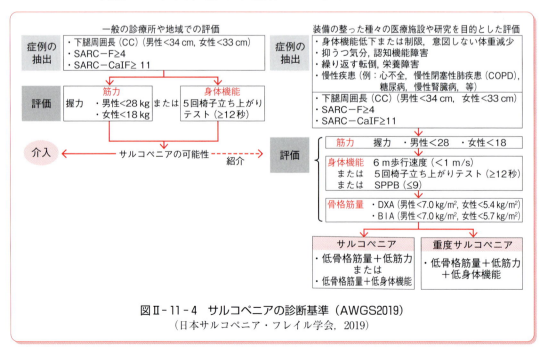

図Ⅱ-11-4　サルコペニアの診断基準（AWGS2019）
（日本サルコペニア・フレイル学会，2019）

5. ロコモティブシンドローム：運動器症候群（Locomotive syndrome）

表Ⅱ-11-4　一次性，二次性サルコペニアの違い

一次性サルコペニア	加齢性サルコペニア	加齢以外に明らかな原因がないもの
二次性サルコペニア	活動に関連する サルコペニア	寝たきり，不活発なスタイル，（生活）失調や無重力状態が原因となりうるもの
	疾患に関連する サルコペニア	重症臓器不全（心臓，肺，肝臓，腎臓，脳），炎症性疾患，悪性腫瘍や内分泌疾患に付随するもの
	栄養に関連する サルコペニア	吸収不良，消化管疾患および食欲不振を起こす薬剤使用などに伴う，摂取エネルギーおよび／またはたんぱく質の摂取量不足に起因するもの

（日本サルコペニア・フレイル学会：サルコペニア診療ガイドライン2017年版）

〈栄養基準・栄養補給〉　目標は骨格筋量増加である。エネルギーおよび各栄養素は日本人の食事摂取基準に準ずる。BCAA（特にロイシン）は，骨格筋たんぱく質合成を促進するとの報告がある。ビタミンDは筋肉のビタミンD受容体たんぱく質を介し筋肉細胞の成熟や筋収縮能の増加に関与するといわれている。十分な補給が必要である。

〈栄養食事指導〉

① 低栄養予防に向けて，特にエネルギーとたんぱく質の摂取状況を確認する。

② 認知機能ならびに摂食嚥下機能の低下に伴う食事摂取量の減少がある場合は，栄養補助食品やサプリメントの利用も検討する。

③ 高齢者では血中ビタミンD濃度が低下し，筋たんぱく質合成に支障をきたしやすい。日光浴やビタミンDを含む食品と摂取方法を指導する。

④ 筋力低下を予防するための，身体機能に応じた運動習慣について指導する。

5. ロコモティブシンドローム：運動器症候群（Locomotive syndrome）

【病態・生理生化学】

ロコモティブシンドローム（ロコモ：運動器症候群）は，運動器の障害により，要介護になるリスクの高い状態になることをいう。運動器の障害の原因には，大きく分けて，運動器自体の疾患と，加齢による運動器機能不全がある。

運動器自体の疾患　加齢に伴う変形性関節症，骨粗鬆症に伴う円背，易骨折性，変形性脊椎症，脊柱管狭窄症，関節リウマチなどがある。痛み，関節可動域制限，筋力低下，麻痺等により，バランス能力，体力，移動能力の低下をきたす。

加齢による運動器機能不全　筋力・持久力・バランス能力低下，反応時間延長，運動速度低下などがあげられる。そのため，容易に転倒しやすくなる。

立ち上がりテスト，2ステップテスト，ロコモ25（ロコモ度テスト）によって，身体の状態，生活状況を評価できる。予防対策には，運動と栄養が重要である。

【栄養ケア】

適正な体重を保ち，骨や筋肉を維持・増強する。エネルギーとたんぱく質の確保のほか，カルシウム，ビタミンD・Kを適量摂取する。

II 疾患・病態別 栄養ケア・マネジメント

第12章 免疫・アレルギー疾患

1. 食物アレルギー (Food allergy)

【病態・生理生化学】

食物アレルギーとは，「食物によって引き起こされる抗原特異的な免疫学的機序を介して生体にとって不利益な症状が惹起される現象」と定義されている（食物アレルギー診療ガイドライン2021）。乳幼児期にアトピー性皮膚炎がある場合，成長に伴い食物アレルギーや喘息，鼻炎など他のアレルギー疾患を発症する確率が高くなることがあり，これをアレルギーマーチ（atopic march）という。

アトピー性皮膚炎は，湿疹などによるバリア機能低下のため，食物が皮膚から体内に侵入しやすい状態にある。さらに，皮膚に炎症があることによって，入ってきた食物を免疫担当細胞が異物と認識し，IgE抗体産生を誘導する結果，食物アレルギーを発症しやすくなると考えられている。アトピー性皮膚炎の治療を行い，皮膚のバリア機能を高めて炎症を抑えることが，食物アレルギーの予防につながる可能性がある。

食物アレルギーの原因食物は鶏卵が最も多く，木の実類，牛乳，小麦と続く。即時型症状では皮膚症状が最も多く，呼吸器症状，粘膜症状，消化器症状の順に頻度が高い。急激に多臓器の障害を起こし，血圧の低下をきたす重篤なものをアナフィラキシーショックという。

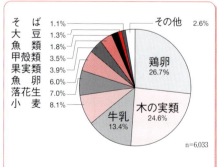

図II-12-1 食物アレルギーの原因食物の内訳

（消費者庁：令和6年度即時型食物アレルギーによる健康被害に関する全国実態調査報告書，2024）

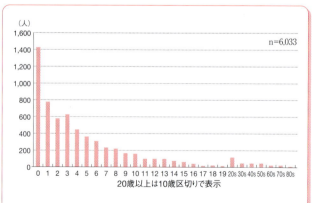

図II-12-2 食物アレルギーの年齢分布

（消費者庁：令和6年度即時型食物アレルギーによる健康被害に関する全国実態調査報告書，2024）

1. 食物アレルギー（Food allergy）

〔特殊なタイプの食物アレルギー〕

・**食物依存性運動誘発アナフィラキシー**：特定の食品摂取後に運動すると数時間以内にアナフィラキシー症状が誘発される。食物の単独摂取や運動単独では発症しない。思春期以降の発症が多く，小麦と甲殻類がその原因の大部分を占めている。

・**口腔アレルギー症候群**：花粉に対するIgE抗体が果物や野菜にも反応するために起こる口腔粘膜に限局する即時型アレルギーである。症状は口周囲や口腔内の腫れ，痒み，ピリピリ感などで，まれに全身症状が出現し，ショックに至る。

・**ラテックス・フルーツ症候群**：ラテックス抗原と，果物や野菜に含まれる抗原との交差反応により生ずる。リスクの高い食品にアボカド，くり，バナナ，キウイフルーツがある。ラテックス（天然ゴム）アレルギー患者の30〜50％でみられる。

食物アレルギーの診断では，問診や食物日誌などにより，食物と症状発現の因果関係を明らかにすることが重要である。免疫学的検査として血中抗原特異的**IgE抗体価**や**プリックテスト**などの皮膚試験が行われる。

また，必要に応じて**食物除去試験**や**食物経口負荷試験**（**oral food challenge**：**OFC**）が行われる。食物除去試験では，疑わしい原因食品を1〜2週間完全に除去し，症状が改善するかどうかを観察する。食物経口負荷試験は，アレルゲンとして確定している食品または疑われる食品を1品ずつ少量から摂取しアレルギー症状が出るかを調べるものである。現在最も診断的価値が高く，安全摂取可能量の決定と耐性獲得の確認にも用いられる検査であるが，アナフィラキシーショックのリスクを伴うため，医師の監視下で実施される。

〈**治　療**〉　原因食品の除去食療法。自宅や保育所・学校等で即時型食物アレルギー症状が現れた場合の治療薬として，抗ヒスタミン薬，気管支拡張薬，ステロイド薬，**アドレナリン**自己注射製剤（エピペン®）がある。日頃から保管場所や使用方法について情報を共有しておくことが大切である。

【栄養ケア】

〈**栄養アセスメント・モニタリング**〉　小児の食物アレルギーは，成長とともに軽快する例が多く，一定期間ごとに栄養食事療法の見直しを行う。

① 食生活：栄養食事療法への取り組み（過剰な食品除去，誤った食品知識の有無など），エネルギー，栄養素摂取量（栄養の過不足，偏り）。

コラム　エピペン® の使い方

　エピペン®は，医師の治療を受けるまでの間，アナフィラキシー症状の進行を一時的に緩和し，ショックを防ぐための補助治療剤である。使用の際は，エピペン®を太ももの前外側に垂直になるようにあて，ニードルカバーの先端を強く押し続ける。太ももに押しつけたまま数秒間待ってから，エピペン®を太ももから抜き取り，投与部位をもむ。使用後には必ず医療機関を受診し，適切な治療を受ける。

② 身体計測：小児では成長曲線，体格指数，体重の変化（成長発育に応じた伸びを示しているか）。

③ 臨床検査：血液検査（TP，Alb，TC，TTR，CRP，TLCなど）。

④ 栄養に関連した身体所見：アレルギー症状（皮膚，呼吸器など）。

〈栄養基準・栄養補給〉

① 栄養食事療法の基本は原因食物を除去する除去食療法である。栄養量は日本人の食事摂取基準に準じ，性別や年齢，体格に応じた摂取量を設定する。離乳期では，「授乳・離乳の支援ガイド」（厚生労働省，2019年改訂）を基本として勧める。

② 除去食療法は正しいアレルゲン診断に基づいて行われることが大切であり，食品除去は必要最小限にとどめる。成長に伴い耐性が確認されたら適切に除去を解除する。

③ 集団給食施設では，アレルギー食は個別対応となる。検収から献立，調理，配膳まで複数人によるチェックで誤配膳・誤食を防ぐ。

〈栄養食事指導〉

① 主治医と連携をとり，正しい除去内容を把握したうえで，患者の栄養状態や食生活の状況を把握する。

② 自己判断による離乳食の中断や除去品目の増加は栄養不足を招き，QOLを低下させる。保護者への指導とともに，本人の年齢や理解度に応じた指導を行う。

③ 加工食品でアレルギー表示が義務づけられている8品目の食品の他に表示推奨食品もあるが，表示義務はないので，注意が必要である（表Ⅱ-12-1）。

④ アレルゲン食品を除去した際には代替食品（資料13, p.252参照）の種類や量，調理法の工夫（加熱処理による低アレルゲン化など）を指導して，食事が単調にならないよう注意する。

表Ⅱ-12-1　表示義務のある特定原材料等

特定原材料（表示の義務）	えび，かに，くるみ，小麦，そば，卵，乳，落花生（ピーナッツ）
特定原材料に準ずるもの（表示の推奨）	アーモンド，あわび，いか，いくら，オレンジ，カシューナッツ，キウイフルーツ，牛肉，ごま，さけ，さば，大豆，鶏肉，バナナ，豚肉，マカダミアナッツ，もも，やまいも，りんご，ゼラチン

〈他職種との協働〉

　乳幼児期・学童期の発達・発育を鑑みた食事管理を実践するためには，医療，行政，保育，学校，企業等の多職域・多職種による連携が重要である。なお，アレルギー疾患に関する情報に，Webサイト「アレルギーポータル」（厚生労働省・日本アレルギー学会）や『わかりやすいアレルギーの手引き 2024年版』（日本アレルギー学会），『小児のアレルギー疾患 保健指導の手引き2023年改訂版』（厚生労働省）などがある。

2．その他のアレルギー

【病態・生理生化学】

免疫系は，本来「自己」と「非自己」を認識する生体防御システムであるが，時に生体に不利な免疫反応を引き起こす。これがアレルギーである。アレルギー疾患は，アレルゲンに起因した過剰な免疫反応による人体に有害な局所的または全身的反応に係る疾患をいう。代表的なアレルギー疾患は，気管支喘息，アトピー性皮膚炎，アレルギー性鼻炎，花粉症，食物アレルギー，アレルギー性結膜炎である。

アレルギー反応は，そのメカニズムからⅠ～Ⅴ型に分類される。狭義のアレルギー疾患はⅠ型アレルギー（即時型）による疾患を指す。広義のアレルギー疾患はⅠ～Ⅴ型までのアレルギー機序による疾患すべてを含む。Ⅰ～Ⅲ型は抗体（体液性免疫）の異常・過剰から，Ⅳ型は細胞性免疫の過剰反応から生じる（表Ⅱ-12-2）。

表Ⅱ- 12 - 2　アレルギー反応の分類

Ⅰ型	即時型アレルギー，アナフィラキシー型とも呼ばれ，IgE抗体が関与する。皮膚反応では15分から30分で最大に達する発赤・膨疹を特徴とする即時型皮膚反応が生じる。 **代表的疾患**：アトピー型気管支喘息，アレルギー性鼻炎，じんましん，アレルギー性結膜炎，アトピー性皮膚炎，アナフィラキシーショックなど。
Ⅱ型	細胞障害型（細胞溶解型）である。細胞膜に存在する抗原に対してIgGまたはIgM抗体が反応し，そこに補体の結合またはキラーT細胞によって細胞障害が起きる。 **代表的疾患**：不適合輸血による溶血性貧血，自己免疫性溶血性貧血，特発性血小板減少性紫斑病，薬剤性溶血性貧血，血小板減少症など。
Ⅲ型	免疫複合型と呼ばれる。抗原と抗体が結合した抗原抗体結合物いわゆる免疫複合体による組織傷害である。皮膚反応では皮内注射後3～8時間で最大となる紅斑・浮腫を特徴とする炎症反応を示す。 **代表的疾患**：血清病，全身性エリテマトーデス，関節リウマチ，糸球体腎炎など。
Ⅳ型	遅延型アレルギー，細胞性免疫，ツベルクリン型とも呼ばれる。皮膚反応では抗原皮内注射後24～72時間で紅斑・硬結を特徴とする炎症反応を示す。 **代表的疾患**：アレルギー性接触性皮膚炎，アトピー性皮膚炎，過敏性肺炎，移植拒絶反応，天然痘・麻疹の発疹など。
Ⅴ型	細胞表面上のホルモンなどに対するレセプターに抗レセプター抗体が結合することにより引き起こされる反応である。Ⅴ型とⅡ型とは基本的には同じような反応であり，Ⅱ型に含める場合が多い。皮膚反応検査（パッチテストなど）やRAST（血液中の特異的IgE抗体を測定する検査），誘発試験，除去試験によりアレルゲンを同定する。診断に最も有用なのは誘発試験であるが，アナフィラキシーショックを発症する可能性があるので注意が必要である。

〈治　療〉　アレルギー性疾患の治療は，アレルゲン特異的治療法と非特異的治療法に分けられる。特異的治療法では，アレルゲンを同定し，回避・除去する。減感作療法を行うこともある。非特異的治療では薬物療法としてヒスタミンH_1受容体拮抗薬，抗アレルギー薬，ステロイド薬などが投与される。

【栄養ケア】

〈栄養アセスメント・モニタリング〉

① 食生活：食事内容，食習慣（外食など），食行動（食事回数，時間）。アトピー性皮膚炎では食物アレルギーの関与。食物アレルギー以外で食品成分が原因の場合

第Ⅱ部　第12章　免疫・アレルギー疾患

は，該当成分の摂取状況。

② 身体計測：身長・体重（成長曲線）。

③ 個人履歴：病歴（主訴，現病歴，家族歴，既往歴（アナフィラキシーショック）など），生活背景（季節，住環境，ペット飼育，職業など）。

〈栄養基準・栄養補給〉

① 日本人の食事摂取基準に準じ，性別や年齢，体格に応じた摂取量を目標とする。

② アレルギーと腸内細菌との関連性が注目され，**プロバイオティクスやプレバイオティクス，シンバイオティクス**の効果が期待されている。

③ n-6系多価不飽和脂肪酸の過剰摂取はアレルギーの病態を悪化させるのに対して，n-3系多価不飽和脂肪酸は抗アレルギー効果が期待されている。

〈栄養食事指導〉

① 小児では体重の変化をモニタリングし，成長・発育に応じた伸びをしているか確認する。

② 思い込みや正確でない知識を元に必要以上に食事制限しないよう指導する。

③ アトピー性皮膚炎では，食物アレルギーが原因または増悪因子として関与する場合と，特定の食品の除去により症状が改善する場合がある。原因アレルゲンの除去療法中は，不足する栄養素を代替食品で補充する。皮膚のバリアー機能回復のため，皮膚の清潔保持や保湿，消毒等を行う。

④ 気管支喘息では，アレルゲンの除去を基本とした環境調整が中心となる。

3．膠原病（Collagen disease），自己免疫疾患（Autoimmune disease）

【病態・生理生化学】

自己の構成成分に対する免疫反応（自己免疫）によって起こる病態を自己免疫疾患という。全身にわたり影響が及ぶ全身性自己免疫疾患と，特定の臓器だけが影響を受ける臓器特異的疾患に分けられる。自己免疫疾患のうち，コラーゲンなどの結合組織（膠原線維）に病変がある疾患群を膠原病と呼び，関節リウマチ，全身性エリテマトーデス，強皮症などが含まれる。

【栄養ケア】

〈栄養アセスメント・モニタリング〉

① 食生活：摂取状況。

② 身体計測：身長，体重（BMI，%IBW，%UBW）。

③ 栄養に関連した身体所見：腎機能，嚥下機能（低栄養のリスク）。

〈栄養基準・栄養補給〉

① 経口栄養が原則となる。栄養状態，腎機能，体重を把握して病態に合わせた目標栄養量を設定する。

② 腎機能低下がみられる場合は，CKDの栄養基準に準じる（p.140参照）。

4．免疫不全（Immunodeficiency）

③ 肥満があり，関節の炎症が頻発する場合には，関節に負担かけずに減量を行う。

〈栄養食事指導〉　肉類に多く含まれるアラキドン酸は，痛みや炎症を促進するプロスタグランジンへと変化するため，過剰摂取を避ける。また，痛みや関節変形時でも使いやすい食器の使用や盛りつけに配慮する。

4．免疫不全（Immunodeficiency）

【病態・生理生化学】

　免疫不全症とは，免疫機能の低下により種々の病態を呈する状態をいう。免疫細胞であるT細胞，B細胞，マクロファージ，NK細胞，好中球，補体などの機能異常により発症する。免疫不全症は，先天性免疫不全症と後天性免疫不全症に分けられる。

　免疫不全症共通の症状として，易感染性があげられる。特にT細胞機能不全では通常の免疫機能を備えていれば防御できる弱毒病原微生物に侵される（日和見感染）。そのほか，悪性腫瘍の発症，自己免疫の発現などを生じる。

　代表的な後天性免疫不全症は，ヒト免疫不全ウイルス（human immunodeficiency virus；HIV）感染によるAIDS（後天性免疫不全症候群，acquired immunodeficiency syndrome）である。AIDSの根治療法は確立されていないため予後不良であるが，抗HIV薬によりキャリアからAIDS発症までの期間を延長することができる。

【栄養ケア】

〈栄養アセスメント・モニタリング〉

① 食生活：エネルギー・栄養素摂取量，食習慣（偏食）。
② 身体計測：体重（BMI，減少率）。
③ 臨床検査：血液検査（WBC，Plt，MCHC，Alb，RTP，IgG抗体価など），皮膚テスト，胸部X線など。
④ 栄養に関連した身体所見：発熱，口腔内感染，下痢，消化吸収障害，高度のやせ（進行性の体重減少），リンパ節腫脹など。

〈栄養基準・栄養補給〉

① 免疫不全による感染症予防のための栄養食事療法が必要となる。
② 下痢や発熱により消耗が進み，高度な体重減少を生じる。下痢による脱水やビタミン・ミネラルなどの微量栄養素の喪失を伴うため，経口摂取だけでなく経腸栄養や静脈栄養も考慮する。
③ 病態が進行すると下血などの消化器症状や意識障害が現れる。経口摂取量は激減するため，中心静脈栄養による栄養管理が必要となる。

〈栄養食事指導〉　栄養状態の低下は免疫機能を低下させるため，十分な栄養量を確保する。また，感染予防のため，生ものの摂取を避け，十分に加熱することや加熱後に長時間放置したものを摂取しないなどの食品衛生管理上の配慮が必要になる。

II 疾患・病態別 栄養ケア・マネジメント

第13章

感 染 症

1. 病原微生物

【病態・生理生化学】

病原微生物とは，病気を引き起こす寄生虫，真菌，細菌，リケッチア，ウイルスなどで，これにより引き起こされた病態を感染症という。

【栄養ケア】

〈栄養アセスメント・モニタリング〉　生体防御機構が正常であれば，適切な治療によって，感染症は終息に向かうが，栄養状態不良では，重症化や合併症のリスクが高まる。感染症発症時にすでに低栄養である場合も多い。血清アルブミン値は，反応性たんぱく（CRP）高値では，アルブミン合成が低下しており，栄養アセスメントの指標としては参考にできない。

① 食生活：感染前のエネルギー・栄養素摂取量。
② 身体計測：身長，体重（健常時体重との比較），体組成（%FAT）。

〈栄養基準・栄養補給〉　目標栄養量は，病態を考慮して決定する。糖尿病や腎臓病などの場合は，これらを考慮する。下痢や発熱時では，水分，ミネラル欠乏に注意する。発熱があれば，基礎代謝は亢進している。十分な水分・ミネラルとエネルギー補給が基本となる。

2. 院内感染症

【病態・生理生化学】

院内感染とは医療機関内で細菌やウイルスなどに感染することで，感染した状態を院内感染症という。個々の患者に対して適正な対応が行われなければ，医療者によって病原微生物が患者から患者へ感染することがある。ほかの疾患や，低栄養状態，免疫抑制薬の投与を受けている患者などでは，抵抗力が低下していて感染へのリスクが高い。メチシリン耐性黄色ブドウ球菌（MRSA），バンコマイシン耐性腸球菌（VRE），緑膿菌などが問題となっている。

【栄養ケア】

〈栄養アセスメント・モニタリング〉　栄養状態が低下している場合が多い。

① 食生活：エネルギー・栄養素摂取量，水分出納。

② 身体計測：身長，体重（減少率），体組成（％FAT，骨格筋量）。

③ 臨床検査：血液検査（Hb，Alb，CRP，TLCなど）。

〈栄養基準・栄養補給〉　最初の1〜2日は発熱期である。発熱があり，さらに下痢が激しい場合には絶食とし，水分，電解質（ナトリウム，カリウム，クロール）を輸液で補給する。嘔吐しないようであれば少し下痢をしていても湯ざましや薄い番茶から始めて，野菜スープ，果汁，重湯，くず湯など低脂質の流動食を開始する。便の形状を観察しつつ三分粥食から順次全粥食へと進める。下痢が治まったら常食へ進め，必要栄養量を確保して体力の回復を図る。高齢者，乳幼児では脱水症状に十分注意する。

〈栄養食事指導〉　下痢が続くようであれば，経口補水液摂取を勧める。

〈他職種との協働〉　医療機関では，感染症に関する予防，教育，医薬品の管理を担当する感染症対策チームがある。スタンダードプリコーション（標準予防策）と感染経路別予防策を理解する。

3．敗血症（Sepsis syndrome）

【病態・生理生化学】

敗血症は，病原微生物により全身的な感染状態となり，病原微生物由来の成分である炎症性サイトカインが産生され，全身性の炎症反応の誘発により重篤な臓器障害が引き起こされた状態で，全身性炎症反応症候群（systemic inflammatory response syndrome：SIRS）に含まれる。

症状としては，39〜40℃の高度な発熱または36℃未満の低体温，頻脈，頻呼吸，白血球の増加や減少がみられる。循環動態への影響として腫瘍壊死因子（TNF），インターロイキン（IL-1），エイコサノイドが血管内皮細胞を活性化させ血管透過性が亢進し，血管拡張作用により低血圧をきたす。さらに過剰に産生されたサイトカインが血中に入ると全身性の炎症反応が惹起され，重篤な臓器障害により敗血症ショック（septic shock）を合併する（図Ⅱ-13-1）。

感染経路は，尿路，消化器が最も多く，皮膚・軟部組織，生殖器，心・血管などがある。静脈栄養中の低栄養状態や重症熱傷の患者の粘膜萎縮でみられる原発巣不明の原発性敗血症では，バクテリアルトランスロケーションの関与が想定される。

血液検査では，白血球数増加・減少，血小板数減少，乳酸増加，酸素濃度低下，尿素窒素増加，CRP増加，プロカルシトニン上昇，エンドトキシン増加がみられる。

〈治　療〉　患者の状態に合わせて，化学療法，血清療法，対症療法，一般療法を組み合わせて行われる。感染巣を除去する外科的療法が用いられることもある。

【栄養ケア】

栄養障害が進行すると易感染性および生体機能の低下をきたし，感染・死亡率の上昇，人工呼吸・入院期間の延長につながることから，適切な栄養介入が必要となる。敗血症患者の多くは，自力摂取が不可能な場合が多く，経腸栄養法，静脈栄養法の施

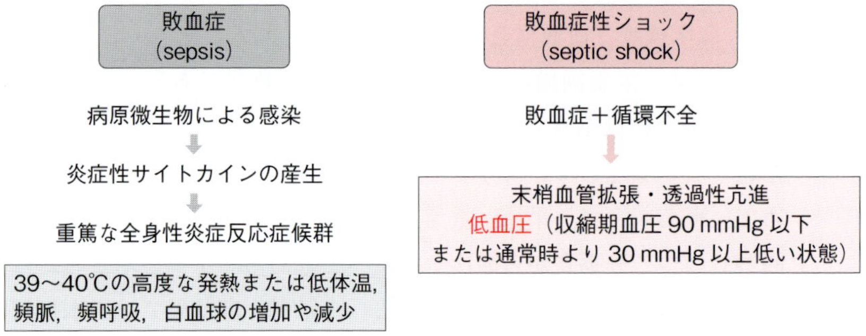

第Ⅱ部　第13章　感　染　症

図Ⅱ-13-1　敗血症と敗血症ショック

行が必要となる。特に侵襲下では，炎症性サイトカインの産生により，糖・たんぱく質代謝の変動をもたらすことで，エネルギー代謝が亢進し，エネルギー源として糖が利用される。さらに低血糖を防ぐために，体たんぱく質の異化亢進，エネルギー消費量の増加により，糖新生が亢進する。結果，インスリン感受性の低下による血糖値の上昇，骨格筋たんぱく質の分解により窒素バランスは負になる。

〈栄養アセスメント・モニタリング〉

① 食生活：栄養投与量。

② 身体計測：体重（減少率），体組成。

③ 臨床検査：尿（性状，量），血液検査（TLC，WBC，Alb，TTR，CRP，血糖。ただし炎症がある場合，AlbやTTRは栄養状態の評価の指標にはならない）。

④ 栄養に関連した身体所見：バイタルサイン，口渇，末梢冷感，チアノーゼ，冷汗，浮腫，意識レベル，けいれん，麻痺，皮膚の所見，嘔吐・下痢。

〈栄養基準・栄養補給〉　侵襲下の急性期では，栄養リスクが高い，あるいはすでに栄養障害がある場合では，リフィーディング症候群に注意し，過剰栄養投与を避け高血糖に注意し少量から開始する。循環動態の安定後は，腸管機能の維持を図るために，可能な限り早期に静脈栄養法から経腸栄養法，最終的に経口栄養法に移行する。

① エネルギー必要量：BEEに活動係数（ベッド上安静1.2　ベッド外活動1.3），ストレス係数（1.3〜1.5）を乗じて求める。

② たんぱく質（アミノ酸）量：腎機能，肝機能障害がない場合は1.5〜2.0 g／標準体重kg／日とする。非たんぱくカロリー/窒素（NPC/N）比は，通常の侵襲下では150を基準とし，高度侵襲下では，100前後とする。

③ 脂肪量：経静脈的な脂肪乳剤は，重篤な敗血症患者への投与は禁忌とされている。

〈栄養食事指導〉　経口栄養へ移行する際は，嗜好調査を実施し，食欲，嗜好等に配慮した食事提供により必要栄養量の確保につなげる。

182

II 疾患・病態別 栄養ケア・マネジメント 第14章

が　　ん

1．がん（Cancer）

【病態・生理生化学】

　がんは無秩序に増殖し，周囲の正常細胞を破壊し，隣接組織に浸潤し，それぞれの発生臓器，組織にさまざまな症状を引き起こす。また，リンパ節や遠隔臓器へ転移し，全身的な障害，衰弱から死に至ることもある。発がんの機序は，がんを誘発する物理的・化学的因子，ウイルスが正常細胞のDNAを傷つける段階（イニシエーション）から，イニシエーションを受けた細胞が増殖し，細胞増殖の制御システムを乱す（プロモーション）ことで腫瘍細胞は凝集し，完全な悪性新生物（腫瘍）となる（プログレッション）。がんは胃や肺などの上皮細胞にできる固形がん，白血病や悪性リンパ腫などの血液のがんの血液腫瘍，筋肉や骨などの非上皮細胞の結合組織にできる肉腫がある。

　がん患者では，種々の代謝異常を起こす。その原因は，がん細胞から分泌されるサイトカインやたんぱく質分解誘発因子PIF，神経内分泌因子などであり，最終的には，治療による食事量の低下も重なりがん悪液質の状態を呈する（図II-14-1）。悪液質誘導物質であるTNF-αなどのサイトカインは，視床下部，下垂体などの代謝異常も生じ，食欲不振の原因となる。悪液質では筋肉の喪失が起こり，がん細胞へのアミノ酸の供給源となるため，さらなる栄養状態の悪化を進行させて病床転帰不良となる。また，がん治療（外科療法，化学療法，放射線療法等）に伴い生じた好ましくない医療上のあらゆる出来事（臨床検査値の異常，症状，または疾病）を有害事象（adverse event：AE）といい，治療や処置との因果関係は問わない。

【栄養ケア】

〈栄養アセスメント・モニタリング〉　がん進行に伴う食欲不振や，がん悪液質による代謝異常が原因で起こるがん誘発性栄養障害（cancer-induced weight loss：CIWL）と，消化器症状や心因性の食欲不振症などによるがん関連性栄養障害（cancer-associated weight loss：CAWL）が複雑に重なり合うのに加え，がん治療による副作用のため，低栄養状態に陥りやすい。がん病態のステージと合わせて総合的に判断する。

① 食生活：エネルギー・栄養素摂取量，食習慣（嗜好，味覚，飲酒など）。
② 身体計測：身長，体重（変化率，BMI），体組成（骨格筋量，%FAT）。
③ 臨床検査：血液検査（TP，Alb，TC，TTR，CRP，TLCなど）。生理検査（間接熱量測定（安静時エネルギー代謝，呼吸商））。

第Ⅱ部　第14章　が　　ん

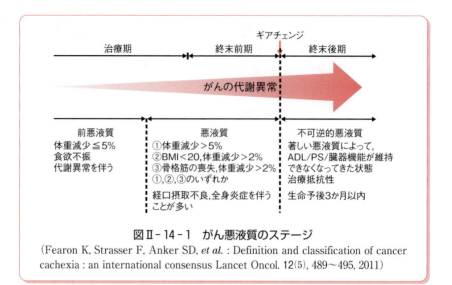

図Ⅱ-14-1　がん悪液質のステージ

(Fearon K, Strasser F, Anker SD, *et al.* : Definition and classification of cancer cachexia : an international consensus Lancet Oncol. 12(5), 489〜495, 2011)

④　栄養に関連した身体所見：栄養アセスメントシートによるリスク評価(PG-SGA, 有害事象共通用語規準（**common terminology criteria for adverse events**：**CTCAE** v.5.0，悪心嘔吐や口内炎，食欲不振などのリスクがどの程度あるのかをグレード1〜5（死亡）で評価する症状の危険度評価）など）。

⑤　個人履歴：病歴（生活習慣病の有無，他の癌疾患とその治療歴），生活背景（喫煙，運動，就労状況，ストレスなど）。

〈栄養基準・栄養補給〉　患者の病期によって異なる。前悪液質では，日本人の食事摂取基準を参考に栄養補給量を設定する。がん病期の進行により，栄養補給を行っても栄養状態が向上することがない不可逆的悪液質では，栄養補給量を減少させる。このタイミングをギアチェンジという。がん悪液質のステージを図Ⅱ-14-1に示す。

〈栄養食事指導〉　入院中の食事や手術後の病態に応じた指導を行う。消化管のがんでは，切除した部位や範囲，術後の合併症等を考慮して，栄養補給法，食物の量と質の調整，食事回数を選ぶ。

〈他職種との協働〉　食を通して栄養摂取する重要性は，がん対策推進基本計画にも示されている。医師，看護師，管理栄養士，言語聴覚士等による医療チーム等を活用して適切な栄養管理を行う。

2．がんの治療

　　がんの治療には，外科療法，薬物療法，放射線療法などがある。がんの状況によって単独の治療法だけでなく，組み合わせて治療が行われる。薬物療法や放射線療法でがんを縮小させてから手術を行い，さらに小さな転移を根絶するため，術後に補助療法（薬物療法，放射線療法，ホルモン療法）を行う**集学的治療**がある。また，がん治療に伴う嘔吐や下痢などの症状や副作用を予防・軽減し，患者のQOLを維持・向上させることを目的とした**支持療法**も行われている。支持療法には，薬物療法，栄養食事

2. がんの治療

療法，心理療法，リハビリテーション，社会福祉サービスなどがある。

2.1　外科療法

　外科療法は，がんが局所にあって，限られた部位を切除し，切断面にがん細胞が残っていないことが病理検査で確認できれば，完治が期待できる。また，食物の通過経路を確保するときに行われることもある。開腹・開胸手術は確実な方法ではあるが，侵襲が大きいと痛みや縫合不全など合併症も多く，患者の肉体的負担が大きい。

【栄養ケア】

　周術期に準ずる（食道切除p.194，胃切除p.196，短腸症候群p.197，大腸切除p.198）。

2.2　薬物療法

（1）化学療法（chemotherapy）薬

　がん治療で使用される薬剤の種類には，細胞障害性抗がん剤（殺細胞性抗がん剤），分子標的薬，内分泌療法薬（ホルモン療法薬）などがある。薬剤の種類により，がん細胞への作用が異なり，副作用も異なる。化学療法の適応は日常生活における患者の制限の程度を示すパフォーマンスステイタス（performance status：PS）（表Ⅱ-14-1），腎機能，肝機能，WBC，Pltなどにより決定される。

（2）化学療法薬の副作用対策

　化学療法薬の副作用は患者の治療回復に大きく影響し，同時にQOLを左右する。化学療法薬による副作用の主な症状と発生頻度を図Ⅱ-14-2に示す。嘔気・嘔吐は，投与の前に起こる予測性嘔吐，直後に起きる急性嘔吐，しばらく時間をおいて起きる遅延性嘔吐に区分される。2週間程度後には口内炎や下痢，骨髄抑制などが起き，月単位で残る神経障害として手足の痺れは，生活への支障をきたしQOLを低下させる。

【栄養ケア】

　治療により発生する副作用，すなわち食事摂取不足や吸収不良による体重減少に対する栄養ケアが重要である。

表Ⅱ-14-1　パフォーマンスステイタス（PS）

PS	活動状態
0	全く問題なく活動できる。発症前と同じ日常生活が制限なく行える。
1	肉体的に激しい活動は制限されるが，歩行可能で，軽作業や座っての作業は行うことができる。例：軽い家事，事務作業。
2	歩行可能で，自分の身のまわりのことはすべて可能だが，作業はできない。日中の50％以上はベッド外で過ごす。
3	限られた自分の身のまわりのことしかできない。日中の50％以上をベッドか椅子で過ごす。
4	全く動けない。自分の身のまわりのことはまったくできない。完全にベッドが椅子で過ごす。

（Common Toxicity Criteria, Version2.0, Publish Date April 30, 1999）

第Ⅱ部　第14章　が　　ん

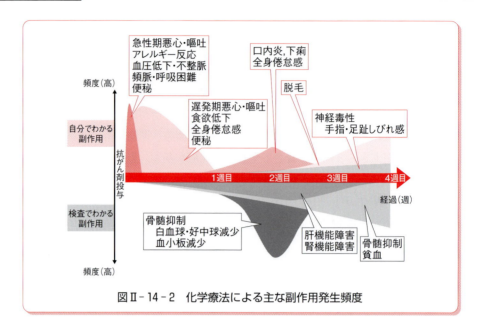

図Ⅱ-14-2　化学療法による主な副作用発生頻度

〈栄養アセスメント・モニタリング〉　1．がんに準ずる（p.183参照）。
〈栄養基準・栄養補給〉　体重を基本とし，発熱など必要なストレス係数をかけて必要栄養量を算出し，外来化学療法時，週単位など比較的短い期間で評価・調整する。算出に必要な体重は，患者の状態に応じて適正体重，現体重，健常時体重のいずれかを用いる。エネルギーは30 kcal/kg/日を目安に設定し，その後の体重の変動により調整する。各栄養素は，腎機能や肝機能の状態をみながらたんぱく質は1.0 g/kg/日を目安に，その他は日本人の食事摂取基準に準じて検討する。栄養補給は経口摂取を主とし，患者の病態，栄養状態に応じて経腸栄養，静脈栄養を組み合わせる。

　経口摂取　食欲不振時には，分割食とする。水分摂取も少なくなるため，脱水予防のために経口補水液も検討する。

　経腸栄養剤　腹部膨満感がある場合や，投与時間を短縮したい場合は，少量で高栄養量の製品や半固形化製品を検討する。

〈栄養食事指導〉　エネルギーや栄養素量の確保と同時に，ストレスの軽減やリラックスして治療完遂できるよう，少量でも食べやすく，無理のない食事を提案する。事前に副作用の出やすい時期とその対処方法について説明しておくことも重要である。

　倦怠感や消化器症状等により食事摂取量が低下し，栄養障害の原因となる。治療完遂には栄養状態の維持が重要である。

① 全身倦怠感・食欲不振：体調，治療のタイミングを確認し，食事の時間や形式にはこだわらず食べられそうなときに食べられるものを勧める。
② 嘔気・嘔吐：気になる食品や調理臭・刺激物を避け，消化しやすくのど越しのよい食品・料理を選択し，少量頻回食とする。脱水を防ぐため，こまめに水分補給をする。頻回の嘔吐では，静脈栄養を考慮する。

3. 消化管のがん

③ 味覚低下：濃い味つけ，味のはっきりした香辛料（ごま，ゆず）等を利用する。口腔ケア，口腔の湿潤や唾液分泌促進，食前の味覚神経刺激を行う。亜鉛の摂取。

④ 口腔粘膜炎：塩味・酸味の強いもの，香辛料などの刺激物は避け，煮込み料理やとろみをつけるなど口あたりのよい調理を選択する。熱い食事は痛みが増すので，人肌程度に調整する。水分を多く含んだ食事にする。経口摂取が不十分な場合は，ゼリー飲料や経腸栄養剤などを利用する。

⑤ 下　痢：粥や軟菜などの消化がよい食品・料理を選択し，冷たいものや腸への刺激が強い食品は避ける。脱水による水分・電解質の補充。なお，感染などの抗がん剤以外の原因がないことを確認する。

〈他職種との協働〉　看護師などと協働して週単位など定期的にアセスメント・モニタリングし栄養ケアを実施する。副作用の出やすい薬剤使用時は薬剤師と連携し，患者情報を共有して指導・支援する。消化器症状はがんによるもの，薬剤によるものなど原因が多岐にわたるため，医師の診断・指示のもと栄養ケア計画を立案・実施する。

2.3　放射線療法（Radiation therapy）

　放射線の照射により，がん細胞のDNAに障害を与える治療である。がん細胞はDNAを分裂・増殖する力が強いものの，修復する力は弱い特徴を利用して，正常細胞が修復できるように少しずつ照射し，正常細胞の回復を図りながら，繰り返し何回も照射を行う（分割照射）。患者の年齢，全身状態，原病巣の部位を状態，臨床病期，病理組織，周囲の臓器へのリスクと耐容線量，合併症などにより照射治療計画が立てられる。副作用は放射線が照射された場所により皮膚炎，肺炎などがみられる。

【栄養ケア】

　放射線療法による副作用には，味覚異常，嚥下痛，口腔乾燥，粘膜炎，嚥下困難，食道上部狭窄，食道逆流，悪心，嘔吐，下痢，腸炎，吸収不良などがみられる。固形物が摂取できない場合は，流動食や半消化態栄養剤から栄養補給するが，それでも困難な場合は静脈栄養補給となる。

〈栄養基準・栄養補給〉　エネルギーは30〜35 kcal/kg/日，たんぱく質は1.0〜1.5 g/kg/日を目安に体重，血液検査値により調整する。口腔乾燥なども多くみられるため，水分は30〜40 mL/kgを目安とし，尿量を確認する。

〈栄養食事指導〉　1．がんに準ずる（p.184参照）。

3．消化管のがん

3.1　上部消化管がん

【病態・生理生化学】

　食道癌や胃癌は食事摂取量が減少し，治療前から体重が減少している場合が多い。日本の食道癌は，喫煙と飲酒が関与するとされ，中高年男性に多く，扁平上皮癌が

多い。進行すると反回神経麻痺や嗄声がみられ，摂食嚥下機能に変化をもたらし，飲み込みづらさやつかえ感のため，食形態への配慮が必要となる。

胃癌の原因は主に**ヘリコバクターピロリ菌**の感染によるが，食塩濃度の高い食品の摂取やメタボリックシンドロームとの関係が指摘されている。症状は，心窩部痛，悪心嘔吐，食欲不振，胸焼け，体重減少などがある。

進行胃癌の肉眼分類に**ボルマン分類**があり，腫瘤型（1型），潰瘍限局型（2型），潰瘍浸潤型（3型），びまん浸潤型（4型）に分かれ，数字が大きいほど予後不良である。

〈治　療〉　外科療法，放射線療法，化学療法が行われる。早期より**リンパ節転移**を伴うため，外科療法では，広範囲のリンパ節郭清が行われる。切除部位により術後の栄養管理が異なる。

【栄養ケア】

食道癌の周術期管理では，術後の低栄養，体重減少を回避する目的で経腸栄養を開始することができるよう術中に腸瘻造設が行われる。さらに在宅での経腸栄養を継続することで回復が見込める。

胃癌切除後の小胃症候群では，1回の食事量の確保が難しいため，少量頻回食や栄養補助食品を取り入れ，エネルギー・栄養素摂取量を確保する。胃全摘の場合は，鉄欠乏性貧血，悪性貧血（ビタミンB_{12}），ダンピング症候群等に配慮した栄養管理とする。

3.2　下部消化管がん

【病態・生理生化学】

大腸癌は罹患数も多く，生活習慣の変化などが誘因とされ近年増加傾向にある。大腸癌初期では自覚症状が現れにくいが，進行すると発生部位により異なる症状が現れる。左側結腸癌（下行結腸，S状結腸）では，便秘や下痢などの便通異常，腹痛，腹部膨満感，下血などの症状が多く，右結腸癌（上行結腸）では貧血やしこりなどが多い。初期の外科治療後の低栄養傾向は少ないが，下痢や排便回数の増加などによる脱水の予防，排便コントロールの管理が重要となる。

【栄養ケア】

1日の必要エネルギー・栄養素量を排便リズムに合わせて配分し，生活管理を行う。外科治療後は，下痢・頻便傾向が強いため，1回の食事量を少なくし，食物繊維や脂質量を抑えるが，体調回復に伴い，通常の食事へと進める。

大腸癌治療では，外科治療に化学療法・放射線療法を組み合わせることも多いため，副作用として出現する悪心・嘔吐などへも配慮した栄養・食事管理を行う。

4．消化管以外のがん

4.1 肺

【病態・生理生化学】

　肺癌は罹患数が増加しており，死亡数は男女合わせて最も多い。原因は喫煙やアスベスト，排気ガスなどである。肺は血液循環の中心であるため全身に転移しやすい。治療はがんが限局した状態であれば手術，進行の度合いによって放射線療法や薬物療法が行われる。栄養管理に関係する主な合併症は，手術では肺炎，放射線治療では食道炎，薬物療法では使用する薬剤により異なる。

【栄養ケア】

　併存疾患がなければ，栄養基準は患者の性・年齢に対応した日本人の食事摂取基準に準ずる。手術後は肺活量が低下する。息苦しさにより食事量が低下することがある一方，呼吸に要するエネルギー消費量が多くなるため，体重（できれば体組成）の変化に注意する。食道炎では刺激の少ない，やわらかい食材や調理法を提案する。

4.2 肝　　臓

【病態・生理生化学】

　肝癌は，原発性と転移性に大きく分けられる。原発性は肝内胆管癌と肝細胞癌（**hepatocellular carcinoma：HCC**）であり，90％は肝細胞癌である。肝細胞癌は，原因である肝炎や肝硬変の進展予防ががんの抑制につながる。近年，ウイルス性肝炎が減少し，アルコール性や非アルコール性脂肪肝炎（NASH）によるものが増加している。転移性肝癌は原発性よりも頻度が多い。

〈**治　療**〉　手術，薬物療法，放射線療法，ラジオ波焼灼療法（radiofrequency ablation：RFA）等がある。治療の選択はChild-Pugh分類による肝予備能が決定因子の第一段階となる。肝癌は転移しにくいものの，再発しやすく，再発予防は困難とされている。

【栄養ケア】

　肝硬変や肝炎，アミノ酸や糖の代謝状況などの肝機能に応じた栄養管理を行う。

4.3 膵　　臓

【病態・生理生化学】

　膵臓は3つの部位に分けられ，十二指腸との接合部から膵頭部がん，膵体部がん，膵尾部がんに分類される。膵頭部がんは膵臓内にある胆管が狭くなるため黄疸，発熱，腹痛の症状をきたし，発見されやすいが，膵体部がんや膵尾部がんは無症状であることが多く，進行期で発見されることが多い。また，インスリンの低下による糖尿病の悪化からも発見される。膵癌の主な原因は肥満や飲酒，喫煙である。

〈治 療〉 手術，薬物療法，放射線療法となる。手術は，膵頭部では**膵頭十二指腸切除術**（**pancreaticoduodenectomy**：**PD**）が行われ，膵頭部，十二指腸，胆管，胆嚢，場合によっては胃の一部を切除する。膵体部がんや膵尾部がんでは**膵体尾部切除術**（**distal pancreatectomy**：**DP**）が行われ，膵体尾部と脾臓を切除する。がんが膵臓全体に及ぶ場合は膵全摘術となる。薬物療法や放射線療法は，手術と合わせて行われることもあるが，手術が不可能な場合に行われる。

【栄養ケア】

膵頭十二指腸切除術では切除臓器が多く，術後早期では消化管の動きが緩慢なため胃癌の術後に準じた食事とする。膵外分泌機能の消化酵素が不足となった場合は，薬物による補助療法を行い，脂質制限は行わない。体尾部切除術では食事摂取に問題が少なく，通常の食事が可能である。いずれもインスリンの分泌能低下による血糖コントロールが必要となることもある。膵全摘術では，消化酵素やインスリン治療に加え，グルカゴンによる血糖上昇作用も失われるため，糖尿病に準じる（p.76参照）。

4.4 白血病（Leukemia）

【病態・生理生化学】

白血病は骨髄中の造血幹細胞が分化・増殖を繰り返す過程で異常が起こる。異常な白血球が骨髄中に増殖し正常な造血機能が障害される。貧血や感染症，出血などが急激に現れる急性白血病と，除々に進行する慢性白血病に分類される。急性白血病の主症状は正常白血球減少による感染症の発症，血小板減少による出血傾向，赤血球減少による貧血で，発熱，全身倦怠感，易疲労感などもみられる。慢性白血病では白血球は著しく増加するが，貧血や血小板の減少は末期になるまでみられないことが多い。

〈治 療〉 抗がん剤の多剤併用による化学療法や**造血幹細胞移植療法**などが行われる。化学治療により汎血球減少状態となるため，可能な場合は無菌室に隔離する。日和見感染予防のために抗菌薬の内服による腸内殺菌が行われることがある。顆粒球が$500/\mu L$未満となった場合，造血幹細胞移植後は無顆粒球状態を呈して，易感染性となるため顆粒球コロニー刺激因子製剤（G-CSF）が投与される。貧血，血小板減少症に対しては白血球除去赤血球輸血や血小板輸血などの成分輸血が行われる。経気道感染の予防と抗菌薬の内服により腸内殺菌を行う。

【栄養ケア】

〈栄養基準・栄養補給〉 栄養基準は日本人の食事摂取基準に準ずる。入院加療中は，活動係数は低いが，感染や発熱などでストレス係数は高くなることを考慮する。

長期間の静脈栄養管理では，微量元素やビタミンKの欠乏に注意し，適宜補給する。顆粒球が$500/\mu L$未満では，二次感染予防のため，食事は加熱食あるいは生ものを禁じた**低菌食**や**無菌食**とする。抗生物質や抗真菌薬などで腸内殺菌が行われている場合

表Ⅱ-14-2　造血幹細胞移植患者へのリスク別の食品

リスクの高い食品	安全な食品
①生の肉 ②魚（刺身） ③にぎり寿司 ④生野菜 ⑤納豆 ⑥ドライフルーツ ⑦調理後2時間以上経った食品 ⑧発酵食品（生味噌類） ⑨カビを含んでいるチーズ ⑩減塩の梅干・自宅で漬けた漬物 ⑪期限切れのすべての食品	①中心部が75℃で1分以上加熱調理したもの ②冷奴は一度ボイルして急冷 ③果物は新鮮で傷のないもの・皮のむけるものを流水で十分に洗浄あるいは次亜塩素酸ナトリウムに浸漬し流水で洗浄 ④アイスクリームなどは個別密封包装のもの ⑤ブリックパック（牛乳・ジュース），アルミパック（プリン・ゼリー）は無菌充填・加熱殺菌表示のあるもの ⑥飲料用の缶・瓶・ペットボトル ⑦調味料は個別パックのもの

（日本造血・免疫細胞療法学会：造血細胞移植ガイドライン「移植後早期の感染管理」より，一部改変）

は，ビフィズス菌含有食品や納豆菌を含む納豆などは禁止する。また造血幹細胞移植療法時は，滅菌処理した無菌食とする（表Ⅱ-14-2）。

〈栄養食事指導〉　造血器系腫瘍の治療を受ける患者は，味覚や嗜好が大きく変化し，体重が著しく減少するため，不安を抱えている。個別に対応し，嗜好調査等を実施して，感染予防が可能な範囲で経口摂取量を高める配慮が必要である。経口摂取，経腸栄養が重要であることを説明する。

5．緩和ケアと終末期医療（ターミナルケア）

緩和ケアの定義は，「生命を脅かす病に関連する問題に直面している患者とその家族のQOLを痛みやその他の身体的・心理社会的・スピリチュアルな問題を早期に見出し的確な評価を行い対応することで，苦痛を予防し和らげることを通してQOLを向上させるアプローチである」とされている（WHO，2002）。がんと診断されたときからの緩和ケアが推進され，終末期におけるターミナルケア，さらには死後の遺族ケア（グリーフケア）を含む場合もある（図Ⅱ-14-3）。一般的にがん終末期は「病状が進行して生命予後が半年あるいは半年以内と考えられる時期」と定義される。

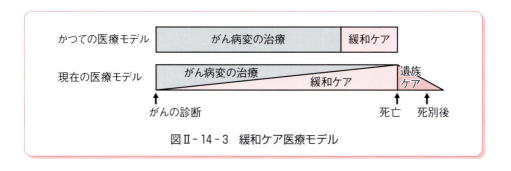

図Ⅱ-14-3　緩和ケア医療モデル

【病態・生理生化学】

高カルシウム血症では，悪心，嘔吐，食欲不振，眠気，せん妄，便秘，口渇などの症状が現れるが，オピオイド（オピオイド受容体への結合を介してモルヒネに類似した作用を示す物質の総称）の副作用と類似するため，見逃されることが多い。予後1〜3か月ごろに多く起こり，生命予後が不良とされる。（補正）カルシウム値が12 mg/dL以上の場合は，治療対象として検討される。

補正カルシウム値(mg/dL) ＝ カルシウム値 ＋ (4 － アルブミン値)

【栄養ケア】

栄養ケアの目的は，がん患者と家族が満足した治療や生活を送ることができるように苦痛を和らげ，栄養状態の維持・向上を支援することにある。がん患者・家族の希望は多様であるため，病期に沿った治療方針のもとで，適切な必要栄養量の確保や食事の工夫などで支援する。痛みや熱の改善，精神が安定することで経口摂取が可能となることを理解する。

〈がん終末期における輸液〉　総合的QOLの向上を目的として高カロリー輸液を行うことは推奨されない。終末期がん患者に対する輸液治療のガイドライン（日本緩和医療学会）の要約は以下のとおりである。

① PSが低下した，または消化管閉塞以外の原因のために経口摂取ができない終末期患者において輸液治療単独でQOLを改善させることは少ない。

② PSがよく，消化管閉塞以外のために経口摂取ができない終末期患者において適切な輸液治療は，QOLを改善させる場合がある。

③ 終末期がん患者において，輸液治療は腹水，胸水，浮腫，気道分泌による苦痛を悪化させる可能性がある。

④ 終末期患者において，輸液治療は口渇を改善させないことが多い。口渇に対して看護ケアが最も重要である。

⑤ 終末期患者において，輸液治療はオピオイドによるせん妄や急性の脱水症状を改善させる。これにより，QOLの改善に寄与する場合がある。

⑥ 静脈経路が確保できない，不安になる終末期患者において，皮下輸液*は望ましい輸液経路になる場合がある。

　*皮下輸液：皮膚と筋肉の間に専用の針を刺して輸液を投与する方法。

〈他職種との協働〉　がん治療では，栄養サポート，リハビリテーション，緩和ケア，在宅医療チームなど，さまざまな専門職種，医療チームがかかわり，患者と家族を支援する。がん性疼痛，口内炎，感染症，高血糖，消化管閉塞，高カルシウム血症等への対応を，医師，歯科医師，看護師，管理栄養士等がそれぞれの立場から提案する。

II 疾患・病態別 栄養ケア・マネジメント

第 15 章

周 術 期

1. 術前・術後の栄養ケア

1.1 術　　前

　手術前は，嘔吐，食欲不振などの消化器症状や消化管通過障害による経口摂取量の減少，代謝亢進，消化・吸収能力の低下などから，栄養状態の低下を招き，さらに電解質の喪失，酸塩基平衡のバランスを崩す場合もある。低栄養状態での手術施行は，術後の縫合不全，免疫能低下による感染症，特に筋力・呼吸機能が低下している高齢者では，術後肺合併症発症率が高くなる。手術前に栄養アセスメントを行い，低栄養や脱水，電解質異常，異化亢進を示す患者への術前栄養管理が重要となる。

　がんに起因する代謝障害や消化管障害は，食欲不振，食事摂取量低下を容易に招き栄養障害に陥ることも多い。悪性腫瘍の術前栄養管理は，約2週間程度を目安に行う。未摂取期間が長い患者は，リフィーディング症候群に注意を払いつつ栄養補給量を調整する。栄養補給の基本は経口であるが，消化器症状が顕著な場合や，通過障害（狭窄）等により経口摂取困難な場合は，経腸栄養や静脈栄養が選択される。

　近年，術後の早期回復を目指した周術期管理法である **ERAS**（**enhanced recovery after surgery**）の普及により術前の絶飲絶食が見直され，絶食時間を短縮することで，術後の高血糖や口渇，空腹感，不安感の軽減に役立っている。具体的には，麻酔導入6時間前まで食事摂取可，2〜3時間前まで飲水を可能としている。日本では，経口補水液（**oral rehydration solution**：**ORS**）を用いた術前経口補水療法（**oral rehydration therapy**：**ORT**）が普及している。

1.2 術　　後

　手術後（24〜48時間）は，グルカゴンの上昇とインスリン分泌低下に加え，インスリン抵抗性が生じるため，輸液などによる糖負荷により外科的糖尿病（高血糖）を生じる。この間はエネルギー消費量の低下を示すが，その後は外傷・手術による精神的ストレス，出血，組織の壊死，感染の侵襲を受ける。侵襲下の生体では，神経・内分泌系，免疫系，組織の炎症などの反応によりエネルギー代謝は亢進する。また，侵襲時のたんぱく質代謝は，コルチゾール分泌の亢進，飢餓，炎症が異化亢進の主要因となり，窒素出納（NB）は負を示す。体たんぱく質は骨格筋が分解され，除脂肪体重（LBM）は減少し，尿素窒素（UN）やクレアチニン（Cr）などの含窒素代謝産物の尿中排泄が増大する。術後早期栄養管理は異化亢進を是正し，栄養状態の改善，術後創傷回復を

第Ⅱ部　第15章　周 術 期

促進するためにも重要である。術後後期栄養管理は，全身栄養状態の維持・改善や患者の食や生活のQOL向上を図り，消化・吸収能の低下や喪失，機能不全，心身症，心臓・腎臓・肝臓などの合併症を十分考慮する必要がある。また基礎疾患がある場合は，それに対する栄養管理も併せて行う。術前・術後の栄養ケアが不適正な場合には，組織修復力や免疫能の低下，縫合不全，術後感染症，多臓器不全へと進展する可能性も高く，術前・術後の栄養ケアがきわめて重要となる。

2．胃・食道にかかわる術前・術後

2.1　食道切除術

【病態・生理生化学】

　食道癌（p.187参照）の根治療法として施行される。手術適応は，各種重要臓器（肝臓，腎臓，肺，心臓，耐糖能）機能評価により行われる。化学療法，放射線療法，化学放射線療法施行時も各機能が一定基準を満たすことが望まれる。

　開胸術と非開胸術がある。開胸手術は侵襲が大きく，術後絶食期間も長く，感染症管理，敗血症予防の観点からも，腸管粘膜の廃用性萎縮，バクテリアルトランスロケーション予防は不可欠で，術直後から静脈・経腸栄養を併用した管理が行われている。術後の合併症として，誤嚥による肺炎や膿胸，反回神経麻痺などがあげられる。

【栄 養 ケ ア】

〈栄養アセスメント・モニタリング〉　食道癌は，診断時にはすでに進行がんであることが多く，十分な食事摂取ができていないことが多い。

〔術　前〕　低栄養状態にある場合が多い。

　① 食生活：食事内容（食形態），エネルギー・栄養素摂取量（アルコール含）。
　② 身体計測：身長，体重（減少率，%IBW），体組成（骨格筋量，%FAT，TSF，AC）。
　③ 臨床検査：血液検査（TLC，Hb，Albなど）。
　④ 栄養に関連した身体所見：嗄声，嚥下障害。
　⑤ 個人履歴：病歴（生活習慣病の有無，過去の手術歴など），喫煙。

〔術　後〕

　① 食生活：食事内容，エネルギー・栄養素等摂取量（輸液，経腸栄養剤，食事）。
　② 身体計測：体重，体組成。
　③ 臨床検査：血液検査（TLC，Hb，血糖，Alb，CRP，TC，UN/Cr，Na，K，Clなど）。
　④ 栄養に関連した身体所見：食事開始前に嚥下機能評価を実施（食べ方，時間，量），下痢，便秘，腹部膨満感，嘔気・嘔吐，喉頭痛など。

〈栄養基準・栄養補給〉　術後は，経口摂取による必要栄養量確保が不十分となり，栄養状態の悪化をきたす。そのため，術中に胃瘻や空腸瘻が造設されることが多く，早期経腸栄養が基本となり，末梢静脈栄養も併用する。術後5〜7日ごろから嚥下評価

194

にて安全を確認後，経口摂取を開始する．流動食もしくはとろみ食やゼリー食など，摂食機能に合わせた形態とし，段階的に五分粥食，全粥食，常食へと移行し，静脈栄養，経管栄養を漸減する．食事摂取だけで必要量を満たせない場合は，経腸栄養剤（経口摂取）を併用する．ゆっくりよく噛んで食事することを心がけ，1日4～5回の少量頻回食とする．

〈栄養食事指導〉　摂取不良，不可能となる場合もあり経口栄養の必要性や分食を指導すると同時に，患者に応じた食事供与も考慮する．

2.2 胃切除術

【病態・生理生化学】

　胃癌や胃潰瘍の根治療法として胃切除が施行される．胃切除術後は機能的・器質的障害のために新たな愁訴が出現する（胃切除術後症候群）．手術法には，胃全摘出，幽門側胃切除術，噴門側胃切除術，幽門保存胃切除術，内視鏡的切除術がある．胃切除術後の消化管再建法にはBillroth I 法とBillroth II 法（図II-15-1），Roux-en-Y法などがある．胃切除術後は手術による合併症（術後出血，縫合不全，吻合部通過障害，腸閉塞など）と，胃切除に伴い発生する生理・生化学的な影響による合併症がある．

① **小胃症状**：胃の縮小あるいは欠損による症状．

② **下痢**：迷走神経腹腔枝が切離されることによる吸収障害に基づく**脂肪性下痢**．

③ **ダンピング症候群：早期ダンピング**は食後20～30分後に，高浸透圧の食物が急速に空腸に移行するため腸管が刺激され，消化管ホルモンの分泌が亢進し，冷や汗，動悸，脱力感などの症状や腹痛，下痢などの腹部症状が生じる．**後期ダンピング**は，小腸における糖質の吸収が促進し，一過性の高血糖からインスリンの過剰分泌を起こし食事の2～3時間後に低血糖が起こる．

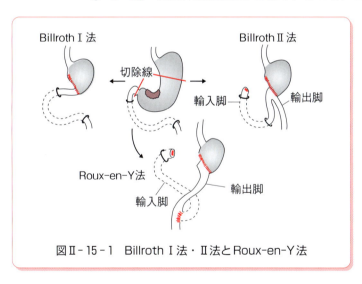

図II-15-1　Billroth I 法・II 法とRoux-en-Y法

脱力感，めまい，冷や汗，震えなどの症状が生じる．

④ **逆流性食道炎**：胃全摘後では逆流防止機能が失われ，腸液，胆汁，膵液などの消化液が逆流しやすくなり，食道粘膜が刺激され炎症を生じる．

⑤ **輸入脚症候群**：Billroth II 法再建時，輸入脚に貯留した胆汁，膵液が胃内に逆流し，胆汁性の嘔吐をきたす．

⑥ **骨代謝障害**：摂取量の減少，脂質の吸収不良に伴うビタミンD生成量の減少，

第Ⅱ部　第15章　周　術　期

胃切除による減酸に伴う消化物のアルカリ化などのため，カルシウム吸収障害が起こり骨吸収が促進される。骨塩量が減少し，骨粗鬆症，骨軟化症の原因となる。

⑦ **貧　血**：胃切除術後は，胃酸の不足により鉄の吸収が障害され，鉄欠乏性貧血（小球性低色素性貧血）となる。ビタミンB_{12}の吸収は胃酸，ペプシン，内因子が必要で，胃全摘術後はこれらが欠如するため，5～6年後にビタミンB_{12}の枯渇から巨赤芽球性貧血を生じる。

【栄養ケア】

〈栄養アセスメント・モニタリング〉　胃切除術後の合併症は，切除部位や術後日数などで異なり，個々の症状に応じた栄養ケアが重要となる。手術後は，切除による胃容積の低下，食欲刺激ホルモンであるグレリンの分泌低下により十分な食事摂取量が得られず，栄養バランスが整わないことも多く，これに伴う体重低下が著明となる。栄養アセスメントは食道切除術に準ずる（p.194参照）。術後はHb，血清鉄，葉酸，ビタミンB_{12}などを把握して，術後合併症も評価する。

〈栄養基準・栄養補給〉　術前は，中等度～高度の栄養障害と判断された患者に対して，約2週間程度を目安に栄養管理を施行する。

　術直後は絶食となるため，十分な栄養摂取量の確保は難しい。静脈栄養や経腸栄養から開始し，患者の回復状況に合わせて食事を開始する。流動食や分粥食から開始し，全粥食，常食へと段階的に進める。1回の食事量は少なくし，1日5～6回の頻回食とする。また水分の多い食事は急速に腸へ流入する原因となるため，食事中の水分摂取は控えめにするなどし，食後の不快感を回避する。エネルギー投与量は30～40 kcal/kg/日を基本とする。

〈栄養食事指導〉

① 術前は手術を目前にした患者の精神面を考慮しつつ，十分な食事摂取を促し栄養状態の改善を図る。嗜好を取り入れた個別対応も考慮する。

② **小胃症状**：術後の食事（かたさ，容量，栄養量）は，経過をチェックし，段階的に切り替える。小胃症状に応じて**少量頻回食**や栄養補助食品を考慮する。食事は自身に合った適切な食事時間をみつけ，ゆっくり，よく噛んで食べる。

③ 下　痢：高脂質食を避ける。

④ ダンピング症候群を予防するには，食事は分食し，1回量を減らしゆっくりと摂取する。また，食物が急に小腸へ流れ込まないように，食後すぐの運動は避け，左側臥位で休息する。後期ダンピングの予防には，単純糖質の摂取を控え，たんぱく質や脂質の割合を増し，食間に少量の糖質の摂取を促す。外出時にはあめ玉などを携帯するとよい。

⑤ 鉄欠乏性貧血では鉄剤，巨赤芽球性貧血の場合はビタミンB_{12}を投与する。

⑥ 入眠前の食事は翌朝まで消化管に留まる。特に肉類，油脂類の摂取は入眠後の胆汁などの消化液分泌を促し逆流を起こしやすくなるので注意する。

3．小腸・大腸にかかわる術前・術後

3.1　短腸症候群（Short bowel syndrome：SBS）

【病態・生理生化学】

　短腸症候群は，小腸（空腸と回腸）の病変部を広範囲切除し，一般には残存小腸150 cm以下の場合をいう。大量切除となる原因疾患には，クローン病，上腸間膜動脈・静脈血栓症，広範囲に及ぶ腸閉塞（イレウス），放射線腸炎，小腸の悪性腫瘍，腸捻転，先天異常症などがある。吸収障害の程度は，残存小腸の長さと，回盲弁・大腸の残存有無に影響される。空腸の大量切除は，膵液・胆汁分泌が影響を受け，脂質やたんぱく質の消化・吸収率が低下し，カルシウム，マグネシウムの喪失が起こる。回腸は，水，電解質だけでなく胆汁酸，ビタミンB_{12}の主な吸収部位であり，回腸の大部分切除時にはこれらの欠乏と脂肪性下痢を生じやすい。

　経腸栄養の早期開始は，残存小腸の再生を促し，機能維持を図るうえで重要である。また腸管大量切除後，長期にわたって中心静脈栄養法を行っている場合，代謝性合併症，カテーテル関連の合併症，肝機能障害，バクテリアルトランスロケーションに注意する。

【栄養ケア】

〈栄養アセスメント・モニタリング〉　病期の臨床病態に応じた栄養アセスメントを行う。下痢による脱水，電解質バランス異常，栄養素の吸収面積減少によるビタミン，鉄，ミネラル不足による貧血や皮膚症状，神経症状などの評価を行う。また，術後腸管癒着による腹痛や腸閉塞にも留意する。

① 食生活：輸液，経腸栄養剤，食事による栄養補給と，病態の関連について評価。
② 身体計測：身長，体重（減少率，%IBW），体組成（骨格筋量，%FAT，TSF，AC）など。
③ 臨床検査：血液検査（WBC，RBC，Hb，Ht，Plt，TLC，TG，TC，電解質（Na，Cl，K，Ca，Zn，Mg），ビタミンB_{12}，脂溶性ビタミン（A，D，E，K），TTR，尿検査（尿量（水分出納），UN，窒素バランス）。
④ 栄養に関連した身体所見：便性状（下痢の場合は回数（量））。

〈栄養基準・栄養補給〉　基本は，小腸粘膜萎縮防止と残存小腸機能の増加・回復を目的に可能な限り経腸栄養への移行を試みる。小腸大量切除術後は臨床経過に応じた栄養管理（表Ⅱ-15-1）が重要となる。切除範囲や切除部位によっては，経腸栄養開始まで1年を要する場合もある。第Ⅲ期では，特に制限する食品はないが，エネルギー不足に対して中鎖脂肪酸（MCT）の利用も効果的である。回腸末端切除例では，月1回ビタミンB_{12}を筋注にて補充する。

〈栄養食事指導〉　吸収能力低下は，栄養状態低下を招き多くの症状が出現する。患者は食に対する不安も多く画一的に行えない場合が多い。第Ⅲ期に入ると経口摂取に腸

第Ⅱ部　第15章　周　術　期

表Ⅱ-15-1　短腸症候群の栄養管理

病　期	臨床経過分類	病　態	栄養管理	留意点
Ⅰ期	術直後期 a.腸麻痺期 （術直後2〜7日間） b.腸蠕動亢進期 （術後3〜4週間）	腸管の麻痺 頻回（10〜20回／日）の下痢 水分・電解質不平衡 低たんぱく血症，易感染性	TPN管理 エネルギー 1病日：25〜30 kcal/kg標準体重 2〜3病日：徐々に投与量を増やし40 kcal/kg標準体重投与を目指す アミノ酸1.0〜1.5 g/kg標準体重 脂質20〜30％ 総合ビタミン剤，微量元素製剤投与必須 ●特に亜鉛欠乏に注意	脱水，電解質異常に注意 H$_2$受容体拮抗薬やプロトンポンプ阻害薬を用いて胃酸分泌を減らす
Ⅱ期	回復適応期 （術後数か月〜12か月）	代償機能の働き始める時期 下痢の減少（2〜3回／日） 消化・吸収障害による低栄養	TPNと経腸栄養の併用（脂肪乳剤も考慮する） 経口水分補給・経口摂取（経腸栄養）の開始	消化・吸収障害による低栄養に注意 成分栄養（低脂肪栄養剤）を選択するが浸透圧が高いため，濃度や投与速度に注意 必須脂肪酸欠乏に注意
Ⅲ期	安定期 （Ⅱ期以降数年）	残存小腸の能力に応じた代謝レベル 経口摂取に腸管が適応し始める	TPN離脱（定期的な脂肪乳剤の投与が必要） 成分栄養剤から消化態栄養剤，半消化態栄養剤，経口摂取への移行 経口摂取は流動食から再開し，分粥食，全粥食，常食へ移行	脱水に注意 栄養補給量と排泄量（インアウト）を評価する 状況により静脈栄養，経腸栄養を選択する

注）いずれの場合もたんぱく質，ビタミン，ミネラルなどは必要量を満たすよう配慮する。
（日本臨床栄養代謝学会：JSPENテキストブック，2021，静脈経腸栄養ガイドライン第3版，2013より作表）

管が適応し始める。食事の摂取状況を確認しつつ，必須脂肪酸，ビタミンB$_{12}$，微量元素欠乏を生じやすいことをよく理解させ，必要に応じて非経口的補充も勧める。経腸栄養製品の経口摂取は，少量ずつ何度かに分けた飲用を勧める。

3.2　大腸切除術（Colectomy）

【病態・生理生化学】

　大腸切除が行われる原因疾患として，大腸癌，潰瘍性大腸炎・クローン病などの炎症性疾患等がある。大腸癌手術は比較的侵襲も少なく，術後は絶食と安静が基本となる。炎症性腸疾患では，その栄養管理も併せて必要となる。

【栄養ケア】

〈栄養アセスメント・モニタリング〉　食道切除術に準ずる（p.194参照）。
〈栄養基準・栄養補給〉　術前2時間前まで飲水可能とし，術後1日目は水・電解質の

198

補充と循環動態の安定を優先する。吻合部に問題がなければ経口栄養を開始し，流動食，分粥食，全粥食，常食へと進める。目標栄養量は，日本人の食事摂取基準に準ずる。

〈栄養食事指導〉　術後1～3か月は大腸の蠕動運動が鈍り，頻便，便秘，下痢が生じやすくなる。また，腸閉塞（イレウス）が起こりやすい。

〔結腸切除術〕
　①　術後しばらくは消化のよい食品を中心として，ゆっくりよく噛んで食べる。
　②　腸閉塞を起こしやすいので，食物繊維の多い食品や消化の悪いものは避ける。
　③　下痢，便秘を起こしやすいため，十分な水分摂取を勧める。

3.3　人工肛門造設術

【病態・生理生化学】

　直腸癌や大腸癌，炎症性腸疾患（潰瘍性大腸炎，クローン病），腸穿孔などで，残存腸と直腸との吻合が難しい場合に，腸を使って**ストマ**（腹部に造設したした便の排泄口）が増設される。結腸に増設された人工肛門をコロストミー（colostomy），回腸末端に増設された人工肛門をイレオストミー（ileostomy）といい，体外に誘導する消化管の部位（上行結腸，横行結腸，下行結腸，S状結腸）で，ストマを造設する位置が異なる（図Ⅱ-15-2）。ストマ造設位置により，便性状は異なり1日1回～数回排泄される。

【栄養ケア】

　ストマ造設後は，水分出納（飲水量，尿・便量），電解質を管理して脱水を防ぐ。

〈栄養アセスメント・モニタリング〉
　①　食生活：食事内容，エネルギー・栄養素の摂取量，水分摂取量。
　②　身体計測：体重（変化，BMI）。

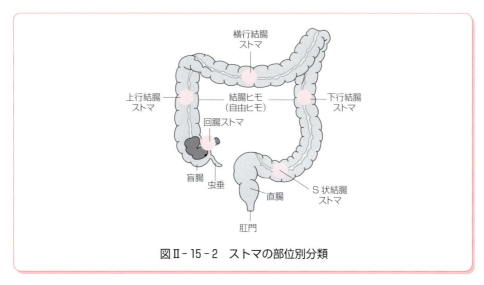

図Ⅱ-15-2　ストマの部位別分類

③ 臨床検査：血液検査（Alb, Hb, TLC）。

④ 栄養に関連した身体所見：下痢，ストマの便量，尿量，脱水。

⑤ 個人履歴：病歴，ストマ増設部位。

〈栄養基準・栄養補給〉　術後回復期以後の栄養基準は，1日（目標体重）当たりエネルギー量30〜35 kcal/kg，たんぱく質1.0〜1.2 g/kgとする。術直後は静脈栄養にて栄養補給し，術後（4〜5日）縫合不全・吻合部の通過障害がないことを確認後，水分摂取から開始して，軟菜食，常食へと進める。

〈栄養食事指導〉　ストマは，排便のタイミングを自由にコントロールできないため，ストマの意義や管理方法の指導が重要になる。

・食事は，ゆっくりよく噛んで食べる。食事中の空気はガス発生の原因となる。

・ガスを発生しやすい食品（炭酸飲料，いも類，豆類など），便臭を強くする食品（にんにく，たまねぎ，にらなど），下痢を起こしやすい食品（脂質の多い食品，炭酸飲料，アルコール類など），詰まりやすい食品（種実類，とうもろこしなど）の過剰摂取を避ける。

・ストマ増設による患者のストレスを考慮し，精神面でのケアも行う。

4．消化管以外の術前・術後の栄養ケア

　消化管以外の臓器に対する外科手術は，肺や心臓疾患や脳疾患，婦人科系や内分泌系疾患等である。心臓手術は，水分と塩分管理が重要となる。脳手術は，意識レベルの低下や麻痺などにより食物摂取困難を生じ，術後は経腸栄養や中心静脈栄養が適応となる。

4.1　術　　前

　術後回復をスムーズに行うには，長期間の出血や摂食障害，栄養吸収障害等による栄養障害の有無を検討し，水分・電解質バランス，栄養状態の改善を図る。

4.2　術　　後

　食物摂取や消化・吸収に問題がない患者は，術後速やかに経口栄養に進める。経口摂取が困難な場合は，不足栄養量を経腸栄養や輸液で補充する。目標栄養量は，日本人の食事摂取基準に準ずる。手術侵襲が大きい場合は，血糖値上昇に伴う高浸透圧利尿を生じ，インスリンによる血糖管理，輸液による水・電解質補正が必要となる。

II 疾患・病態別 栄養ケア・マネジメント

第 16 章

クリティカルケア

　クリティカルケア（critical care）は，重症患者の治療あるいは集中治療という意味であり，対象はすべての重症患者である。

　多発外傷や熱傷は肺炎，感染を合併し感染性多臓器不全（MOF）に至る可能性があり，重症例では**集中治療室**（intensive care unit：**ICU**）や**循環器疾患集中治療室**（**cordiac care unit：CCU**）での継続管理となる。

　侵襲後の代謝変動　重症外傷や広範囲熱傷，敗血症などの侵襲後，交感神経や視床下部・下垂体・副腎系の神経内分泌系，炎症性サイトカインなどの生体反応によりエネルギー代謝は大きく変動する。侵襲直後から24〜48時間は，**干潮期**と呼ばれ，生命およびホメオスタシスの維持が優先され，安静時エネルギー消費量（REE）は一過性に減少し，心拍出量，血圧，酸素消費量，体温，代謝を抑制する。循環血液量減少性ショックとなることも少なくない。干潮期が過ぎると**満潮期**となり，循環血液量が安定し，異化の亢進とそれに続く同化期，脂肪蓄積期と続く。侵襲に対して，ストレスホルモン（カテコールアミン，糖質コルチコイド，グルカゴン，成長ホルモン）の分泌が亢進する。これにより代謝が亢進し，REE，心拍出量，酸素消費量，体温が上昇する。REEは侵襲の程度により異なるが，健常時に比べ多発外傷では10〜30％，広範囲熱傷では50〜100％程度増加する。

　重症外傷や広範囲熱傷などの大きな侵襲時には，グルコースの利用能が著しく低下する。そのため骨格筋のたんぱく質が分解され，エネルギー基質として利用され，窒素バランスは負に傾く。脂肪分解も亢進し，血中遊離脂肪酸が増加，肝や骨格筋などでエネルギーとして利用される。ストレスホルモン分泌亢進により，インスリン抵抗性が増加，肝での糖新生の増加，膵 β 細胞からインスリン分泌低下により高血糖を認める。循環不全や低酸素症により，嫌気的解糖が進み乳酸菌が産生され，高乳酸血症により代謝性アシドーシスを引き起こす。

1. 熱傷 (Burn injury)

【病態・生理生化学】

　熱傷は全身的炎症反応の強い病態であり，熱刺激による組織障害は，局所の発赤，疼痛，浮腫などを呈し皮膚，粘膜の生理的機能を失う。火炎によるものだけではなく，熱湯の接触，電撃傷，爆発による煙や高熱，有毒ガスなどを吸引したことによる気道熱傷，化学物質による化学損傷も熱傷として扱われることが多い。熱傷の重症度は熱傷面積（図Ⅱ-16-1），熱傷深度（図Ⅱ-16-2）により判定される。しかし，一酸化炭素中毒や気道熱傷，熱傷に伴う外傷，既存の疾病，年齢などが加味されるので，面積からでは重症度を判断できない場合がある。

　体表面積の広範囲にわたる熱傷では，全身的な反応に及ぶ。早期（0～48時間）では全身の血管透過性が亢進し，血漿成分が血管外へ漏出する。血液量は減少し濃縮するが，全身に浮腫を生

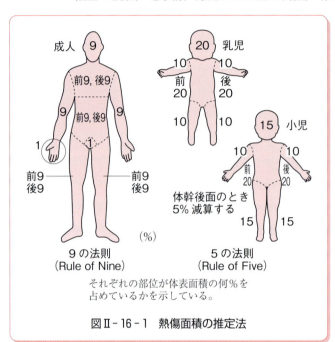

それぞれの部位が体表面積の何％を占めているかを示している。

図Ⅱ-16-1　熱傷面積の推定法

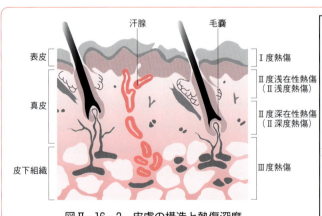

図Ⅱ-16-2　皮膚の構造と熱傷深度

Ⅰ度熱傷
①表皮に限定した炎症，②真皮内血管の拡張，③一過性の発赤で軽快する

Ⅱ度熱傷
①真皮に及ぶ損傷，②毛囊・汗腺は真皮内で残存，③臨床的には水疱形成を伴う，④比較的浅い熱傷と，より深い熱傷に分けられる

Ⅲ度熱傷
①表皮および真皮を含めた皮膚全層にわたる損傷，②皮膚の成分が死滅しており，治癒するためには植皮を必要とする

熱傷指数（burn index：BI）
BI ＝ [Ⅱ度熱傷面積(%)×1/2 ＋ Ⅲ度熱傷面積(%)]
BI：10～15以上は重症熱傷で集中治療の対象

じやすく，循環維持が困難となり急性腎不全を起こす。2病日（48時間以上）を経過すると，逆に組織に貯留した水分が血管内に戻り，尿量は増加し循環への負荷は大きく心不全や肺浮腫の危険が生ずる。1～2週間を過ぎると免疫低下に起因する感染症をきたしやすくなり，重症化すると多臓器不全を合併する。

〈代謝の特徴〉　熱傷は全身性の炎症を伴う病態であり，消耗の激しい外傷である。重症熱傷患者の代謝の特徴は，インスリン抵抗性による耐糖能低下と体たんぱく質の損失である。超重症例では代謝は低下する。耐糖能の低下は，投与された栄養素が十分に利用されないという問題が生じる。栄養障害は，患者が有する慢性疾患による障害も加味しなければならない。

① 健常時に比べ高度外傷，広範囲熱傷は150～200％のエネルギー消費になる。
② 筋たんぱく質の崩壊により体たんぱく質量が減少する。
③ インスリン抵抗性による耐糖能低下を認め，高血糖となる。

【栄養ケア】

〈栄養アセスメント・モニタリング〉　Ⅱ度またはⅢ度の熱傷患者は栄養学的ハイリスクを有しており，栄養食事療法がきわめて重要であるが，栄養管理だけで患者の予後を好転させることは難しい。栄養管理の最大の目的は，たんぱく質異化の抑制にあり，これに必要なエネルギー生成を維持させることである。

　炎症に伴う生体反応により，検査値も変化する。0～48時間は循環不安定期であり，血漿量と血清総たんぱく（TP）が重要である。

　栄養評価にあたっては，救命期後の段階ごとに，把握可能な指標を組み合わせて判定することが重要である。熱傷患者の多くは体重を測定できない状況であり，かつ体液管理，植皮などの際の輸血，アルブミン製剤投与などにより血液検査値はそのまま使えないため注意する。

① 身体計測：身長，体重（現体重，適正体重）。
② 臨床検査：血液検査（Alb，TP，RTP，WBC，RBC，Hb，Ht，TLC，血糖，AST/ALT，Cr，BUN，CRP，電解質（Na，K，Cl）など），尿検査（尿量，UN，窒素バランス，Cr，電解質），血行動態（心電図，血圧，中心静脈圧，肺動脈圧），呼吸器系（動脈血酸素飽和度，血液ガス），超音波検査，X線，CT検査など。
③ 栄養に関連した身体所見：体温，便性状など。

〈栄養基準・栄養補給〉　栄養投与量は，現状の代謝状態に見合う量を投与することが基本である。エネルギー投与量が過剰であれば高血糖，脂肪肝，高CO_2血症などの合併症の原因となるので注意する。しかし，代謝亢進状態にある場合が多く，その程度を加味した投与量の決定が重要である。

・体表面積30％以上の熱傷患者は積極的な栄養管理が必要である。
・受傷早期は厳密な水分，電解質管理を必要とするので，中心静脈栄養（TPN）による栄養管理を行う。

第Ⅱ部　第16章　クリティカルケア

・循環動態が安定し，消化管の利用が可能であれば（腸管麻痺，消化管出血がない）経腸栄養による栄養補給を行う。受傷後24時間以内の早期の開始が望ましい。

・経口的に栄養摂取が可能となれば，電解質管理として末梢静脈栄養（PPN）による栄養管理を行う。

① **エネルギー量**　　間接熱量計による測定が可能であれば，その値を参考に決定する。測定が不可能な場合は，基礎エネルギー消費量（BEE）をHarris Benedictの式から求め，BEEにストレス係数（熱傷1.2～2.0），活動係数（ベッド上安静1.2，ベッド外活動1.3），を乗じて求める。おおよそ40 kcal/kg/日を目安とする。

男性：BEE（kcal/日）＝66＋13.7×体重*（kg）＋5×身長（cm）−6.8×年齢
女性：BEE（kcal/日）＝655＋9.6×体重*（kg）＋1.7×身長（cm）−4.7×年齢
エネルギー投与量（kcal/日）＝BEE（kcal）×ストレス係数×活動係数
＊発症早期は循環安定のため中心静脈栄養が施され，治療開始後は血管透過性亢進のため，細胞外液が増加する。このため，体重は時に10 kg以上も短期間で変動する。したがって算出には，① 健常時体重を使用する。② 健常時体重が不明であれば標準体重を用いる。③ 健常時体重が明らかに標準体重より多い（肥満）場合は標準体重を用いる。

---

② **たんぱく質（アミノ酸）量**　　たんぱく質必要量が増大しているため，**NPC/N比**が100～140となるよう調節する。重症熱傷ではNPC/N比は100前後とする。長期に及ぶ大量投与は避けたほうがよい。おおよそ1.5～2.0 g/kg/日を目安とする。

投与窒素量（g）＝エネルギー投与量（kcal）÷100～140
投与アミノ酸量（g）＝6.25*×投与窒素量（g）
＊窒素1 g＝アミノ酸6.25 g＝筋肉25 gに相当する

---

③ **脂肪投与量**　　脂肪は，少量で高いエネルギーをもち，浸透圧に影響しない。またn-3系多価不飽和脂肪酸は，炎症性サイトカイン抑制作用があり，脂肪投与は重要である。中鎖脂肪酸（MCT）は消化に膵リパーゼ，胆汁を必要とせずに加水分解，吸収，代謝されるので有用である。

[静脈栄養]　循環不安定期はあくまでもグルコース主体とする。その後脂肪投与をする際には中性脂肪のモニタリングを行い，脂肪クリアランスに異常がないかの確認が必要である。ただし，敗血症などを合併している場合は，原則として脂肪乳剤は投与しない。脂肪乳剤を静脈内に投与する場合，最大投与量は1.0～1.5/kg/日，非たんぱく質投与エネルギーの10～20％の範囲とする。

[経腸栄養]

① **経腸栄養剤**　　個々の患者に適した栄養剤を選択する。熱傷患者の場合，多くはたんぱく質必要量が増大している。1 kcal/mLの経腸栄養剤が多いが，熱傷患者の場合，必要エネルギー量が通常の2倍にもなるため，2 kcal/mLの経腸栄養剤が選択される。しかし，日本人にとってこれは高濃度であり消化管に負担が大きいこと，必要エネルギー量は充足できても，水分が不足することなどを日常的に経験する。また，

204

2. 外傷（Wound）

熱傷患者だけでなく重症患者を経腸栄養剤のみで管理した場合，ナトリウム摂取量が過少となり，PPN併用による電解質，水分管理が必要である。

② 半消化態栄養剤（食品分類）の栄養組成

糖　質　熱傷や重症感染症時，小腸からの吸収はブドウ糖が最もよいが，必要量を満たすには高濃度のブドウ糖が必要となり，浸透圧が上昇して下痢の要因となる。経腸栄養剤は，浸透圧の上昇を抑制するデキストリンが多く用いられている。

たんぱく質（アミノ酸）　免疫栄養として，グルタミンの投与は，入院日数，死亡率の減少につながることが報告されている。

脂　質　半消化態栄養剤はコーン油や大豆油などの長鎖脂肪酸（long chain triglyceride：LCT）が主体に配合されている。MCTが配合されているものもある。

［経口栄養］　精神的にも生理的にも，経口からの栄養補給に優るものはない。しかし，熱傷や重症患者の場合，経口摂取のみで必要栄養量を充足させることは不可能である。その時点での栄養要求量，消化・吸収能，水分バランス，咀嚼・嚥下機能，合併症の有無を把握し適切な食事を提供する。必要栄養量を満たさない場合は補助栄養食として経口からの経腸栄養剤やサプリメントを用いる。

2．外傷（Wound）

【病態・生理生化学】

　代謝変動は術後患者や熱傷患者とおおむね共通しており，エネルギーの要求は高まり，筋たんぱく質の崩壊により体たんぱく質が減少する。出血などで循環血液量が減少すると，これを補おうとする機能が惹起するが，**外傷**などの強い侵襲を受けると非機能化し，組織間液は貯留し浮腫をもたらす。各種侵襲は炎症性サイトカインを誘発し，**全身性炎症反応症候群（SIRS）** を惹起する。炎症性サイトカインの誘導が大きいと生体は免疫不全状態となり，易感染性状態となる。この状態を**代償性抗炎症反応症候群（CARS）** という。中心静脈栄養管理（TPN）が長期に及ぶとカテーテル肺血症やバクテリアルトランスロケーションをもたらすため，できるだけ早期にTPNから経腸栄養剤に移行することが望ましい。

【栄養ケア】

　熱傷に準ずる（p.203参照）。

205

II 疾患・病態別 栄養ケア・マネジメント

第 17 章

摂食機能障害

1. 咀嚼・嚥下障害 (Dysphagia)

【病態・生理生化学】

　嚥下は，食物を認識し，口へ取り込み，咀嚼し，唾液と食物が混ざり合い食塊をつくり，咽頭，食道，胃の中に送り込む過程で，延髄にある嚥下中枢に支配されている。嚥下障害は，脳血管障害や老化などの原因でその過程がスムーズに行われない状態をいう。高齢者に多くみられる嚥下機能低下の原因は表II-17-1に示すとおりであるが，う蝕などによる歯の欠落や歯周病などの原因により咀嚼力が低下する咀嚼障害なども関係している。嚥下の過程は，以下の5つに分けられる。

① 先行期：食物を認識し，口まで運ぶ段階。

② 準備期：咀嚼して唾液と食物を混和し，食塊形成する段階。

③ 口腔期：食塊を口腔より咽頭へ送り込み，嚥下反射が起こるまで。随意運動で行い，舌下神経麻痺などがあると嚥下反射を起こすことが難しい。

④ 咽頭期：食塊を咽頭より食道に送り込む段階。複雑な不随意運動・反射運動で行っている。気管と隣接しているため，何らかの原因によって食物が気管に入り込んでしまう危険がある。

⑤ 食道期：食塊を食道から胃に送り込む段階。蠕動運動で行っている。

表II-17-1　老化に伴う咀嚼・摂食・嚥下機能低下の原因

1. 歯の損耗・脱落や虫歯などで歯が弱り，咀嚼力・嚥下反射が低下する
2. 舌圧および口腔・咽頭・食道など嚥下筋の筋力低下
3. 咽頭が解剖学的に下降し，嚥下反射時に咽頭挙上距離が大きくなる
4. 無症候性脳梗塞の存在（潜在的仮性球麻痺）
5. うつ病や認知症による食欲制御の障害　　6. 注意力，集中力の低下

表II-17-2　嚥下障害のスクリーニング検査

反復唾液嚥下テスト	30秒間にできるだけ多く唾液を嚥下してもらい，その回数を測定する。 指を喉頭隆起と舌骨に置き，指の腹を超えて喉頭隆起が挙上した回数のみを測定する。 高齢者では30秒で3回以上嚥下できれば正状と判定する。 口渇が強い場合は1mL程度の水で口腔を湿らせて検査する。
改訂水飲みテスト	少量の冷水（3～4mL）を口に含んで嚥下する。 できれば2回施行して，嚥下・むせ・声変わりの有無を確認する。
頸部聴診	水飲みテストの際に聴診器で頸部の音を聴取する。 嚥下音，その他の呼吸音に異常がないかどうかを確認する。
食物テスト	患者の食べやすい食物（ゼリー，プリン等約4g）を使って，嚥下・むせ・声変わりの有無を確認する。

（日本摂食嚥下リハビリテーション学会医療検討委員会：摂食嚥下障害の評価2019より作成）

1. 咀嚼・嚥下障害（Dysphagia）

【栄養ケア】

〈栄養アセスメント・モニタリング〉 嚥下障害の評価は，主に臨床評価（嚥下機能評価）と精密検査で行う。臨床評価は，病歴や神経的検査として舌の運動，口腔内の知覚，嚥下反射などを評価する。ベッドサイドで簡単にできる4つのスクリーニング検査を表Ⅱ-17-2に示す。

表Ⅱ-17-3　栄養・食事アセスメント表および判定マニュアル表

令和　　　年　　　月　　　日

1. 入所者の基本的事項
2. 現病歴，既往歴，家族歴　　　　　　　　　　　　　　　氏名

3. 生活状況

項目	A（100〜80%）	B（79〜60%）	C（59〜40%）	D（39〜20%）	E（19〜0%）
生活活動	歩行	つえ歩行	車椅子	起座	寝たきり

4. 身体の状況

項目	A（100〜80%）	B（79〜60%）	C（59〜40%）	D（39〜20%）	E（19〜0%）
標準体重	± 0%	± 0〜15%	± 15〜20%	± 20〜25%	± 30%以上
BMI	± 0%	± 0〜15%	± 15〜20%	± 20〜25%	± 30%以上
脂肪厚	± 0%	± 0〜15%	± 15〜20%	± 20〜25%	± 30%以上

5. 身体の観察

	項目	A（100〜80%）	B（79〜60%）	C（59〜40%）	D（39〜20%）	E（19〜0%）
	歯の状態	自分の歯	義歯	歯茎で食べる	歯が折れている	歯茎に炎症がある
	咀嚼力	良好	柔らかいものを好む	口腔内に長時間ある	嚙まずに飲み込む	咀嚼する動作がない
	舌の状態	清潔	舌が乾燥している	舌がザラザラ	舌苔がある	舌に痛みがある
	姿勢	背もたれなしで座位可能	背のみ支え・車椅子	背・頭部支え必要	車椅子よりずりおち	姿勢を保持できない
	口腔残留	食物残留なし	1/3量	1/2量	2/3量	2/3量以上残留
	摂食行動	はしが使える	スプーン・フォークが使える	手にもたせれば食べる	手で食べる	介助が必要
	食べ方	落着いて食べる	集中力がない	食欲がない	食べることを嫌がる	口から食べ物が流れる
	摂食時間	30分以下	30〜45分	45〜60分	60〜75分	75分以上
	尿量	1000 m*l* 以上	1000〜700 m*l*	700〜500 m*l*	500〜200 m*l*	200 m*l* 以下
	便の状態	便秘なし	下剤でコントロール	1日	2日	3日
嚥下アセスメント	①水飲みテスト	1回でむせなく飲み込む	2回以上でむせなく飲み込む	1回で飲み込むがむせる	2回以上で飲み込むがむせることがある	むせることがしばしばで全量飲むことが困難
	②食物テスト	Bに加え，反復嚥下が30秒以内に2回可能	嚥下でき，呼吸良好，むせない	嚥下でき，呼吸良好，むせる	嚥下でき，呼吸切迫	嚥下できなく，むせるand/or呼吸切迫
	③頸部聴診	正常	嚥下音長い・複数回の嚥下音	むせ・泡立ち音	うがい音・振動音	嚥下音なし

6. 栄養摂取状況

項目	A（100〜80%）	B（79〜60%）	C（59〜40%）	D（39〜20%）	E（19〜0%）
形態	問題なし	ある程度刻む	細かく刻む	流動・半流動	プリン・クリーム状
食欲	良好	良	ほぼ良	やや不良	不良
摂取量	良好	2/3量	1/2量	1/3量	1/3量以下

7. 薬剤の状況

8. 栄養必要量の算定　　　　　　　　　　　総合判定表

A	B	C	D	E
100〜80点	79〜60点	59〜40点	39〜20点	19〜0点

A…5点　B…4点　C…3点　D…2点　E…1点

年齢（歳）	身長（cm）	体重（kg）	IBW（kg）	肥満度（%）
REE（kcal）	必要エネルギー量（kcal）	たんぱく質（g）	脂質（g）	
上腕皮脂厚（cm）	上腕周囲（cm）			

（南大和病院）

207

異常がみられた場合に行う精密検査には，**嚥下造影検査**（videofluoroscopic evaluation of swallowing：**VF検査**）と**嚥下内視鏡検査**（videoendoscopic evaluation of swallowing：**VE検査**）がある。VF検査は，造影剤の入ったゼリーを食し，どこの過程で嚥下障害を起こしているかをレントゲン動画で正確に観察・判定できる。VE検査は，内視鏡を鼻腔から喉頭に向けて挿入し，観察・判定する。その判定により，摂食訓練，呼吸訓練，口腔ケアなどの治療の選択にあたる（表Ⅱ-17-3）。

〈**栄養基準・栄養補給**〉　栄養基準は，日本人の食事摂取基準に準ずる。高齢者では栄養障害に陥りやすい点に注意する。

　嚥下機能評価を踏まえ，摂食能力に合わせた食形態とする（資料11．p.250参照）。

　経口摂取で十分な栄養量が確保できない場合は，経鼻経管栄養や，胃瘻造設を行い経腸栄養を行うか，静脈栄養を実施する。

〈**栄養食事指導**〉　特に嚥下訓練開始時には注意が必要である。基本的に口腔内で食塊を形成しにくい食品（水，ひき肉，刻んだもの，野菜，ごま，豆，のり，海藻）や香辛料，酸味などはむせやすい。素材をゼラチンや**とろみ調整食品**などを用いて，飲み込みやすい形態とする。

　とろみ調整食品は，主原料の種類でデンプン系，グアガム系，キサンタンガム系の3つに分類され，①ダマにならず溶けやすいもの，②べたつきにくいもの，③とろみを再調整（ゆるく・かたく）しやすいもの，④素材の色・味・香りを変えにくいもの，⑤飲み物の種類や温度等への影響が少ないものがよい。

　また，自分で食べられるように，エプロン，介護食器，スプーンなどの自助具（図Ⅱ-17-1）を利用する。さらに目で味わえる演出も大切である。本人だけでなく，家族（介護者）へも調理方法，介護食器・食材等の指導を行うことが重要である。

〈**多職種との協働**〉　言語聴覚士と連携し，嚥下訓練の状況など，情報を共有する。

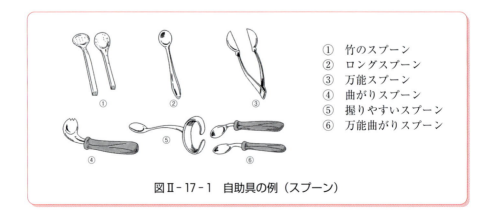

図Ⅱ-17-1　自助具の例（スプーン）

① 竹のスプーン
② ロングスプーン
③ 万能スプーン
④ 曲がりスプーン
⑤ 握りやすいスプーン
⑥ 万能曲がりスプーン

2．誤嚥（Mis-swallowing）

【病態・生理生化学】

誤嚥とは，本来は食道を通って胃の中に入るものが，誤って気管内に入ることである。通常は気管内に異物が入ると，人体の防御反応が働き，異物を外へ出そうとして咳などの反射を起こす。加齢や脳卒中（脳出血・脳梗塞・一過性脳虚血・高血圧性脳症など）などで意識障害や麻痺，機能低下などがある場合は，嚥下反射や咽頭反射，咳嗽反射などが鈍くなり，誤嚥しやすくなる。高齢者でよくみられ，誤嚥性肺炎を招くことになる。発熱，咳，痰，呼吸困難，悪寒戦慄，胸痛などがあり，食欲の低下，脱水，不穏，せん妄，意識障害などの病状がみられる。

【栄養ケア】

〈栄養アセスメント・モニタリング〉 咀嚼・嚥下障害に準ずる（p.207参照）。

① 食生活：エネルギー・栄養素摂取量（特にビタミン・ミネラルの摂取不足に注意），水分摂取量，嗜好，服薬状況。

② 身体計測：身長・体重（BMI）。

③ 栄養に関連した身体所見：咀嚼・嚥下機能。食欲，発熱，脱水。

④ 個人履歴：既往歴，介護状況（口腔ケアなど）。

〈栄養基準・栄養補給〉 必要栄養量は，個々の状況に応じて，日本人の食事摂取基準に準ずる。発熱，呼吸困難などから消費エネルギー量を高く設定し，十分なエネルギー，たんぱく質の強化，ビタミンB群やビタミンCなどを補給し，水分・ミネラルの補給も行う。

① 安全に食べるためには，付着性，凝集性，かたさを配慮する。誤嚥しやすい食材料を表Ⅱ-17-4にあげる。

② 誤嚥を防止するには，くずや片栗粉，とろみ調整食品などでとろみをつけたり，バラバラになりやすい食材料にあんをかけたり，ゼリー寄せにする。肉や魚はテリーヌ，卵は卵豆腐などにする。

〈栄養食事指導〉 食べる量や早さなどによって誤嚥の危険性が高まる。食事をする姿勢は，テーブルは自然に肘がつく高さとし，やや前かがみが飲み込みやすく，誤嚥を

表Ⅱ-17-4 誤嚥しやすい食材料

さらさらした飲み物	水，お茶，ジュース，汁物など
口の中でバラバラになるもの・パサつくもの	ゆで卵，焼きいも，そぼろ類，焼き魚，ナッツ類，おからなど
うまくかめないもの，くっつきやすいもの	こんにゃく，かまぼこ，のり，わかめ，餅など
かたく，食物繊維の多いもの	りんご，ごぼうなど

第Ⅱ部　第17章　摂食機能障害

防止できる。誤嚥のリスクを少しでも小さくするためには，可能であればできるだけ「自分で食べる」ことが大切である。自分の目で確認し，手を動かして，自分のペースで食べることは，各機能の低下防止にもつながる。寝たままで食事をするときは特に注意が必要で，枕を高くするなどしてできるだけ上体を起こし（15〜30度位）横向きにする。

　誤嚥を防ぐには，はっきりと目を覚ました状態で，ゆっくりとあせらず，一口一口を味わって，飲み込むときは少しあごを引いて口の中のものを飲み込んでから，次の動作をする。

〈多職種との協働〉　口腔ケアや歯のブラッシング等を検討する。また，食前には口や舌の体操や，唾液の分泌を促すように唾液腺をマッサージするとよい。

3．口腔障害 (Oral disorder)，食道障害 (Esophagus disorder)

【病態・生理生化学】

　口腔期・咽頭期・食道期に障害があると，通常の食事形態では食塊を胃まで通過させることができないので，食事の物性を考え，粘度と硬度が低く，凝集性とすべりを高めた半流動体の食物を提供する。咽頭期障害では，水でむせる。

　摂食にあたっては，①食事形態は適切であるか，②誤嚥しにくい姿勢であるか，③嘔吐による食物の逆流は起こっていないかに注意する。

【栄養ケア】

　咀嚼・嚥下障害に準ずる（p.207参照）。

210

II 疾患・病態別栄養ケア・マネジメント 第18章

身体障害 (Physical disability), 知的障害 (Intellectual disability)

【病態・生理生化学】

身体障害には，症状によって等級（1級が重度）が決められている。

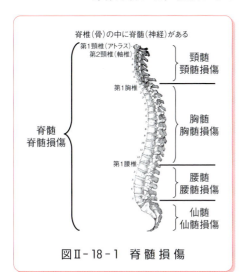

図Ⅱ-18-1 脊髄損傷

肢体不自由 上・下肢や体幹に欠損もしくは機能障害があり，日常生活動作に制約を受けるような障害をいい，先天的な奇形や機能不全，後天的な脳疾患や脊髄損傷（図Ⅱ-18-1），病気や事故による四肢の切断などがある。

聴覚・平衡機能障害 外耳，中耳，内耳のどの部分に障害があるかによって伝音性難聴（外耳または中耳），感音性難聴（内耳），混合性難聴（伝音難聴と感音難聴の混合）に分けられる。聞こえる音のデシベル数が高いほど聴力は低く，障害は重度となる。先天的（母体の妊娠期間中の風疹への感染など）と後天的（慢性化膿性中耳炎，老人性難聴，メニエール病など）がある。平衡機能障害はバランスが維持できないため，起立や歩行に障害をきたす。

視覚障害 視力低下や視野狭窄（求心狭窄と不規則狭窄）がある。不規則狭窄では視野の半分しか見えなくなる状態を半盲という。先天的（網膜色素変性症，先天性白内障，未熟児網膜症，眼球内に腫瘍ができる網膜細胞芽腫など）と後天的（糖尿病性網膜症，緑内障，加齢黄斑変性，脳障害による大脳へのダメージなど）がある。

音声・言語または**咀嚼機能障害** 喉頭がない（無喉頭）または喉頭や構音器官に何らかの障害があるため，話すことに障害がある状態をいう。言語機能の障害は，聴覚障害のために音声言語が獲得できないことや失語症などが原因となっている。咀嚼機能障害の原因は筋肉，神経の障害や傷病による口や喉頭の機能の消失などによる。

内部障害 身体内部の器官などの障害で，① 心臓機能障害，② 腎臓機能障害，③ 呼吸器機能障害，④ 膀胱または直腸機能障害，⑤ 小腸機能障害，⑥ ヒト免疫不全ウイルスによる免疫機能障害，⑦ 肝臓機能障害が内部障害として規定されている。

知的障害の原因は，多岐にわたるため特定できないが，先天性では染色体異常，妊娠早期のアルコールや薬物摂取による要因が考えられ，ダウン症，プラダー・ウィリ症候群，ソトス症候群などがある。

知的障害は,「知的機能の障害が発達期（おおむね18歳まで）に現れ,日常生活に支障が生じているため,何らかの特別の援助を必要とする状態にあるもの」と定義され（知的障害児（者）基礎調査：調査の結果,用語の解説：厚生労働省），判断基準は,次の①および②のいずれにも該当するものを知的障害としている。

① 知的機能の障害：標準化された知能検査（ウェクスラーやビネーなど）によって測定された結果,知能指数（intelligence quotient：IQ）がおおむね70までのもの。

② 日常生活能力*：日常生活能力（自立機能,運動機能,意思交換,探索操作,移動,生活文化,職業など）の到達水準が総合的に同年齢の水準の年齢別a（最重度）～d（軽度）のいずれかに該当するもの。IQと生活能力のいずれに該当するかを判断して程度判定を行う。程度判定には,日常生活能力の程度が優先される。

＊日常生活能力：知的水準がⅠの場合,生活能力がdでは障害の程度は重度となる。身体障害者福祉法に基づく障害等級が1～3級に該当する場合は,一次判定を次のとおりに修正する。最重度→最重度,重度→最重度,中度→重度（IQの一般的な値は90～110程度とされ,130以上は高い知能をもちギフテッドと呼ばれている）。

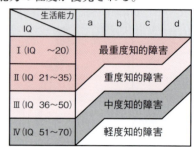

一方,発達障害（developmental disorder）は,生まれつきの脳機能の発達の偏りにより,日常生活に支障が出ている状態で,明確な発症メカニズムは解明されていない。遺伝や胎児期の感染症,有害薬剤への曝露などが発症に関与している説もあり,以下に分類される。

① 自閉スペクトラム症（autism spectrum disorder：ASD）：自閉症,アスペルガー症候群,広汎性発達障害など。コミュニケーションや対人関係における困難,反復する行動や特定の物への興味の偏り,感覚の過敏または鈍感が特徴。

② 注意欠陥多動症（attention deficit hyperactivity disorder：ADHD）：不注意,多動性,衝動性などが特徴。

③ 限局性学習障害・学習障害（specific learning disorder：SLD, learning disorder：LD）：知的発達に遅れはなく「聞く」「話す」「読む」「書く」「計算する」「推論する」能力の一つまたは複数の能力について学習に困難が生じている状態。

④ 発達性協調運動障害（developmental coordination disorder：DCD）：協調運動の技能を身につけているが,発揮できずにぎこちなさや姿勢の乱れが生じる状態。

【栄養ケア】

身体障害では,一般に活動性が少なくなるが,エネルギー・栄養素量は,対象者の性・年齢に合わせた日本人の食事摂取基準を参考にする。

肢体不自由では,損傷部位の違いによって喫食能力,消化・吸収,排泄能力は個々人に大きな違いがある。頸椎損傷では,首の上部で神経が切断すると,指の屈折が困

難になり握力がなくなるため特殊な食具が必要となる。また，自力で排泄できない場合は，導尿や浣腸，薬剤使用による時間ごとの排泄を行うので，1日の水分管理や食物繊維の摂取，易消化性食物の提供が不可欠となる。下肢麻痺者に起こりやすい褥瘡には，積極的な亜鉛やビタミン類の摂取を勧めて予防する。

リハビリテーションを行っている場合は，消費エネルギーの増加を考慮する。不完全麻痺ではリハビリテーションによる機能回復の可能性があり，変化する状態をつねに把握しておくことが大切である。

食物摂取や消化・吸収に機能的な障害がない視覚，聴覚，音声・言語機能障害や呼吸機能障害などでは，それぞれ障害を受けていない機能をいかして可能な限り自分で喫食できるように工夫をする。聴覚・平衡機能障がい者への栄養指導では，細かいニュアンスが伝わりにくいので，対象者がどのように理解したかを確認しながら進める。視覚障がい者では，**クロックポジション**（図Ⅱ-18-2）で料理の位置を説明したり，彩り，香り，味，食感にメリハリをつけることや魚の骨や飾りは取り除くなどの工夫をし，点字や音声での誘導なども利用する。音声・言語または咀嚼機能障がい者では，食事時間を多めにとり，咀嚼機能に合わせた調理をし，特に誤嚥には注意する。内部障がい者では，それぞれの病態に合わせた栄養管理が必要である。

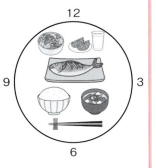

図Ⅱ-18-2　クロックポジション

知的障がい者では，低栄養・過栄養状態が高い割合でみられ，栄養摂取のアンバランスにより極端なやせや肥満がみられる。噛まずに飲み込んでしまう丸飲みや早食い，特定の食物を極端に嫌うことや逆にある特定の食物しか食べないばっかり食べ，紙や砂などを口にする異食などの食行動がみられる。食事を無理強いすると，ストレスとなり食事を嫌がるようになる場合がある。

発達障がい児の栄養ケアでは，「発達期摂食嚥下障害児（者）のための嚥下調整食分類2018」（日本摂食嚥下リハビリテーション学会誌，22（1），59-73，2018）を参考にして，発達段階に合わせた調理形態で食事を整える。

〈他職種との協働〉　リハビリテーションチームにより，障がい者に合わせて抱える問題を，① 心や身体の働き，身体構造，② 社会生活における活動への参加の可否，③ 生活環境，④ 社会的環境の各側面から評価・分析し，早期の退院・社会復帰を支援する。

また，知的障がい者における特徴的な食行動には，障がい者を専門知識で支える医師や看護師，心理療法士などのメディカルスタッフや家族と連携を取り，チームで繰り返しの継続的な栄養支援を行うことが大切である。

II 疾患・病態別 栄養ケア・マネジメント 第19章

乳幼児・小児の疾患

1. 消化不良症（吸収不良症候群）(Malabsorption syndrome)

【病態・生理生化学】

消化管の主機能である吸収が障害され，種々の臨床症状を呈した疾患の総称を消化不良症（吸収不良症候群）という。障害される栄養素から全栄養素と選択的吸収不良に分かれ，消化・吸収の機序からみると，① 管腔内消化障害型，② 腸粘膜消化・吸収障害型，③ 輸送経路障害型に分けられる。

【栄養ケア】

〈栄養アセスメント・モニタリング〉　身体計測とともに血液生化学検査，栄養学的マーカーや吸収試験で病態の把握を行う。吸収不良を診断する検査法は，糞便中脂肪量の測定が有用である。

① 身体計測：身長，体重。

② 臨床検査：血液検査（Hb, Alb, RTP, Fe, 血糖, 電解質（Na, K）），糞便検査（糞便中脂肪の異常（6 g/ 日以上））。

〈栄養基準・栄養補給〉　消化吸収不良に伴い，さまざまな症状が現れるので，欠乏しないように栄養・食事補給を行うことが重要である（表II-19-1）。

① 脱水に注意して，補液を行う。

② 栄養低下に対する栄養食事療法：中心静脈栄養，経腸栄養（成分栄養，半消化態栄養など），経口栄養などを用いて，症状に合わせた栄養管理を行う。

〈栄養食事指導〉　下痢がある場合は，乳幼児用イオン飲料や経口補水液などを用いて1日の維持水分量を目標に頻回に与え，脱水を予防する。ナトリウム濃度の低い飲料を過剰に与えた場合，血清ナトリウム濃度の低下を招き，けいれんなどの原因になり得るので注意する。

表II-19-1　消化吸収不良に伴う症状

消化・吸収障害	欠乏（カッコ内は症状）
たんぱく質消化吸収障害	低たんぱく血症（浮腫，貧血，成長障害），二次性下垂体機能低下（月経異常，思春期遅発）
脂肪消化・吸収障害	脂肪便，必須脂肪酸欠乏（皮疹，発育不全），脂溶性ビタミン欠乏　A（夜盲症），D（骨変化（くる病）），E（皮疹），K（出血傾向）
糖質消化・吸収障害	低血糖，浸透圧下痢，腹部膨満感（排ガス増加），腸蠕動亢進
水溶性ビタミン吸収障害	B_1欠乏（末梢神経炎），B_2欠乏（口内炎，舌炎），B_6欠乏（皮膚炎），B_{12}欠乏（巨赤芽球性貧血），C欠乏（出血傾向，壊血病），ナイアシン欠乏（ペラグラ）
電解質・微量元素吸収障害	鉄・葉酸・銅欠乏（貧血），亜鉛欠乏（皮疹，味覚異常），Ca欠乏（骨変化，テタニー）

2．周期性嘔吐症（Autointoxication）

【病態・生理生化学】

　周期性嘔吐症は嘔吐と激しい悪心からなる発作を繰り返す疾患で個々の患者では症状が定型化していることが多い。発作時には顔面蒼白と嗜眠傾向（しみん）を伴うが，発作間欠期には症状は完全に消失する。周期性嘔吐症は小児期に多くみられる反復発作性の疾患であり，自然寛解する。周期性嘔吐症は片頭痛に移行するものが多く，その臨床像は片頭痛に関連して認められる臨床像に類似しているため，「国際頭痛分類第2版」（2004）で片頭痛の中に位置づけられた。周期性嘔吐症の診断基準を表Ⅱ-19-2に示す（国際頭痛分類第3版（2018）では「周期性嘔吐症候群」）。

表Ⅱ- 19 - 2　周期性嘔吐症候群の診断基準

解説
　激しい悪心と嘔吐を繰り返す発作で，通常，個々の患者では症状が安定化しており，発作のタイミングは予想できる。発作時に顔面蒼白と嗜眠傾向を伴うことがある。発作間欠期には，症状は完全に消失する。

診断基準
　A．強い悪心と嘔吐を示す発作が5回以上あり，BおよびCを満たす。
　B．個々の患者では症状が安定化しており，予測可能な周期で繰り返す。
　C．以下のすべてを満たす。
　　　①悪心，嘔吐が1時間に4回以上起こる
　　　②発作は1時間～10日間続く
　　　③各々の発作は1週間以上の間隔をおいて起こる
　D．発作間欠期には完全に無症状。
　E．その他の疾患によらない（注1）。
注1：特に，病歴および身体所見は胃腸疾患の徴候を示さない。

（国際頭痛学会：国際頭痛分類第3版 日本語版，2018）

【栄養ケア】

〈栄養アセスメント・モニタリング〉

　① 食生活：食事内容，食事時間。

　② 身体計測：体重（体重変化）。

　③ 臨床検査：血液検査（電解質，ケトン体），尿検査（ケトン体）。

　④ 栄養に関連した身体所見：食欲，腹痛，嘔吐，脱力感，意識障害，脱水，ケトアシドーシス。

〈栄養基準・栄養補給〉

　① 発病期には嘔吐が激しいので，輸液によるブドウ糖投与でケトーシスを防ぐ。脱水が激しい場合にはカリウムを含まないものがよい。

　② 嘔吐が消失したら，経口摂取を開始する。スポーツドリンク，果汁，お茶類などから十分な水分と糖質を補給する（小児用経口補水液）。

　③ 食事が可能になったら少量ずつ頻回にする。低脂質，高炭水化物とし，お粥，煮込みうどん，豆腐，白身魚，野菜スープなどがよい。回復期は速やかに常食へ進める。

〈栄養食事指導〉

　① ストレスも誘因になるので，心身の安静を保つ。

　② 嘔吐を繰り返すので，制吐剤が用いられることがある。

　③ 嘔吐発作の誘因となる長時間の空腹やある種の食品（チョコレート，チーズなど）に注意する。

第Ⅱ部　第19章　乳幼児・小児の疾患

3．小児肥満（Childhood obesity）

【病態・生理生化学】

　肥満は体脂肪が過剰に蓄積した状態をいい，小児肥満のうち，乳児の肥満は良性とされ，幼児期以降では学童期肥満や思春期肥満，成人肥満へと移行することが多い。肥満が軽度でしかも年齢が低いうちに取り組み始めたほうがより効果的である。肥満症は合併症を有し医学的に肥満を軽減する治療を必要とする病態をいう（表Ⅱ-19-3）。

【栄養ケア】

〈栄養アセスメント・モニタリング〉　身長・体重を確認し，標準成長曲線を参考に評価する（資料8．p.247参照）。6歳以上の場合，身長当たりの標準体重を参考に，20～30％を軽度，30～50％を中等度，50％以上を高度肥満と評価する。小児のメタボリックシンドロームの診断基準は，ウエスト周囲長80 cm以上（またはウエスト周囲長／身長比0.5以上あるいは小学生では75 cm以上）が必須条件である。

〈栄養基準・栄養補給〉

　① 乳児肥満ではエネルギー制限を行わない。糖質の多い菓子やジュースのとり過ぎに注意する。

　② 小児肥満では，推定エネルギー必要量の約90％のエネルギー量で，エネルギー比率をたんぱく質約20％，脂質25～30％，糖質50％になるように設定する。

〈栄養食事指導〉　小児肥満の治療の原則は栄養食事療法と運動療法であるが，成長を妨げない。身長は伸びるが，体重が不変であれば肥満度は減少する。

　① 間食はエネルギーの少ない種類のものを1個までとする。ながら食べはしない。

　② 牛乳は1本までとし，それ以外はお茶などエネルギーのない飲料とする。

　③ 野菜，海藻などエネルギーの少ないものを献立に入れる。

　④ よく噛んでゆっくり食べる。

　⑤ 運動指導。

表Ⅱ-19-3　小児肥満症の診断基準

・肥満小児の定義
　18歳未満の小児で肥満度が20％以上，かつ体脂肪が有意に増加した状態。
　男児（小児期全般）：25％以上　女児11歳未満：30％以上，11歳以上：35％以上
・肥満症の定義：
　肥満症とは肥満に起因ないし関連する健康障害（医学的異常）を合併する場合で，医学的に肥満を軽減する治療を必要とする病態をいい，疾患単位として扱う。
・肥満症の診断：
　6歳以降の肥満児で下記のいずれかの条件を満たすもの。
　　(1)A項目を1つ以上有するもの
　　(2)肥満度が50％以上でB項目の1つ以上を満たすもの
　　(3)肥満度が50％未満でB項目の2つ以上を満たすもの
　A．肥満治療が特に必要となる医学的問題
　　(1)高血圧　　(2)睡眠時無呼吸など換気障害
　　(3)2型糖尿病・耐糖能障害
　　(4)内臓脂肪型肥満　　(5)早期動脈硬化症
　B．肥満と関連の深い代謝異常など
　　(1)非アルコール性脂肪性肝疾患（NAFLD）
　　(2)高インスリン血症かつ／または黒色表皮症
　　(3)高TC血症かつ／または高non-HDL-C血症
　　(4)高TG血症かつ／または低HDL-C血症　　(5)高尿酸血症

参考項目：身体因子および生活面の問題（2項目以上の場合はB項目1項目と同等とする）
　　(1)皮膚腺条などの皮膚所見　　(2)肥満に起因する運動器機能障害
　　(3)月経異常　　(4)肥満に起因する不登校・いじめなど
　　(5)低出生体重児または高出生体重児

（日本肥満学会：小児肥満症診療ガイドライン2017）

216

4．糖尿病 (Childhood diabetes mellitus)

【病態・生理生化学】

1型糖尿病は，膵臓 β 細胞の破壊によるインスリンの絶対的欠乏が原因で発症する。

2型糖尿病は，インスリン分泌低下やインスリン抵抗性をきたす複数の遺伝子因子に，過食（特に高脂質食）・運動不足などの生活習慣およびその結果としての肥満が環境因子として加わりインスリン作用不足を生じて発症する。

〈治　療〉　1型糖尿病は強化インスリン療法が基本となる。2型糖尿病では約8割が肥満2型糖尿病で，生活習慣の改善を指導し肥満状態の改善を目指す。1型糖尿病，2型糖尿病のHbA1c値は7.0未満（2型糖尿病では症例により6.5未満）を目標とする。

【栄養ケア】

〈栄養アセスメント・モニタリング〉　小児期における同等の発育とQOLの確保を目標とする。

① 食生活：食事内容，エネルギー・栄養素摂取量，食行動（時間）(表Ⅱ-19-4)。

② 身体計測：身長，体重（体重変化，成長曲線で発育状況を確認）。

③ 臨床検査：血液検査（血糖（空腹時，食後2時間），HbA1c）。

〈栄養基準・栄養補給〉　成長発育を阻害しないことが基本である。日本人の食事摂取基準の同年齢の栄養量を参考に，身長，体重，運動量などを考慮し適正エネルギー量を決める。栄養素の配分は，エネルギー量の50〜65％を炭水化物から，たんぱく質は13〜20％，脂質は20〜30％を摂取することが推奨される。成長に必要なエネルギーや栄養素が不足しないよう注意する。

〈栄養食事指導〉

① 食品構成表あるいは糖尿病食品交換表を用いて，エネルギー量や食事のバランスなどについて栄養ケアを行う。

② 1型糖尿病では，カーボカウントを用いた栄養ケアが行われている。カーボカウントは，糖質の摂取量に応じて，インスリンの量を調節する手法で，これにより食後高血糖や低血糖を予防することができる。

③ インスリン治療中では，シックデイ（表Ⅱ-19-5）や低血糖予防について生活リズムを把握したうえで指導する。

④ 2型糖尿病の治療は，栄養食事療法・運動療法などの生活習慣を修正する指導が基本であり，それらの効果不十分の場合に，経口血糖降下薬，インスリン療法が行われる。

第Ⅱ部　第19章　乳幼児・小児の疾患

表Ⅱ-19-4　食事指導のための具体的な留意点

食事の内容・量・摂取時間
・朝食は食べているか
・過食は？
・野菜を食べているか
・外食，ファストフードが多くないか
・高脂質の食事が多くないか
・高ショ糖食が多くないか
・糖分を含む清涼飲料水の摂取が多くないか
・夜食の習慣はないか
・食事の速度はどうか（早食いか）
・間食の回数・時間・量はどうか

表Ⅱ-19-5　シックデイの治療原則

1．血糖値と尿ケトン体を頻回にモニタリングする。
2．インスリン治療は決して中断しない。
3．水分を十分に補給する。
4．インスリン投与量を増やす場合と減らす場合がある。

（日本糖尿病学会，日本小児内分泌学会：小児・思春期糖尿病コンセンサス・ガイドライン2024，南江堂，p.95（表Ⅱ-19-4），p.83（表Ⅱ-19-5），2024）

コラム　カーボカウントの活用

カーボカウント（carbohydrate counting）
・基礎カーボカウント：食事中の炭水化物・糖質の調整。
・応用カーボカウント：炭水化物・糖質量による食前のインスリン量の調整。
　① 糖質インスリン比とはインスリン1単位が処理できる糖質量。
　② インスリン効果値とはインスリン1単位で低下する血糖値。
　③ 補正インスリンとは目標血糖までに下げるためのインスリン。
　④ 食品の糖質量の把握。
　糖質インスリン比とインスリン効果値は個人により異なり，基礎インスリンの働き，日内変動（朝夕は効きにくく，午後は効きやすい），気温（夏は効きやすく，冬は効きにくい），運動量・体調により異なるので，血糖値を見ながら単位の決定と微調整が必要。

カーボカウントにおける追加インスリン量の計算例
　糖質インスリン比：10，インスリン効果値50，食事前の血糖値260 mg/dL，
　目標血糖値120 mg/dL，食事中の糖質量60 g
　① 目標血糖値に補正するインスリン量
　　260 − 120 = 140 mg/dL下げる　　　140 ÷ 50 = 2.8単位 ≒ 3単位
　② 食事に対するインスリン量
　　60 ÷ 10 = 6単位
　③ 3単位 + 6単位 = 合計9単位とって食事をする。

5．腎疾患 (Renal disease)

【病態・生理生化学】

　乳幼児・小児の主な疾患には，急性腎炎症候群，小児ネフローゼ症候群と小児慢性腎臓病がある。急性腎炎症候群は，血尿，たんぱく尿，高血圧，糸球体濾過量（GFR）の減少，ナトリウムと水の貯留を主徴とする。代表的疾患は急性糸球体腎炎（acute glomerulonephritis）で，小児期に最も多い腎炎である。主として扁桃炎や咽頭炎などの溶連菌（A群 β-溶血性連鎖球菌）によって発症すると考えられている。小児ネフローゼ症候群は，国際小児腎臓研究班の定義により診断する（表Ⅱ-19-6）。小児慢性腎臓病（chronic kidney disease：CKD）は，腎臓の障害（たんぱく尿など），もしくはGFR60 mL/分/1.73 m² 未満の腎機能低下が3か月以上持続する疾患である。

【栄養ケア】

〈栄養アセスメント・モニタリング〉　CKDのステージは小児でも推定GFR（eGFR）の値が用いられるが，2歳以下ではGFRの正常値が低いため，2歳以上の小児を対象に分類され，ステージ分類は成人と同じである。

①　食生活：エネルギー・栄養素摂取量。

②　身体計測：身長，体重。

③　臨床検査：血液検査（Alb, GFR），尿検査（血尿，たんぱく尿），腎生検，画像診断。

④　栄養に関連した身体所見：浮腫，尿量。

⑤　個人履歴：病歴（家族歴）。

表Ⅱ- 19-6　小児ネフローゼ症候群の診断基準

〈国際小児腎臓病研究班〉
1) 持続する高度たんぱく尿：夜間蓄尿で40 mg/時/m² 以上または早朝尿で尿たんぱくクレアチニン比2.0 g/gCr 以上
かつ
2) 低アルブミン血症：血清アルブミン2.5 g/dL 以下

上記1)，2) を同時に満たし，明らかな原因疾患がないものを小児特発性ネフローゼ症候群と定義する。

（日本小児腎臓病学会：小児特発性ネフローゼ症候群診療ガイドライン2020）

表Ⅱ- 19-7　小児ネフローゼ症候群の栄養基準

①　エネルギー：年齢に応じたエネルギー量を摂取させる。
②　たんぱく質：腎機能が正常範囲にある場合は，同年齢の健常小児の栄養所要量に準じた量のたんぱく質を摂取させる。
③　食塩：浮腫改善を目的とした食塩制限を考慮する。食塩制限の程度は，浮腫の程度と患者の食塩摂取量に応じて調整する。
④　水分：原則として水分制限を行わない。

（日本小児腎臓病学会：小児特発性ネフローゼ症候群診療ガイドライン2020）

〈栄養基準・栄養補給〉

表Ⅱ- 19-8　小児CKDのステージ別治療

ステージ1	ネフローゼ症候群の治療は副腎皮質ステロイド薬投与により寛解が可能である。
ステージ2〜4	溢水に起因する高血圧や浮腫がみられる場合は，食塩制限を行う。
ステージ5	小児の腎代替療法も成人と同様，血液透析，腹膜透析，腎移植が選択可能であるが，透析は一時的治療にとどめ，可能な限り腎移植を目指して管理を行うことが望ましい。小児に対する維持透析療法は，バスキュラーアクセスの問題や水分・栄養管理の面で腹膜透析が第一選択である。

第Ⅱ部　第19章　乳幼児・小児の疾患

小児CKDの栄養管理では成長・発達に対する配慮を行う。

① エネルギー：先天性腎尿路疾患に起因するCKD患児では，日本人の食事摂取基準を目標に十分なエネルギー摂取を行う（表Ⅱ-19-9）。2歳までの乳幼児では経管栄養を考慮したり，肥満傾向を認めるCKD小児に対しては，エネルギーの過剰摂取に注意し，肥満の助長や高血圧の発症を予防することが大切である。

② たんぱく質：CKD小児に対しては，十分量のエネルギー摂取の確保の必要性や患児のストレスの面を考慮し，原則としてたんぱく質制限を行わない。ただし，高リン血症予防のため，過剰摂取に注意する。

③ 食　塩：肥満や高血圧を伴うCKD小児は，成人の基準に準じ6g/日未満の制限食を指導する。急性増悪時など，溢水（いっすい）に起因する高血圧や浮腫，心拡大などがみられる場合は，急性腎炎症候群の治療に準じたさらに厳しい食塩制限を行うが，先天性腎尿路奇形では塩分を喪失しやすいため，塩分や水分量を適宜調節する。

〈栄養食事指導〉

① 病態の進展・増悪には，患児のライフスタイルが大きく影響するので，事前に患児の食習慣（食事の内容，回数，味つけ），家族構成，運動，ストレスなどの状況を把握しておくことが必要である。

② 長期間継続していくためには，患児が栄養食事療法の必要性を正しく理解することが必要である。

表Ⅱ-19-9　小児CKDの食事摂取基準（1日当たり）

年　齢	推定エネルギー必要量（kcal）		たんぱく質推奨量（g）	
	男　児	女　児	男　児	女　児
0～ 5（月）	550	500	10*	10*
6～ 8（月）	650	600	15*	15*
9～11（月）	700	650	25*	25*
1～ 2（歳）	950	900	20	20
3～ 5（歳）	1,300	1,250	25	25
6～ 7（歳）	1,550	1,450	30	30
8～ 9（歳）	1,850	1,700	40	40
10～11（歳）	2,250	2,100	45	50
12～14（歳）	2,600	2,400	60	55
15～17（歳）	2,850	2,300	65	55

＊　目安量での記載
（日本腎臓学会：エビデンスに基づくCKD診療ガイドライン2023，東京医学社，2023）
（日本人の食事摂取基準（2025年版）をもとに改変）

6. 先天性代謝異常（Inherited metabolic disease）

遺伝子障害により先天的に特定の酵素が欠損していることにより代謝過程が障害され，それが原因でさまざまな症状を呈するものを**先天性代謝異常**という。

従来は6疾患のみを対象とした**新生児マス・スクリーニング**が実施されていたが，タンデムマス法を導入することで数多くの疾患の検出ができるようになった。タンデムマスとはタンデム型質量分析計（タンデム・マススペクトロメーター）の略称である。この分析計を用いれば，微量の血液でアミノ酸代謝異常，有機酸代謝異常および脂肪酸代謝異常を短時間で効率的かつ高感度に分析できるので早期発見が可能となる。

6.1 フェニルケトン尿症（Phenylketonuria：PKU）

【病態・生理生化学】

フェニルケトン尿症は**フェニルアラニン**（Phe）を**チロシン**に代謝する酵素（Phe水酸化酵素；PAH）が欠損することによって，血中にPheが蓄積する疾患である。まずビオプテリン（BH$_4$）の負荷試験を行い，血中Phe上昇が，PAH欠損によるものかそれともPAHの補酵素であるBH$_4$の欠乏に基づくものかを区別する。BH$_4$欠乏症はBH$_4$を服用する治療を行うが，PAHの欠損による高Phe血症は栄養食事療法が必要になる。

【栄養ケア】

〈栄養アセスメント・モニタリング〉 PKUに対しては早期にPhe制限食を実施すると，脳障害予防などに有効である（表Ⅱ-19-10）。高Phe血症の新生児に，BH$_4$代謝異常の有無を確かめて，これが否定されて血中Phe値が10 mg/dLを超えているときは，生後20日までに栄養食事療法を開始する。

〈栄養基準・栄養補給〉

① 新生児はPhe投与量を適切に制限し，数日中に血中Phe値を10 mg/dL以下になるように治療する。そして血中Phe値が2〜4 mg/dLまで低下するようにPhe投与量を調節する。このような初期治療は入院にて行う（日本先天代謝異常学会：新生児マススクリーニング対象疾患等診療ガイドライン2019）。

② 1日の必要エネルギー量は同年齢の健康小児と等しくする。

③ たんぱく質，すなわち窒素源の大部分はPhe量を減らした治療用ミルクから摂取し，血中Phe値を2〜6 mg/Lに保つことができる範囲でPheを自然たんぱく質として与える。

表Ⅱ-19-10　先天代謝異常の栄養・食事療法

疾患名	食事
フェニルケトン尿症	フェニルアラニン制限食
糖原病	高炭水化物低脂肪食
メープルシロップ尿症	分岐鎖アミノ酸制限食
ホモシスチン尿症	シスチン添加・低メチオニン食
ガラクトース血症	ガラクトース制限食

第Ⅱ部　第19章　乳幼児・小児の疾患

　〈栄養食事指導〉
　① 栄養食事療法は少なくとも成人になるまで継続すべきであり，一生続けていく
　　必要がある。
　② 新生児・乳児はPhe除去ミルク，低たんぱく質食を用いた栄養食事療法も比較
　　的良好な状態で行われている。しかし，いったん緩和した栄養食事療法を，後に
　　再度低Phe食とするのは通常困難であるので，緩和は慎重に行う必要がある。

6.2　糖原病（Glycogenosis）

　糖原病はグリコーゲン代謝に関与する酵素の欠損で，グリコーゲンが組織に蓄積す
る疾患で低血糖を主徴とする。グリコーゲンは肝・筋に多いため，肝・筋を中心に蓄
積する。蓄積部位により全身型，肝型，筋型に分類される。糖原病Ⅰ型（フォン・ギー
ルケ病）には肝腫大，低身長，人形様顔貌がみられる。

6.3　メープルシロップ尿症（Maple syrup urine disease）

　メープルシロップ尿症では，分岐鎖アミノ酸（ロイシン，イソロイシン，バリン）に
由来するα-ケト酸の脱水素酵素の機能が障害され，血中に分岐鎖アミノ酸とケト酸
が増量し，尿，汗などはメープルシロップ様のにおいを発する。重症の場合，特殊ミ
ルクなどの栄養食事療法をベースとした治療を開始しなければ，意識障害やけいれん
などを起こして死亡することもある。

6.4　ホモシスチン尿症（Homocystinuria）

　ホモシスチン尿症は，アミノ酸の中のメチオニン代謝産物であるホモシステインを
変換する酵素の先天的欠損により血中にホモシスチンやメチオニンが蓄積し，尿中に
大量に排泄される疾患である。早期にビタミンB₆，葉酸などのビタミン療法を開始
しないと進行性の知的障害や精神症状，骨格異常や水晶体亜脱臼などがみられ，血栓
症で死亡することもある。

6.5　ガラクトース血症（Galactosemia）

　ガラクトース血症は，ガラクトースやガラクトース-1-リン酸の代謝をつかさどる
酵素の先天的障害により発症する。早期に特殊ミルクなどによる栄養食事療法を開始
しなければ白内障や精神発達の遅れが現れ，嘔吐，肝障害などで死亡することがある。

II 疾患・病態別 栄養ケア・マネジメント

第20章

妊産婦・授乳婦の疾患

1. 妊娠悪阻

【病態・生理生化学】

「つわり」すなわち妊娠初期の悪心・嘔吐は妊婦の半数以上にみられるが，加えて体重減少，脱水，電解質異常などを呈する「妊娠悪阻」は全妊婦の0.5〜2%に発症する。妊娠悪阻の原因は不明である。① 皮膚や口腔内乾燥など脱水が認められる，② 5%以上の体重減少があり経口水分摂取ができない，③ 尿中ケトン体強陽性が続く場合，などは輸液が推奨されている。

また妊娠中の血清カリウム値は，循環血液量および糸球体濾過量の増加によって非妊娠時よりも低下する。さらに，食事摂取不良に伴う摂取量低下と，嘔吐による喪失が加わるため，低カリウム血症に陥りやすい。低カリウム血症が原因の不整脈による妊産婦死亡例が報告されている。

〈治 療〉

① 経口水分摂取ができない脱水に対しては，ブドウ糖を含んだ輸液にビタミンB_1を添加し十分に投与する。

② ビタミンK欠乏による胎児の頭蓋内出血予防のため，長期にわたる悪阻・摂食障害には，ビタミンKの投与を考慮する。

【栄養ケア】

〈栄養アセスメント・モニタリング〉

① 身体計測：身長，体重（変化），BMI（現在・妊娠前），血圧（変化）。

② 臨床検査：血液検査，尿検査。栄養状態，脱水の程度，電解質異常，貧血の有無，肝機能や腎機能障害，ケトン体の増加など。

③ 栄養に関連した身体所見：嘔気・嘔吐，皮膚や口腔内乾燥など脱水や浮腫の程度。

〈栄養基準・栄養補給〉

妊婦の1日当たりのエネルギー摂取量は，日本人の食事摂取基準に準じ，身体活動レベルや妊婦の状態を考慮して必要な栄養量を付加する。

経口摂取が不可能な場合は，静脈栄養で5〜10%のブドウ糖輸液を1日1,000〜3,000 mL投与する。

① ビタミンB_1の欠乏により乳酸アシドーシスやWernicke脳症を引き起こすため，妊娠悪阻時には，Wernicke脳症予防にビタミンB_1を補充する。ビタミンB_1必要

第Ⅱ部　第20章　妊産婦・授乳婦の疾患

量はエネルギー要求量に応じて増大するため，妊婦では注意が必要である。さらに体重減少が続く場合には脂肪製剤などでエネルギーの付加も考慮する。

② 低カリウム血症に陥りやすいため，輸液を行う際は血清カリウム値を確認する。またはカリウムを含む輸液製剤を選択することが望ましい。

③ ビタミンB$_6$の経口投与は「つわり」症状の緩和が期待されている。

④ 食事摂取量の低下がある場合は，妊婦性鉄欠乏性貧血*の有無も確認する。妊娠に伴う生理的な血液希釈により妊婦ではHb値およびHt値が非妊娠時と比較して低下する。こうした生理的な変化は，血液粘性を低下させて血栓塞栓症発生に対して防御的な因子となる一方で，過度の貧血は母児の周産期予後の悪化につながる可能性がある。そのため，鉄欠乏性貧血には，鉄剤投与を考慮する。

　＊妊婦性鉄欠乏性貧血：小球性低色素性で，血清鉄低下や総鉄結合能（total iron binding capacity：TIBC）上昇など鉄欠乏が確認されるもの。

〈栄養食事指導〉

① 心身の安静のために休養をとることが症状緩和につながることなどを説明し，少量頻回の食事摂取と水分補給を促す。

② 空腹時に気分が悪くなることが多いので，食事は1日3回にこだわらず，補食を用意し，少量頻回食とする。

③ 嘔吐の回数が多くなったときは，水分補給を心がける。

④ 酸味のある冷たいものが一般に食べやすく，香辛料や香味野菜を用いた料理を供する。

⑤ 調理は簡単にする。手の込んだ調理はにおいや疲労から症状を起こしやすい。

2．妊娠糖尿病（Gestational diabetes mellitus：GDM）

【病態・生理生化学】

　妊娠中の糖代謝異常は，**75 g経口ブドウ糖負荷試験**（**oral glucose tolerance test：OGTT**），HbA1cおよび臨床所見に基づいて3つに分類される（表Ⅱ-20-1）。

　妊娠糖尿病（**GDM**）は，妊娠糖尿病の既往，肥満，糖尿病の家族歴，人種，高齢，多胎妊娠，多嚢胞性卵巣症候群，巨大児分娩の既往をリスク因子として発症する。妊娠中の明らかな糖尿病や糖尿病合併妊娠は，妊娠糖尿病よりも重度の状態であり，血糖をより厳密に管理する必要がある。糖代謝異常合併妊婦の児は，胎生期に母体由来の高血糖と自身の膵臓から分泌する過剰なインスリンにより，過成長となり巨大児や在胎不当過大児（large for gestational age：LGA児）になりやすい。また，出生と同時にブドウ糖は母体から供給されなくなるが，インスリンの分泌はしばらく続くために新生児低血糖を発症するリスクがある。

〈治　療〉

① 栄養食事・運動療法で目標血糖値が達成できない場合は，インスリン療法が開始される。厳格なコントロールを維持するために，頻回注射療法や**持続皮下イン**

2. 妊娠糖尿病（GDM）

表Ⅱ- 20 - 1　妊娠中の糖代謝異常の診断基準

（1）　妊娠糖尿病　gestational diabetes mellitus（GDM）
75 g OGTTにおいて次の基準の1点以上を満たした場合に診断する。 　①空腹時血糖値≧92 mg/dL　　②1時間値≧180 mg/dL　　③2時間値≧153 mg/dL
（2）　妊娠中の明らかな糖尿病　overt diabetes in pregnancy（注1）
以下のいずれかを満たした場合に診断する。 　①空腹時血糖値≧126 mg/dL　　②HbA1c値≧6.5% ＊随時血糖値≧200 mg/dL あるいは75 g OGTTで2時間値≧200 mg/dLの場合は，妊娠中の明らかな糖尿病の存在を念頭に置き，①または②の基準を満たすかどうか確認する。（注2）
（3）　糖尿病合併妊娠　pregestational diabetes mellitus
①妊娠前にすでに診断されている糖尿病　　②確実な糖尿病網膜症があるもの

注1．妊娠中の明らかな糖尿病には，妊娠前に見逃されていた糖尿病と，妊娠中の糖代謝の変化の影響を受けた糖代謝異常，および妊娠中に発症した1型糖尿病が含まれる。いずれも分娩後は診断の再確認が必要である。血糖値もしくはHbA1c上昇のいずれか一回で診断可能である。

注2．妊娠中，特に妊娠後期は妊娠による生理的なインスリン抵抗性の増大を反映して糖負荷後血糖値は非妊時よりも高値を示す。そのため，随時血糖値や75 g OGTT負荷後血糖値は非妊時の糖尿病診断基準をそのまま当てはめることはできない。
　これらは妊娠中の基準であり，出産後は改めて非妊娠時の「糖尿病の診断基準」に基づき再評価することが必要である。

（日本糖尿病学会：糖尿病治療ガイドライン2024）

スリン注入法（CSII）と血糖自己測定（SMBG）を併用した強化インスリン療法（糖尿病，p.73参照）が有用である。インスリン抵抗性の増大する妊娠中期以降には必要に応じてインスリンを増量し，分娩後には速やかに減量する。

② 糖尿病合併妊娠では妊娠前から産後にわたる網膜症や腎症などの糖尿病合併症の評価・管理が重要である。

【栄養ケア】

〈栄養アセスメント・モニタリング〉　妊娠中の血糖コントロール目標値を表Ⅱ-20-2，体重増加指導の目安を表Ⅱ-20-3に示す。妊娠期の体重増加が著しく少ない「やせ」は，早産や低出生体重児のリスクがあり，「肥満」は先天異常，妊娠高血圧症候群，耐糖能の悪化，巨大児，帝王切開術，弛緩出血などの周産期合併症のリスクとなる。

① 食生活：エネルギー・栄養素摂取量，食事時間，外食・菓子・ジュースの頻度。

② 身体計測：体重（過体重・低体重）。

③ 臨床検査：血液検査（血糖（早朝空腹時，食後），HbA1c，グリコアルブミン（GA），脂質，腎機能など），尿ケトン体。

④ 個人履歴：既往歴，分娩歴，家族歴，妊娠経過（妊娠の受容，不安など），生活背景（家族構成，就労状況，喫煙）。

〈栄養基準・栄養補給〉　胎児の健全な発育と母体の血糖コントロールを含めた健康の維持および適正な体重増加を目指して，妊婦に必要なエネルギー量を確保し栄養素配分を行う。血糖コントロール不良時は，1日5〜6回の分割食とする。母体のエネルギーが不足すると，体脂肪を分解してエネルギーを得ることでケトン体が産生される。ケ

第Ⅱ部　第20章　妊産婦・授乳婦の疾患

表Ⅱ-20-2　母体血糖コントロール目標

	日本糖尿病学会 日本糖尿病・妊娠学会	日本産科婦人科学会2023 （経験的目標値）
空腹時血糖値（mg/dL）	＜95	＜95（≦95）
食前血糖値（mg/dL）		（≦100）
食後血糖値（mg/dL）	1時間値＜140または2時間値＜120	1時間値＜140または2時間値＜120 （2時間値≦120）
HbA1c（%）	6.0〜6.5未満	6.5未満
グリコアルブミン（%）	15.8未満*	15.8未満

＊日本糖尿病・妊娠学会による
（日本糖尿病学会：糖尿病診療ガイドライン2024）

表Ⅱ-20-3　妊娠中の体重増加指導の目安[*1]

妊娠前の 体格[*2]	BMI	体重増加量 指導の目安
低体重 （やせ）	18.5未満	12〜15 kg
普通体重	18.5以上 25.0未満	10〜13 kg
肥満 （1度）	25.0以上 30.0未満	7〜10 kg
肥満 （2度以上）	30.0以上	個別対応（上限 5 kgまでが目安）

＊1　「増加量を厳格に指導する根拠は必ず
　　しも十分ではないと認識し，個人差を考
　　慮したゆるやかな指導を心がける。」
＊2　体格分類は日本肥満学会の肥満度分
　　類に準じる。
（日本産科婦人科学会周産期委員会，2021）

表Ⅱ-20-4　糖代謝異常妊婦における食事エネルギー量

妊娠時期	日本糖尿病学会
妊娠初期	非肥満（非妊時BMI＜25）： 　目標体重×30＋50 kcal 肥　満（非妊時BMI≧25） 　目標体重×30 kcal
妊娠中期	非肥満（非妊時BMI＜25）： 　目標体重×30＋250 kcal 肥　満（非妊時BMI≧25） 　目標体重×30 kcal
妊娠末期	非肥満（非妊時BMI＜25）： 　目標体重×30＋450 kcal 肥　満（非妊時BMI≧25） 　目標体重×30 kcal

注）母体の体重管理や胎児成長などを参考に妊娠経過
　　ごとに個別に摂取エネルギーや栄養素配分を調整
　　する。
（日本糖尿病学会：糖尿病診療ガイドライン2024）

トン体は児に悪影響を及ぼす可能性が報告されているため，血糖値を気にし過ぎて過
度な糖質制限にならないようにする。

　　① 1日のエネルギー配分は，各食事で25%程度，補食5〜10%程度を目安とするが，
　　　母体の体重や胎児の成長などの経過を参照しながら，個別に付加量を決める。エ
　　　ネルギーだけでなく，たんぱく質やミネラル，葉酸などの不足にも注意する。

〈栄養食事指導〉

　　① 食後の血糖値上昇を抑えて血糖値の変動を少なくするには，炭水化物の量・質・
　　　配分を考慮し，分割食を勧める。

　　② 各栄養素，特に葉酸・鉄が不足しないように摂取量を確認する。

　　③ 十分な食物繊維の摂取（1日20 g以上）や低グリセミック・インデックス（GI）
　　　食を勧める。

　　④ インスリン療法中は，カーボカウント（p.217・218参照）も有効である。

〈他職種との協働〉　糖代謝異常妊婦では，妊娠前から分娩後にわたり血糖コントロー
ル，合併症や依存症の十分な管理が不可欠である。内科，産科，眼科，新生児科の連

3．妊娠高血圧症候群 (Hypertensive disorders of pregnancy：HDP)

【病態・生理生化学】

　　妊娠時に高血圧（140/90 mmHg以上）を認めた場合を**妊娠高血圧症候群**という。妊娠高血圧症候群は，**妊娠高血圧腎症**（preeclampsia：**PE**），**妊娠高血圧**（gestational hypertension：**GH**），**加重型妊娠高血圧腎症**（superimposed preeclampsia：**SPE**），**高血圧合併妊娠**（chronic hypertension：**CH**）に分類される（表Ⅱ-20-5）。早発型と呼ばれる妊娠34週未満で発症した場合，重症化しやすく注意が必要である。

　　胎盤の血管の形成異常および血管内皮の増殖，腎障害，炎症性サイトカインなどが影響すると考えられているが，原因は不明である。胎盤への血流低下は胎児に大きく影響を及ぼし，栄養不足による子宮内胎児発育遅延や胎児低酸素症による子宮内胎児死亡につながる可能性がある。その後の生活習慣病，それに引き続く脳心血管疾患の発症リスクが高いことからも，注意が必要である。

〈**治　療**〉　高血圧合併妊娠では，診察室血圧が140/90 mmHg以上の場合に降圧療法が開始される。妊娠高血圧腎症では，**子癇**（妊婦のけいれん発作）発症予防のため，硫酸マグネシウム製剤を投与することがある（特に重症例）。妊娠高血圧腎症，加重型妊娠高血圧腎症，重症妊娠高血圧，重症高血圧合併妊娠は原則として入院にて管理する。

表Ⅱ-20-5　妊娠高血圧症候群の病型分類

妊娠高血圧腎症 （PE）	①妊娠20週以降に初めて高血圧を発症し，かつたんぱく尿を伴うもので，分娩12週までに正常に復する場合。 ②妊娠20週以降に初めて発症した高血圧に，たんぱく尿を認めなくても以下のいずれかを認める場合で，分娩12週までに正常に復する場合。 　・基礎疾患の無い肝機能障害　　　・進行性の腎障害 　・脳卒中，神経障害　　　　　　　・血液凝固障害 ③妊娠20週以降に初めて発症した高血圧に，たんぱく尿を認めなくても子宮胎盤機能不全を伴う場合。
妊娠高血圧 （GH）	妊娠20週以降に初めて高血圧を発症し，分娩12週までに正常に復する場合で，かつ妊娠高血圧腎症の定義に当てはまらないもの。
加重型 妊娠高血圧腎症 （SPE）	①高血圧が妊娠前あるいは妊娠20週までに存在し，妊娠20週以降にたんぱく尿，もしくは基礎疾患の無い肝腎機能障害，脳卒中，神経障害，血液凝固障害のいずれかを伴う場合。 ②高血圧とたんぱく尿が妊娠前あるいは妊娠20週までに存在し，妊娠20週以降にいずれかまたは両症状が増悪する場合。 ③たんぱく尿のみを呈する腎疾患が妊娠前あるいは妊娠20週までに存在し，妊娠20週以降に高血圧が発症する場合。 ④高血圧が妊娠前あるいは妊娠20週までに存在し，妊娠20週以降に子宮胎盤機能不全を伴う場合。
高血圧合併妊娠 （CH）	高血圧が妊娠前あるいは妊娠20週までに存在し，加重型妊娠高血圧腎症を発症していない場合。

（日本妊娠高血圧学会：新定義・臨床分類，2018）

第Ⅱ部　第20章　妊産婦・授乳婦の疾患

【栄養ケア】

〈栄養アセスメント・モニタリング〉　妊娠前の肥満，妊娠後の体重増加に注意する。
40歳以上，高血圧・腎疾患・糖尿病などの疾患，あるいは高血圧の家族歴は妊娠高
血圧症候群の高リスクである。

① 身体計測：体重（変化），BMI（変化）。

② 臨床検査：血液検査（肝・腎機能，脂質代謝，糖尿病に関する項目），尿検査（尿た
んぱく，尿糖，尿中Na，Cr）など。

③ 栄養に関連した身体所見：血圧。

④ 個人履歴：病歴（既往歴，家族歴，分娩歴，妊娠の経過など）。

〈栄養基準・栄養補給〉

① 高血圧合併妊娠の管理：妊娠前から高血圧と診断され，栄養食事・運動療法が
行われている場合には，妊娠中も継続する。高血圧合併妊娠（CH）のうち，妊
娠前の血圧が不明で，妊娠後に初めて高血圧を指摘された場合は，妊娠高血圧腎
症（PE）に対するのと同様7〜8 g/日の食塩摂取を目安とする。妊娠高血圧症候
群では，すでに循環血液量が減少しているため，極端に制限することで循環血液
量が減少し，病態が悪化する可能性がある。

② 必要エネルギー量は，表Ⅱ-20-4を参照する。妊娠中の低栄養は，DOHaD説*
より将来に影響を及ぼす可能性が示唆されている。極端な低栄養をきたさないよ
うに注意する。その他の栄養素も，日本人の食事摂取基準を参考にする。

＊DOHaD説：Developmental Origins of Health and Diseaseの略。近年，糖尿病や高血
圧などいわゆる「生活習慣病」と称される疾患は，低栄養環境の子宮内で胎児にプロ
グラミングされ，出生後の生活環境と関連して発症するという学説。

③ 水分は，重症例を除き口渇を感じない程度の摂取とし，特別に制限しない。

④ 飲酒は必ず避け，禁酒とする。

〈栄養食事指導〉　安静と栄養食事療法を基本とし，妊婦によって身長，体重（肥満度），
食生活の地域差，病状の重症度などが異なるので個々に対応する。

II 疾患・病態別 栄養ケア・マネジメント

第 21 章

老年症候群

1. 転倒 (Fall down), 失禁 (Incontinence)

【病態・生理生化学】

転倒は，内的要因（加齢などによる身体機能低下，身体的・精神的疾患の合併，薬剤の服用）と外的要因（建物構造，道路，履物など）により発生する。転倒による骨折は，寝たきりや要介護状態の原因となり，健康寿命・QOLへの影響が大きく，その予防は重要である。

失禁には，自分の意思とは関係なく，尿が漏れてしまう「尿失禁」，無意識または自分の意思に反して肛門から便がもれる「便失禁」がある。高齢女性では，尿道括約筋や膀胱頸部の支持組織の脆弱化などが原因となって，腹圧性尿失禁（お腹に力を入れたときに起こる尿もれ），切迫性尿失禁（突然尿意を感じ，間に合わず失禁する）などを認める場合が多い。いずれも失禁は，QOLを著しく阻害する。

【栄養ケア】

〈栄養アセスメント・モニタリング〉 「転倒」や「失禁」は，加齢やサルコペニア，フレイルなどの低栄養に加え，認知症や肥満・糖尿病，高血圧症などの生活習慣病が関連している。したがって，栄養状態を把握するために，身体計測や体組成，食生活状況，身体活動（ADL，IADL等）のアセスメント・モニタリングを行う。また，尿失禁では排尿記録や水分摂取時間，便失禁では便性状など症状の評価も行う。

〈栄養基準・栄養補給〉 栄養基準は，栄養状態・既往疾患を考慮する。日本人の食事摂取基準や各疾患のガイドラインに準ずる。肥満などの過栄養，フレイルなどの低栄養があればその改善を行う。

〈栄養食事指導〉 転倒を予防する。日常生活の中に軽い運動を取り入れ，足・腰・腹部の筋力，歩行能力の維持・改善を図る。また，室内の段差や床のコード類，じゅうたんなど転倒の原因となりやすい環境の有無を確認して改善する。

尿失禁では，利尿作用のあるカフェインやアルコールの摂取には注意が必要である。その他，肥満の是正や便秘の予防・改善を行う。便失禁では，軟便や軽度の下痢患者が多く，便性状を軟化させるカフェインやかんきつ類，香辛料，アルコールの摂取を控える。高齢者では，失禁や夜間頻尿を恐れ，水分摂取を控える場合もあるので注意する。失禁では，自尊心を傷つけないよう配慮し，汚れた下着はできるだけ速やかに取り替える。紙パンツやポータブルトイレの使用など介護者の負担軽減にも配慮する。

2. フレイル (Frailty)

【病態・生理生化学】

フレイルは，要介護状態に至る前段階として位置づけられ，身体的脆弱性を主体としながらも，精神・心理的側面，社会的側面における脆弱性も含む概念である。フレイルには，介入により再び健康な状態に戻るという可逆性が含まれる（図Ⅱ-21-1）。統一された診断方法はないが，身体的フレイル表現型モデルを基につくられた日本版CHS（cardiovascular health study）基準（J-CHS）がある（表Ⅱ-21-1）。

口腔機能の衰えから咀嚼や飲み込みなどの能力低下につながり，食事摂取量低下を招き，身体の栄養状態や機能の低下をもたらすことをオーラルフレイルという。口腔機能維持・向上の重要性を啓発することを目的として提案された。

フレイルは，転倒や要介護状態，死亡などさまざまな健康障害に帰着するだけでなく，糖尿病などの生活習慣病や心血管疾患と相互にリスク因子となる。

【栄養ケア】

〈栄養アセスメント・モニタリング〉 サルコペニアに準じ，身体計測，食生活状況，ADL障害，要介護状態，病歴，生活状況などから，どの部分に問題があるかを栄養アセスメント・モニタリングする（p.172参照）。

〈栄養基準・栄養補給〉 日本人の食事摂取基準およびサルコペニアの基準に準ずる（p.173参照）。その他，地中海食など食事バランスとの関係や，果物・野菜・低脂肪乳製品摂取により身体機能の改善やフレイル発症リスクが低下する可能性が示され，多様な食品摂取が重要といえる。一方で，栄養介入単独での効果は不十分であり，運動療法（レジスタンス運動を含む）との複合的介入が推奨される。

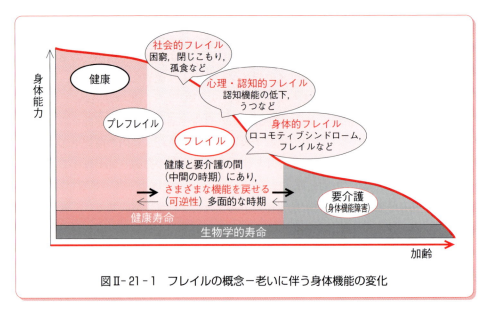

図Ⅱ-21-1 フレイルの概念－老いに伴う身体機能の変化

3. 褥瘡（Pressure ulcer）

表Ⅱ-21-1　日本版CHS基準（J-CHS基準）

項　目		評価基準
1	体重減少		6か月で2～3kg以上の体重減少
2	筋力低下	スクリーニング	握力：男＜26kg，女＜18kg
			ペットボトルのキャップが開けにくい 階段が上りづらい
3	疲労感		（この2週間）わけもなくつかれたよう な感じがする
4	歩行速度	スクリーニング	通常歩行：＜0.8～1.0m/秒*
			以前に比べて歩く速度が遅くなってきたと思う 信号が青で渡り切れない
5	身体活動		①軽い運動・体操などをしていますか？ ②定期的な運動・スポーツをしていますか？ 上記いずれも「週に1回もしていない」と回答

上記の5項目の内，3項目以上はフレイル，1～2項目ならプレフレイル。
＊日本人高齢者では＜1.0m/秒が適当とされている。
（葛谷雅文：フレイル（身体的）．日本サルコペニア・フレイル学会編：日本サルコペニ
ア学会認定　サルコペニア・フレイル指導士テキスト，新興医学出版社，p.40，2020）

〈栄養食事指導〉　サルコペニアに準ずる（p.173参照）。オーラルフレイルに関しては
次のものがあげられる。

① 噛む力を維持するために噛み応えのある食品や，食感を残す調理の工夫（大き
く切る，厚みを残す，加熱時間を短くするなど）を取り入れる。

② 逆に咀嚼に問題があれば，よく加熱し多様な食品を摂取できるようにする。

3．褥瘡（Pressure ulcer）

【病態・生理生化学】

褥瘡とは，身体の同じ部分に長時間の外力（圧迫，ねじれ，ずれ，張力など）が加わ
ることで，皮膚あるいは皮下組織の循環障害が起こり生じる局所的な組織壊死のこと
で床ずれともいう。発生部位は，皮下に骨あるいは骨突出部があり，かつ外力がかか
りやすい仙骨部が最も多く，大転子部，尾骨部，踵部と続く。脳血管疾患，骨関節疾
患，悪性腫瘍など体位変換が困難な場合に生じやすい。

褥瘡のリスク評価には，ブレーデンスケール（資料5．p.243），重症度と治癒過程の
評価にDESIGN-R®2020（資料7．p.246）が用いられる。

【栄養ケア】

〈栄養アセスメント・モニタリング〉　創傷治癒阻害因子には，低栄養やビタミン・微
量元素の欠乏だけでなく，糖尿病や脳血管疾患などの過栄養も代謝異常に伴う組織修
復力低下，血流障害などにより影響を及ぼす。褥瘡のリスク評価（ブレーデンスケール）
やDESIGN-R®2020による重症度評価も参考にする。

① 食生活：食事内容，エネルギー・栄養素摂取量，水分，服薬状況。

② 身体計測：身長，体重，体組成（TSF，SSF，AMCなど）。

第Ⅱ部　第21章　老年症候群

③　臨床検査：血液検査（Alb，Tf，TLC，CRP，HbA1c，FPG，亜鉛など）。

④　栄養に関連した身体所見：下痢，便秘などの消化器症状，摂食嚥下障害，浮腫・脱水の有無。

⑤　個人履歴：病歴（既往歴（基礎疾患の有無）など），生活背景（家族構成，介護状況）。

〈栄養基準・栄養補給〉　低栄養の改善，創傷治癒のために十分なエネルギーとたんぱく質を補給する。細胞の合成・治癒に関連するビタミンや微量元素は，日本人の食事摂取基準を参考に積極的に摂取する（表Ⅱ-21-2）。また，アルギニン，グルタミン，β-ヒドロキシ-β-メチル酪酸（HMB），L-カルノシン，オルニチンなども創傷治癒促進が期待されている。経口摂取を優先して，不足しがちな栄養素は，濃厚流動食，栄養補助食品等で補う。なお，糖尿病や腎疾患，肝不全などを合併している場合では，病態に応じて調整する。

表Ⅱ-21-2　褥瘡の栄養基準（1日当たり）

エネルギー（kcal/kg）	たんぱく質（g/kg）	脂質（%E）	ビタミンA（μgRAE）	ビタミンD（μg）	ビタミンE（mg）	ビタミンC（mg）	鉄（mg）	亜鉛（mg）	銅（mg）
30～35 BEE（kcal）×1.5	1.25～1.5	20～30	男 800 女 650	9.0	男 7.0 女 6.0	100	男 6.5 女 5.5	男 9.0 女 7.0	男 0.8 女 0.7

注）脂質およびビタミン，微量元素は日本人の食事摂取基準（2025年版）の75歳以上の目標量，推奨量，目安量をそれぞれ用いた。
（日本褥瘡学会編：褥瘡ガイドブック第3版，2023，日本静脈経腸栄養学会編：静脈経腸栄養ガイドライン第3版，2013，日本人の食事摂取基準（2025年版）より作成）

〈栄養食事指導〉　1日に必要な栄養量，献立例，経腸栄養剤の入手方法などを介護者（家族）へ指導する。高齢者では，少量頻回食，食間での補食や経腸栄養剤の摂取，高エネルギー調理（油脂を用いた調理や食品選択）を指導する。

資　料

1. 一般的に利用される栄養パラメータと栄養アセスメント ⋯⋯ 234
2. 臨床検査項目の基準範囲と意味 ⋯⋯ 234
   - Ⅰ．血液検査
   - Ⅱ．尿・便検査
3. 栄養診断一覧 ⋯⋯ 238
4. 栄養補助食品リスト ⋯⋯ 240
5. ブレーデンスケールの評価表 ⋯⋯ 243
6. クリニカルパスの例 ⋯⋯ 244
7. DESIGN-R®2020 褥瘡経過評価用 ⋯⋯ 246
8. 成長曲線（0〜17.5歳）⋯⋯ 247
9. 低栄養状態のリスク判定（厚生労働省）⋯⋯ 247
10. 栄養スクリーニングツール ⋯⋯ 248
    - ●CNAQ-J　高齢者を対象とした日本語版食欲調査票
    - ●DETERMINEチェックリスト
    - ●簡易栄養状態評価表（MNA）
    - ●MUST
11. 日本摂食嚥下リハビリテーション学会
    嚥下調整食学会分類2021 ⋯⋯ 250
12. 日本摂食嚥下リハビリテーション学会
    発達期摂食嚥下障害児（者）のための
    嚥下調整食分類2018（抜粋）⋯⋯ 251
13. 食事性アレルギーと除去食品・代替食品 ⋯⋯ 252
14. 要支援状態・要介護状態の介護認定等基準時間
    および状態の目安 ⋯⋯ 253
15. 医療保険制度：診療報酬点数および入院時食事療養費制度：
    自己負担額 ⋯⋯ 254
16. 介護保険制度における管理栄養士がかかわる加算
    （令和6年度介護報酬改定）⋯⋯ 256
17. 略 語 一 覧 ⋯⋯ 258
18. 参 考 図 書 ⋯⋯ 260

資　料

1. 一般的に利用される栄養パラメータと栄養アセスメント

	項目・パラメータ	基準値	栄養アセスメント
エネルギーおよび栄養素摂取量	食事調査 ①食事記録法、②食事思い出し法、③食物摂取頻度法、 ④食事歴法、⑤陰膳法　など 間接熱量測定 呼吸商（RQ） 基礎エネルギー消費量（BEE）　　　　　［単位：kcal/日］ 安静時エネルギー消費量（REE）　　　　［単位：kcal/日］	 0.7以下…飢餓、1.2以上…脂肪合成	エネルギーおよび各栄養素の過不足の状況. （偏り）
身体計測	身長・体重 標準（理想）体重比率（%IBW）【現在体重÷標準体重×100】 　*標準体重＝身長(m)×身長(m)×22 健常時体重比率（%UBW）【現在体重÷普段の体重×100】 BMI【体重(kg)÷身長(m)÷身長(m)】 皮下脂肪厚 　上腕三頭筋部皮下脂肪厚（TSF）＊［単位：mm］ 筋 　上腕周囲長（AC）＊［単位：cm］ 　上腕筋囲（AMC）＊ 　【上腕筋囲長（AC cm）－3.14×上腕三頭筋皮下脂肪厚（TSF mm）÷10】 体脂肪率＊＊＊ 　［単位：%］ 筋力測定 　握　　力	 18.5～25 男性11.36±5.42、女性16.07±7.21 男性27.23±2.98、女性25.28±3.05 男性23.67±2.76、女性20.25±2.56 男性15～20、女性20～25以下	 70%以下…高度の栄養不良 －5%以上の減少…高度の栄養不良 18.5未満…低体重、25以上…肥満傾向、30以上…肥満 基準値の80～90%…軽度栄養障害 　　　　　60～80%…中等度　　〃 　　　　　60%以下…高度　　　〃 男性25以上、女性30以上…肥満 骨格筋量に比例する
問診			
臨床検査	「2.臨床検査項目の基準範囲と意味」参照。		

＊：日本栄養アセスメント研究会身体計測基準値検討委員会：日本人の新身体計測基準値（JARD2001）による。「18～24歳」から「85歳～」の14の年齢階級の平均値±標準偏差の値。　　＊＊厚生労働省

2. 臨床検査項目の基準範囲と意味

I. 血液検査

	検査項目	略称	基準範囲	検査する意味
血液疾患	血色素量 （ヘモグロビン）	Hb	男性 13.4 g/dL ～ 17.1 g/dL 女性 11.1 g/dL ～ 15.2 g/dL	低値では貧血（再生不良性、鉄欠乏性、巨赤芽球性、溶血性）を疑う。 高値では多血症、脱水、赤血球増多症を疑う。
	赤血球容積 （ヘマトクリット）	Ht	男性 36.0% ～ 48.6% 女性 34.2% ～ 44.1%	
	赤血球数	RBC	男性 4.30×10^{12}/L ～ 5.67×10^{12}/L 女性 3.80×10^{12}/L ～ 5.04×10^{12}/L	
	血清鉄	Fe	男性 60 μg/dL ～ 210 μg/dL 女性 50 μg/dL ～ 170 μg/dL	体内で鉄を蓄えることができるたんぱく質。低値では鉄欠乏性貧血を疑う。他の貧血の指標になる。
	総鉄結合能	TIBC	男性 250 μg/dL ～ 385 μg/dL 女性 260 μg/dL ～ 420 μg/dL	体内の鉄が不足していると高値になる。他の貧血の指標と異なり鉄欠乏性貧血では基準値より高くなる。TIBC＝血清鉄＋UIBC（不飽和鉄結合能）

分類	名称	略号	基準値	臨床的意義
	血小板数	Plt	153 × 10⁹/L ~ 346 × 10⁹/L	基準値より下がった場合、出血、肝臓の障害を疑う。
	プロトロンビン時間	PT	10秒 ~ 13秒	血液が凝固するのに要する時間。抗凝固薬（ワルファリンなど）の治療効果の判定に用いる。15秒以上では肝炎、肝硬変、心不全、ビタミンK欠乏症を疑う。
	赤血球沈降速度	赤沈	男性 0.1 mm/1時間 ~ 10 mm/1時間 女性 0.2 mm/1時間 ~ 15 mm/1時間	赤血球数の減少（貧血）、アルブミンの減少（低栄養など）、免疫グロブリンの増加（感染症など）では基準値より速くなる。基準値より遅くなる場合、赤血球の増加（脱水、多血症）。炎症の活動性などの指標。
炎症	白血球数	WBC	男性 3.9 × 10⁹/L ~ 9.7 × 10⁹/L 女性 3.6 × 10⁹/L ~ 8.9 × 10⁹/L	低値では急性骨髄性白血病、膠原病、肝硬変、放射線障害を疑う。高値では急性感染症、外傷、非白血性白血病、悪性腫瘍を疑う。
	C反応性たんぱく	CRP	0.3 mg/dL以下	0.4~0.9（軽い炎症）、1.0~15.0（中等度の炎症）、15.0~20.0（重症の炎症）。高値ではウイルス性感染症、細菌性感染症、熱傷、悪性腫瘍、心筋梗塞、膠原病を疑う。
	クレアチン（ホスホ）キナーゼ	C（P）K	男性 57 U/L ~ 240 U/L 女性 47 U/L ~ 200 U/L	主に筋肉に含まれる酵素。四肢の筋肉や心臓に大量に含まれる。高値では進行性筋ジストロフィーや多発性筋炎や急性心筋梗塞、甲状腺機能低下症、結合組織疾患を疑う。
	抗DNA抗体		6.0 IU/mL以下	高値では全身性エリテマトーデス（SLE）、シェーグレン症候群、強皮症、混合性結合組織病、オーバーラップ症候群を疑う。
	抗核抗体	ANA	陰性（－）	膠原病などその類縁疾患が疑われた場合、これらの疾患の経過観察時に検査される。
	IgE抗体	IgE	170 IU/mL以下	抗原（アレルゲン）から身体を守るための免疫物質。基準値以上の場合、なんらかのアレルギー反応が出ている可能性がある。
栄養状態	総たんぱく質	TP	6.5 g/dL ~ 8.0 g/dL	栄養状態をみる指標。長期的な観察に役立つ。低値では消化吸収障害、たんぱく漏出性胃腸症を疑う。栄養失調（PEM）では主にアルブミン（健康な状態では総たんぱくの65%）が減少し、質の低下になる。
	アルブミン	Alb	3.5 g/dL ~ 5.0 g/dL	半減期が約21日で、直近の栄養状態を反映する。値は3.5g/dL未満になる。
	トランスサイレチン（プレアルブミン）	TTR PreAlb	22.0 mg/dL ~ 40.0 mg/dL	半減期は約2日で直近の栄養状態を鋭敏に反映。炎症でも低下するのでCRPと合わせて栄養状態の判定に役立つ。
	トランスフェリン	Tf	男性 190 mg/dL ~ 300 mg/dL 女性 200 mg/dL ~ 340 mg/dL	体内で鉄を輸送するたんぱく質で半減期が短い（7日）ため、栄養状態の改善につながる。増加することが栄養状態の改善につながる。
脂質代謝	総コレステロール	T-Cho	120 mg/dL ~ 219 mg/dL	低値では低βリポたんぱく血症（原発性）、悪液質、栄養障害、甲状腺機能亢進、悪液質、栄養障害、甲状腺機能亢進症（いずれも続発性）。高値では家族性高コレステロール血症（原発性）、脂肪肝、ネフローゼ症候群、甲状腺機能低下、閉塞性黄疸（いずれも続発性）などを疑う。
	LDL-コレステロール	LDL-C	60 mg/dL ~ 139 mg/dL	高値では高コレステロール血症、動脈硬化、脳梗塞など。動脈硬化がもたらす病気がもたらす病気が起こりにくい傾向がある。
	HDL-コレステロール	HDL-C	35 mg/dL ~ 80 mg/dL	HDLコレステロールを低値にする誘因は、肥満、運動不足、喫煙など。低値では動脈硬化が起こりやすい傾向がある。
	中性脂肪（トリグリセリド）	TG	50 mg/dL ~ 149 mg/dL	高値が続くと動脈硬化を進行させる。高値では糖尿病、ネフローゼ症候群、メタボリック症候群、急性膵炎などを疑う。低値では甲状腺機能亢進症、肝硬変、肝臓障害などを疑う。
糖代謝	血糖（グルコース）	BS、Glu	65 mg/dL ~ 109 mg/dL （空腹時）	糖尿病の血糖コントロールの指標。GAは過去1か月（特に直近2週間）の平均血糖値、HbA1cは過去1~2か月の平均血糖値を表すのに対し、1,5AGは食事や運動に影響されない過去数日間の血糖変動を表す。
	ヘモグロビンA1c	HbA1c	4.7%~6.2% （NGSP値）	血糖：高値では、糖尿病、インスリノーマ、糖原病、ガラクトース血症、クッシング症候群、甲状腺機能亢進症、肥満、妊娠、低栄養など。HbA1c：低値では溶血性貧血、異常ヘモグロビン血症。高値…糖尿病、異常ヘモグロビン、腎性糖尿、腎不全
	1,5アンヒドログルシトール	1,5AG	男性 15 µg/mL ~ 45 µg/mL 女性 12 µg/mL ~ 29 µg/mL	1,5AG：男女とも13 µg/mL以下の場合、血糖のコントロールが不十分で、血糖のコントロール状態を疑う。ビン血症がみられる。

資　料

分類	検査項目	略号	基準値	説明
腎臓疾患	尿素窒素	BUN	8〜22 mg/dL	これらの物質はたんぱく質の代謝産物で腎機能を表す指標。多くなると尿中に排泄され通常血液中には一定量存在する。腎機能が低下すると尿中に排泄されにくくなるためいずれも高値を示す。
腎臓疾患	クレアチニン	Cr	男性 0.8 mg/dL 〜 1.3 mg/dL　女性 0.5 mg/dL 〜 1.0 mg/dL	（上欄と同じ）
腎臓疾患	クレアチニンクリアランス	Ccr	90 mL/分/1.73 m² 〜 140 mL/分/1.73 m²	血清中と尿中のクレアチニンの量を測定して比較し腎機能の低下を知る。30〜50 mL/分で中等度、30 mL/分以下で高度の機能低下が考えられる。30 mL/分以下では尿毒症を疑う。
腎臓疾患	推算糸球体濾過量	eGFR	60 mL/分/1.73 m² 以上	慢性腎臓病（CKD）の早期発見・早期治療のための指標としても注目されている。どれくらい老廃物を尿へ排泄する能力があるかを示す。クレアチニン値をもとに年齢・性別から算出。
腎臓疾患	尿酸	BUA.(UA)	男性 4.0 mg/dL 〜 7.0 mg/dL　女性 3.0 mg/dL 〜 5.5 mg/dL	プリン体（核酸の構成成分）の代謝産物。肝臓で分解され体内に貯められない余分は腎臓の働きで尿中に排泄される。高値では高尿酸血症となり、痛風やネフローゼの誘因となる。
肝臓疾患	アスパラギン酸アミノトランスフェラーゼ	AST	8 IU/L 〜 40 IU/L	肝臓でのアミノ酸代謝やエネルギー代謝の過程で重要な働きをする酵素。代謝が円滑に行われなくなると使われず高値となる。アルコール性肝障害、非アルコール性脂肪肝炎（NASH）、肝硬変を疑う。
肝臓疾患	アラニンアミノトランスフェラーゼ	ALT	4 IU/L 〜 40 IU/L	（上欄と同じ）
肝臓疾患	アルカリホスファターゼ	ALP	80 IU/L 〜 260 IU/L	リン酸化合物を分解する酵素。肝細胞や肝臓と接する胆管細胞に障害が起こると高値になる。原発性胆汁性肝硬変、胆道閉塞、胆石症。
肝臓疾患	γ-グルタミルトランスペプチダーゼ	γ-GTP (GGT)	男性 5 IU/L 〜 60 IU/L　女性 5 IU/L 〜 40 IU/L	飲酒過多や肥満などによりつくられ多くなると高値をとる。たんぱく質を合成する働きをする。アルコール性肝硬変、脂肪肝、胆汁うっ滞。原発性胆汁性肝硬変、胆道閉塞、胆石症。
肝臓疾患	コリンエステラーゼ	ChE	男性 203 IU/L 〜 460 IU/L　女性 179 IU/L 〜 354 IU/L	肝細胞でのみつくられる酵素。血液中へ放出され体内に存在し、高値の場合を疑う。高値の場合はネフローゼ、肝硬変を疑う。低値の場合は劇症肝炎、肝硬変。
肝臓疾患	乳酸デヒドロゲナーゼ	LDH	130 IU/L 〜 235 IU/L	各組織に多く存在し、糖質をエネルギーに変える働きをする酵素。高値ではウイルス肝炎、肝障害、肝硬変。
膵臓疾患	アミラーゼ	AMY	40 IU/L〜132 IU/L	急性・慢性膵炎では基準値より高くなる。尿中のアミラーゼ（基準値100 IU/L〜1,100 IU/L）も同時に検査する。肺癌、卵巣癌、大腸癌、大量輸血でも高値。
膵臓疾患	リパーゼ	LIPA	11 IU/L〜53 IU/L	激しい腹痛とともに基準値より高値となった場合は急性膵炎を疑う。腹痛がなく高値となった場合は腎臓疾患を疑う。
黄疸	総ビリルビン	T-Bil	0.4 mg/dL 〜 1.2 mg/dL	ビリルビンは赤血球が破壊されるときに生成される黄色い色素。肝臓で処理された後のビリルビンを直接ビリルビンといい、あわせて総ビリルビンと呼ぶ。
黄疸	直接ビリルビン	D-Bil	0.1 mg/dL 〜 0.3 mg/dL	通常、総ビリルビンは血液中に微量しか存在しない。肝障害により胆汁中へ漏れ出し、黄疸の症状となる。胆汁中の直接ビリルビンが血液中に漏れ出し、黄疸の症状を呈する。

分類	検査項目	略号	基準値	基準値より高い値の場合	基準値より低い値の場合
電解質	ナトリウム	Na	136 mEq/L 〜 147 mEq/L	嘔吐、下痢、発汗などの激しい脱水状態。クッシング症候群、食塩過剰摂取。尿崩症。	腎不全、ネフローゼ症候群、甲状腺機能低下症、心不全、火傷。
電解質	クロール	Cl	98 mEq/L 〜 109 mEq/L	脱水症、クッシング症候群、過換気症候群。	水分過剰摂取、嘔吐、アジソン病。
電解質	カリウム	K	3.6 mEq/L 〜 5.0 mEq/L	腎不全、大量の輸血。	アルドステロン症、クッシング症候群、利尿剤服用、神経性やせ症。
電解質	カルシウム	Ca	8.7 mg/dL 〜 10.1 mg/dL	悪性腫瘍（特に骨転移）、多発性骨髄腫、原発性副甲状腺機能亢進症。	腎不全、副甲状腺機能低下症、ビタミンD欠乏症。
電解質	無機リン	IP	2.4 mg/dL 〜 4.3 mg/dL	副甲状腺機能低下症、腎不全。	ビタミンD欠乏症、副甲状腺機能亢進症。
電解質	マグネシウム	Mg	1.8mg/dL〜2.6mg/dL	尿毒症（乏尿症）、甲状腺機能低下症、アジソン症候群。	腎不全（多尿症）、ネフローゼ症候群、クッシング症候群。

検査項目		略称	基準範囲	検査する意味
鉄		Fe	男性 54 μg/dL ～ 200 μg/dL 女性 48 μg/dL ～ 154 μg/dL	溶血性貧血、再生不良性貧血、サラセミア、ヘモジデローシス、肝炎、肝硬変。鉄欠乏性貧血、多血症、慢性感染症、膠原病、悪性腫瘍。
ホルモン	インスリン		8 μU/mL ～ 11 μU/mL	11～50 μU/mL では肥満、クッシング症候群、末端肥大症。50 μU/mL 以上ではインスリン受容体異常症。1型糖尿病、飢餓、膵炎、膵臓癌、副腎不全。
	グルカゴン		41 pg/mL ～ 200 pg/mL	201～500 pg/mL では急性膵炎、ショック、ストレス。500 pg/mL 以上ではグルカゴノーマ、糖尿病性ケトアシドーシス。慢性膵炎、インスリン過剰時、下垂体機能低下症。
	レニン		0.5 ngAI/mL・h ～ 3.0 ngAI/mL・h	腎臓で分泌される酵素。血圧を上昇させる。アルドステロンの分泌を促進する。高値では腎血管性高血圧、褐色細胞腫、悪性高血圧、ネフローゼ症候群。低値では低レニン本態性高血圧。クッシング症候群、肝硬変を疑う。
	アルドステロン		30 pg/mL ～ 200 pg/mL	副腎皮質から分泌されるホルモン。また血中のナトリウムとカリウム量を調節し心臓に作用。血圧、血液と電解質の異常を診断するために行われ、異常では心臓病、検査は、原発性アルドステロン症、腎不全、尿崩症、副腎不全。
	遊離トリヨードサイロニン	FT₃	2.4 pg/mL ～ 4.5 pg/mL	甲状腺でつくられるホルモン。エネルギー代謝を調節する。FT₃、FT₄高値…甲状腺機能亢進症（バセドウ病、プランマー病、クレチン病）、亜急性甲状腺炎、TSH産生腫瘍など。FT₃、FT₄低値…甲状腺機能低下症（粘液水腫、橋本病、ヨード欠乏症など）を疑う。
	遊離サイロキシン	FT₄	1.0 ng/dL ～ 1.7 ng/dL	
	甲状腺刺激ホルモン	TSH	0.56 μU/mL ～ 4.3 μU/mL	脳から分泌されFT₃・FT₄の調節能をもつ。FT₃・FT₄が低値でTSHが高値…甲状腺機能低下症（橋本病）、FT₃・FT₄が高値でTSHが低値…甲状腺機能亢進症（バセドウ病）などを疑う。
	副腎皮質刺激ホルモン	ACTH	9 pg/mL ～ 52 pg/mL	脳の下垂体から分泌され、副腎皮質を刺激する。高値…クッシング症候群、アジソン病、ストレス、うつ病。低値…下垂体機能低下症、副腎性クッシング症候群などを疑う。

II. 尿・便検査

	検査項目	略称	基準範囲	検査する意味
尿	尿糖定性[*1]	尿糖	陰性 (-)	尿中にグルコースが出ているかを調べる。糖尿病、甲状腺機能亢進症では陽性 (+) となる。
	尿たんぱく質定性[*2]	尿Prot	陰性 (-)～擬陽性 (±)	尿中にたんぱくが出ているかを調べる。尿路感染症、糖尿病性腎症では陽性。腎疾患。
	pH	pH	5～7.5	pH 8.0以上（アルカリ尿）…尿路感染、腎疾患、代謝アシドーシス。pH 4.5以下（酸性尿）…糖尿病、腎疾患を疑う。
	比重	SG	1.007～1.025	1.030以上…糖尿病、脱水状態（発熱・下痢・嘔吐）、ネフローゼ症候群。1.008以下…尿崩症、腎炎、腎不全。
	ケトン体	KET	陰性 (-)	陽性 (+)…飢餓、嘔吐、運動、糖尿病、高脂肪食、甲状腺機能亢進症を疑う。
	尿ビリルビン	尿Bil	陰性 (-)	陽性 (+)…閉塞性黄疸、肝内胆汁うっ滞、アルコール性肝炎を疑う。
	ウロビリノーゲン[*3]	URO	擬陽性 (±)～弱陽性 (+)	ビリルビンが腸内細菌により分解された物質。一部は腸から血中に吸収され尿中に排出される。基準値よりも少ない陰性（肝内胆汁うっ滞、閉塞性黄疸）や基準値より多い場合が異常値。
便	免疫学的潜血反応	便潜血	陰性 (-)（99 ng/mL以下）	便に血液が混じっているかを調べ、大腸での出血の有無をみる。

検査値の表記方法 *1 -～± : 異常なし　+ : 要経過観察　+～4+ : 要精密検査
　　　　　　　　 *2 -～± : 異常なし　2+～4+ : 要精密検査
　　　　　　　　 *3 正～+ : 異常なし　2+～4+ : 要精密検査

資　　　料

3. 栄養診断一覧

NI　エネルギー・栄養素摂取量（Nutrition Intake）

「経口摂取や栄養補給法を通じて摂取するエネルギー・栄養素・液体・生物活性物質に関わることがら」と定義される。

【NI-1　エネルギー出納】「実測または推定エネルギー出納の変動」と定義される。

NI-1.1　エネルギー消費量の亢進	NI-1.4　エネルギー摂取量不足の予測
NI-1.2　エネルギー摂取量不足	NI-1.5　エネルギー摂取量過剰の予測
NI-1.3　エネルギー摂取量過剰	

【NI-2　経口・経腸・静脈栄養補給】「患者・クライエントの摂取目標量と比較した実測または推定経口・非経口栄養補給量」と定義される。

NI-2.1　経口摂取量不足	NI-2.6　静脈栄養量不足
NI-2.2　経口摂取量過剰	NI-2.7　静脈栄養量過剰
NI-2.3　経腸栄養量不足	NI-2.8　静脈栄養量過剰
NI-2.4　経腸栄養量過剰	NI-2.9　限られた食物摂取
NI-2.5　適切でない経腸栄養法	

【NI-3　水分摂取】「患者・クライエントの摂取目標量と比較した，実測または推定水分摂取量」と定義される。

NI-3.1　水分摂取量不足	NI-3.2　水分摂取量過剰

【NI-4　生物活性物質】「単一または複数の機能的食物成分，含有物，栄養補助食品，アルコールを含む生物活性物質の実測または推定摂取量」と定義される。

NI-4.1　生物活性物質摂取量不足	NI-4.3　アルコール摂取量過剰
NI-4.2　生物活性物質摂取量過剰	

【NI-5　栄養素】「適切量と比較した，ある栄養素群または単一栄養素の実測あるいは推定摂取量」と定義される。

NI-5.1　栄養素必要量の増大	NI-5.9　ビタミン
NI-5.2　栄養失調	NI-5.9.1 ビタミン摂取量不足
NI-5.3　たんぱく質・エネルギー摂取量不足	(1)ビタミンA (2)ビタミンC (3)ビタミンD
NI-5.4　栄養素必要量の減少	(4)ビタミンE (5)ビタミンK
NI-5.5　栄養素摂取のインバランス	(6)チアミン（ビタミンB_1）
NI-5.6　脂質とコレステロール	(7)リボフラビン（ビタミンB_2）
NI-5.6.1 脂質摂取量不足	(8)ナイアシン (9)葉酸 (10)ビタミンB_6
NI-5.6.2 脂質摂取量過剰	(11)ビタミンB_{12} (12)パントテン酸
NI-5.6.3 脂質の不適切な摂取	(13)ビオチン (14)その他
NI-5.7　たんぱく質	NI-5.9.2 ビタミン摂取量過剰
NI-5.7.1 たんぱく質摂取量不足	(1)ビタミンA (2)ビタミンC (3)ビタミンD
NI-5.7.2 たんぱく質摂取量過剰	(4)ビタミンE (5)ビタミンK
NI-5.7.3 たんぱく質やアミノ酸の不適切な摂取	(6)チアミン（ビタミンB_1）
NI-5.8　炭水化物と食物繊維	(7)リボフラビン（ビタミンB_2）
NI-5.8.1 炭水化物摂取量不足	(8)ナイアシン (9)葉酸 (10)ビタミンB_6
NI-5.8.2 炭水化物摂取量過剰	(11)ビタミンB_{12} (12)パントテン酸
NI-5.8.3 炭水化物の不適切な摂取	(13)ビオチン (14)その他
NI-5.8.4 不規則な炭水化物摂取	
NI-5.8.5 食物繊維摂取量不足	
NI-5.8.6 食物繊維摂取量過剰	

NI-5.10	ミネラル	NI-5.10.2	ミネラル摂取量過剰
NI-5.10.1	ミネラル摂取量不足		(1)カルシウム (2)クロール (3)鉄
	(1)カルシウム (2)クロール (3)鉄		(4)マグネシウム (5)カリウム (6)リン
	(4)マグネシウム (5)カリウム (6)リン		(7)ナトリウム（食塩）(8)亜鉛 (9)硫酸園
	(7)ナトリウム（食塩）(8)亜鉛 (9)硫酸塩		(10)フッ化物 (11)銅 (12)ヨウ素
	(10)フッ化物 (11)銅 (12)ヨウ素		(13)セレン (14)マンガン (15)クロム
	(13)セレン (14)マンガン (15)クロム		(16)モリブデン (17)ホウ素 (18)コバルト
	(16)モリブデン (17)ホウ素 (18)コバルト		(19)その他
	(19)その他	NI-5.11	すべての栄養素
		NI-5.11.1 最適量に満たない栄養素摂取量の予測	
		NI-5.11.2 栄養素摂取量過剰の予測	

NC　臨床栄養（Nutrition Clinical）
「医学的または身体的状況に関連する栄養問題」と定義される。

【NC-1　機能的項目】「必要栄養素の摂取を阻害・妨害する身体的または機械的機能の変化」と定義される。			
NC-1.1	嚥下障害	NC-1.3	授乳困難
NC-1.2	噛み砕き・咀嚼障害	NC-1.4	消化機能異常

【NC-2　生化学的項目】「治療薬や外科療法あるいは検査値の変化で示される代謝できる栄養素の変化」と定義される。			
NC-2.1	栄養素代謝異常	NC-2.3	食物・薬剤の相互作用
NC-2.2	栄養関連の検査値異常	NC-2.4	食物・薬剤の相互作用の予測

【NC-3　体重】「通常体重または理想体重と比較した，継続した体重あるいは体重変化」と定義される。			
NC-3.1	低体重	NC-3.3	過体重・肥満
NC-3.2	意図しない体重減少	NC-3.4	意図しない体重増加

NB　行動と生活環境（Nutrition Behavioral/environmental）
「知識，態度，信念（主義），物理的環境，食物の入手や食の安全に関連して認識される栄養所見・問題」と定義される。

【NB-1　知識と信念】「関連して観察・記録された実際の知識と信念」と定義される。			
NB-1.1	食物・栄養関連の知識不足	NB-1.4	セルフモニタリングの欠如
NB-1.2	食物・栄養関連の話題に対する誤った信念（主義）や態度（使用上の注意）	NB-1.5	不規則な食事パターン（摂食障害：過食・拒食）
NB-1.3	食事・ライフスタイル改善への心理的準備不足	NB-1.6	栄養関連の提言に対する遵守の限界
		NB-1.7	不適切な食物選択

【NB-2　身体の活動と機能】「報告・観察・記録された身体活動・セルフケア・食生活の質などの実際の問題点」と定義される。			
NB-2.1	身体活動不足	NB-2.4	食物や食事を準備する能力の障害
NB-2.2	身体活動過多	NB-2.5	栄養不良における生活の質（QOL）
NB-2.3	セルフケアの管理能力や熱意の不足	NB-2.6	自発的摂食困難

【NB-3　食の安全と入手】「食の安全や食物・水と栄養関連用品入手の現実問題」と定義される。			
NB-3.1	安全でない食物の摂取	NB-3.3	栄養関連用品の入手困難
NB-3.2	食事や水の供給の制約		

NO　その他の栄養（Nutrition Other）

【NO-1　その他の栄養】「摂取量，臨床または行動と生活環境の問題として分類されない栄養学的所見」と定義される。			
NO-1.1	現時点では栄養問題なし		

資　　料

4. 栄養補助食品リスト

経腸栄養剤（食品）

消化態別区分	消化態経腸栄養剤	半消化態経腸栄養剤		
対象疾患				
製品名	ペプタメン AF	MA-ラクフィア 1.0	メイバランス HP1.5	テルミール 2.0 α
会社名	ネスレ日本	森永乳業クリニコ	明　治	ニュートリー
100 kcal 当たりの量（mL）	66.7	100	66,7	50

100 kcal 当たりの栄養素量

たんぱく質（g）	6.3	4	5	3.6
脂　質（g）	4.4	3	2.5	3.8
炭水化物（g）	8.8	15	15.5	13
食物繊維（g）		1	1.2	0.2
オリゴ糖（g）			フラクトオリゴ糖 0.4	
乳　糖（g）	0			
食塩相当量（g）	0.45	0.50	0.28	0.13
水　分（g）	52.0	85.0	50.7	35.0
カルニチン（mg/dL）		15	20	
PFC 比率	25：40：35	16：27：57	20：22.5：57.5	14：34：52
フィッシャー比	5	2.7	2.8	3
NPC/N	74	131	102	150
n-6/n-3		3.3	3.2	3.8
物　性				
浸透圧	440	350	590	450〜480
容量の種類（mL）	200	200	267	200
主な原材料	デキストリン，乳清たんぱく分解物，中鎖脂肪酸油，大豆油，精製魚油，酵母調整品，食用油脂加工品／pH調整剤，乳化剤，塩化K	澱粉分解物，植物油脂，乳たんぱく質，大豆たんぱく質，グアガム分解物，難消化性デキストリン，食塩，乾燥酵母，カルニチン，乳酸菌（殺菌）／カゼインNa，セルロース他	液状デキストリン，乳たんぱく質，食用油脂，難消化性デキストリン，砂糖，フラクトオリゴ糖，食塩，L-カルニチン，酵母／カゼインNa他	デキストリン，植物油，乳たんぱく質，砂糖，VK2含有食用油脂，カゼインNa，セルロース他
特　徴	早期の集中栄養管理 たんぱく質：乳製ペプチド100%（効率よく吸収され体内保持率が高い） 脂質：MCT 50%	食物繊維（難消化性デキストリン0.4 g，グアガム分解物0.4 g セルロース 0.2 g） シールド乳酸菌配合	1 mL 当たり 1.5 kcal 少量で高カロリー摂取可能	1 mL 当たり 2.0 kcal 少量で高カロリー摂取可能 脂質：オレイン酸43%，MCT：15%

	半消化態経腸栄養剤				栄養補助飲料
	糖尿病用		腎疾患用		
	グルセルナREX	インスロー	リーナレンLP	リーナレンMP	アルジネードウォーター
	アボットジャパン	明　治	明　治	明　治	ネスレ日本
	100	100	62.5	62.5	125
	4.2	5.0	1.0	3.5	2.5
	5.6	3.3	2.8	2.8	0
	9.7	13.5	18.5	16.0	22.5
	0.9	1.5	1.0	1.0	
	フラクトオリゴ糖 0.8	（パラチノース）			
	0.25	0.28	0.08	0.15	0.00
	85.0	84.5	47.4	46.8	107.0
	8	25	25.0	25.0	
	17：50：33	20：29.6：50.4			
		2.7	2.8	2.7	
	128	106	614	157	
	3	3.2	2.6	2.6	
	560	540	720	730	
	200/400	200/300/400	125/250	125/188/250	125
	なたね油，高オレイン酸ひまわり油，難消化性デキストリン，デキストリン，イソマルトース，果糖，分離大豆たんぱく。フラクトオリゴ糖，カゼインCa，燕麦繊維，塩化Na，カルニチン／カゼインNa（大豆由来）他	パラチノース，デキストリン，ひまわり油，しそ油，水溶性食物繊維，グアガム分解物，食塩，L-カルニチン，酵母／カゼインNa 他	液状デキストリン，パラチノース，食用油，乳たんぱく質，難消化性デキストリン，砂糖，酵母／L-カルニチン，食塩，セルロース他	液状デキストリン，パラチノース，食用油，乳たんぱく質，難消化性デキストリン，砂糖，酵母／L-カルニチン，食塩，セルロース他	デキストリン，しょ糖／アルギニン，酸味料，紅花色素，甘味料（スクラロース），香料
	BCAA 8.0 g/L 脂質：オレイン酸70% イノシトール 850 mg/L	脂質：30%（内 オレイン酸70%）糖質：パラチノース 食物繊維：グアガム分解物 0.5 g，イソマルトデキストリン 0.5 g：その他0.5 g	K 30 mg，Na 30 mg，Ca 30 mg，Mg 9.9 mg，P 20 mg. たんぱく質，ミネラルを調整した製品組み合わせ方によって，病態ごとにエネルギー，たんぱく質，ミネラルの調整が可能	K 30 mg，Na 60 mg，Ca 30 mg，Mg 9.9 mg，P 35 mg.	術後の回復時に用いられる ミネラルは，リン，亜鉛，銅のみ，ビタミン類（－）1P（125 mL）当たり，アルギニン 2,500 mg，亜鉛 10 mg，銅 1.0 mg配合 水分補給，エネルギー補給に

資　　料

経腸栄養剤（医薬品）

消化態別区分	成分栄養剤	半消化態栄養剤		
対象疾患				肝不全用
製品名	エレンタール	ラコールNF	エンシュアH	アミノレバンEN
会社名	EAファーマ	大塚製薬工場	アボットジャパン	
100 kcal当たりの量（mL）	26.7	100	66.7	23.8

100 kcal当たりの栄養素量

たんぱく質（g）	4.4	4.4	3.5	6.3
脂　質（g）	0.17	2.2	3.5	1.7
炭水化物（g）	21.2	15.6	13.7	14.8
食物繊維（g）				
オリゴ糖（g）				
乳　糖（g）				
食塩相当量（g）		0.2	0.2	
水　分（g）		85	194	
カルニチン（mg/dL）				
PFC比率				
フィッシャー比				40
NPC/N				
n-6/n-3				
物　性				
浸透圧	760	330〜360	540	640
容量の種類（mL）	80 g（粉末）	200/400	250	50 g（粉末）
主な原材料	結晶アミノ酸，デキストリン，大豆油	マルトデキストリン，分離大豆たんぱく質，精製白糖，トリカプリリン，大豆油，シソ油，ミネラル，ビタミン	カゼイン，分離大豆たんぱく質，デキストリン，精製白糖，とうもろこし油，大豆レシチン	アミノ酸，ペプタイド（カゼイン），デキストリン，米油
特　徴	1P（80 g）を300 mLに溶かして使用 消化管特殊疾患時の栄養管理（クローン病，潰瘍性大腸炎，膵疾患，たんぱく漏出性腸症等），熱傷に使用される			1P（50 g）を200 mLに溶かして使用 1p（50 g）中：BCAA 6.1 g，AAA 0.2 g

5. ブレーデンスケールの評価表

患者氏名：　　　　　　　　評価者氏名：　　　　　　　　評価日（　／　）（　／　）

知覚の認知	1. 全く知覚なし 痛みに対する反応（うめく，避ける，つかむなど）なし。この反応は意識レベルの低下や鎮静による。あるいは，身体のおおよそ全体にわたり痛覚の障害がある。	2. 重度の障害あり 痛みにのみ反応する。不快感を伝えるときは，うめくことや身の置き場なく動くことしかできない。あるいは，知覚障害があり，身体の1/2以上にわたり痛みや不快感の感じ方が完全ではない。	3. 軽度の障害あり 呼びかけに反応する。しかし，不快感や体位変換のニードを伝えることがいつもできるとはかぎらない。あるいは，いくぶん知覚障害があり，四肢の1，2本において痛みや不快感の感じ方が完全ではない部分がある。	4. 障害なし 呼びかけに反応する。知覚欠損はなく，痛みや不快感を訴えることができる。		
湿潤	1. 常に湿っている 皮膚は汗や尿などのために，ほとんどいつも湿っている。患者を移動したり，体位変換するごとに湿気が認められる。	2. たいてい湿っている 皮膚はいつもではないが，しばしば湿っている。各勤務時間内に少なくとも1回は寝衣寝具を交換しなければならない。	3. ときどき湿っている 皮膚はときどき湿っている。定期的な交換以外に，1日1回程度，寝衣寝具を追加して交換する必要がある。	4. めったに湿っていない 皮膚は通常乾燥している。定期的に寝衣寝具を交換すればよい。		
活動性	1. 臥床 寝たきりの状態である。	2. 坐位可能 ほとんど，またはまったく歩けない。自力で体重を支えられなかったり，椅子や車椅子に座るときは，介助が必要であったりする。	3. ときどき歩行可能 介助の有無にかかわらず，日中ときどき歩くが，非常に短い距離に限られる。各勤務時間内に，ほとんどの時間を床上で過ごす。	4. 歩行可能 起きているあいだは少なくとも1日2回は部屋の外を歩く。そして少なくとも2時間に1度は室内を歩く。		
可動性	1. 全く体動なし 介助なしでは，体幹または四肢を少しも動かさない。	2. 非常に限られる ときどき体幹または四肢を少し動かす。しかし，しばしば自力で動かしたり，また有効な（圧迫を除去するような）体動はしない。	3. やや限られる 少しの動きではあるが，しばしば自力で体幹または四肢を動かす。	4. 自由に体動する 介助なしで頻回にかつ適切な（体位を変えるような）体動をする。		
栄養状態	1. 不良 決して全量摂取しない。めったに出された食事の1/3以上を食べない。たんぱく質・乳製品は1日2皿（カップ）分以下の摂取である。水分摂取が不足している。消化態栄養剤（半消化態，経腸栄養剤）の補充はない。あるいは，絶食であったり，透明な流動食（お茶，ジュースなど）なら摂取する。または末梢点滴を5日間以上続けている。	2. やや不良 めったに全量摂取しない。ふだんは出された食事の約1/2しか食べない。たんぱく質・乳製品は1日3皿（カップ）分以下の摂取である。ときどき消化態栄養剤（半消化態，経腸栄養剤）を摂取することがある。あるいは，流動食は経管栄養を受けているが，その量は1日必要摂取量以下である。	3. 軽度の障害あり たいていは1日3回以上食事をし，1食につき半分以上は食べる。たんぱく質・乳製品は1日4皿（カップ）分摂取する。ときどき食事を拒否することもあるが，勧めれば通常捕食する。あるいは，栄養的におおよそ整った経管栄養や高カロリー輸液を受けている。	4. 障害なし 毎食おおよそ食べる。通常はたんぱく質・乳製品は1日4皿（カップ）分以上摂取する。ときどき間食（おやつ）を食べる。捕食する必要はない。		
摩擦とずれ	1. 問題あり 移動のためには，中程度から最大限の介助を要する。シーツでこすれずに身体を移動することは不可能である。しばしば床上や椅子の上でずり落ち，全面介助で何度も元の位置に戻すことが必要となる。けいれん，拘縮，振戦は持続的に摩擦を引き起こす。	2. 潜在的に問題あり 弱々しく動く，または最小限の介助が必要である。移動時皮膚は，ある程度シーツや椅子，抑制帯，補助具などにこすれている可能性がある。たいがいの時間は，椅子や床上で比較的よい体位を保つことができる。	3. 問題なし 自力で椅子や床上を歩き，移動中十分に身体を支える筋力を備えている。いつでも椅子や床上でよい体位を保つことができる。			
					Total	Total

＊Copyright：Braden and Bergstrom, 1988
訳：真田弘美（金沢大学医学部保健学科），大岡みちこ（North West Community Hospital, U.S.A.）

資　　料

6. クリニカルパスの例

●糖尿病教育入院（第1週〜）のクリニカルパス（A）（スタッフ用）

クリニカルパス名　　　　　　< 糖尿病10日間入院教育 　　>

氏名（ID）

指示医署名：　　　　　　　　　　　受け持ち看護師署名：

事項	時間	（水）	（木）	（金）	（土）	（日）	（月）	（火）	（水）	（木）	（金）退院
外来受信日		/	/	/	/	/	/	/	/	/	/

達成目標

入院目的を理解できる

適応基準：
- 血糖コントロール不良で入院の必要がある
- または新規糖尿病入院を受ける意志がある

除外基準：（家族の協力が得られれば適応とする）
- 高度の視力障害がある
- 理解力に著しい問題がある
- 身体的障害があり日常生活が困難な場合

退院基準：
① 血糖コントロールが改善し目標値に近づく
② 糖尿病に対する知識が修得でき、退院後の生活の改善点が見いだせる
③ 自己あるいは家族による薬物療法の管理が行える
④ インスリン・SMGの手技が習得できる
⑤ 低血糖の対応が理解できる

患者・家族の協力を得ること

入院時指示（職員用）

体　温

血　圧

安静度
- □院内フリー
- □病棟内歩行可
- □室内歩行可

保　清
- □入　浴
- □シャワー
- □清　拭

発熱時
- □ボルタレン坐25mg
- □ロキソニン1錠
- □セルベックス1錠

不眠時
- □プロテゾリン1錠
- □アモバン1錠
- □アモバン2錠

便秘時
- □GE 60ml
- □ラキソベロン　滴

インスリン
- □R　朝　昼　夕
- □ヒューマ朝　昼　夕
- □ヒット　夕（　時）
- □N　眠前

退院時指示

退院日　　月　　日
次回外来予約：
　　　　医師　回数

□退院日
□次回外来予約
□血糖測定回数
□退院時インスリン

運動指示

□運動種類（　　　）
□運動量

内服薬（持参薬）

食直前　　月　　日

H20年3月　改訂

●糖尿病教育入院のクリニカルパス（患者用）

＜糖尿病10日間入院スケジュール＞　名前＿＿＿＿＿＿＿＿　　　　　　　　　　　　　　　　　　　　　　　平成20年3月改正

	／水	／木	／金	／土	／日	／月	／火	／水	／木	／金
午前	医師からの説明□ 担当看護婦からのオリエンテーション□ 10:30～ 糖尿病ビデオ□ ・糖尿病とは （東7階カンファレンスルーム）	検　尿□ 採　血□ 血糖測定 7:00□ 9:30□ 11:30□		10:30～ 糖尿病ビデオ□ ・糖尿病と果物の甘い関係 （東7階カンファレンスルーム）		10:30～ 薬について□ （東7階カンファレンスルーム）	10:00～ 蓄尿開始□	頸動脈エコー□ （検査科40番窓口） 採　血□ 血糖測定 7:00□ 9:30□ 11:30□	11:00～ のびのび運動療法□ （東7階カンファレンスルーム）	
午後	13:30～ 生理機能検査について□ （西7階カンファレンスルーム） 13:00～ 栄養個別指導 （1人30分） （2階栄養相談室） 15:00～ 蓄尿開始□	血糖測定 14:00□ 17:30□ 20:00□ 22:00□ 15:00 蓄尿終了□	14:00～ 糖尿病教室□ ・糖尿病とは（医師より） ・糖尿病の食事（栄養士より） ・日常生活について（看護師より） （成育指導室）			医長回診□ 15:30～ 検査について□ （東7階カンファレンスルーム）	14:30～ 糖尿病ビデオ□ ・食後高血糖に注目しよう （東7階カンファレンスルーム） 15:00～ 自己血糖測定説明会□ （相談室:30番循環器外来前）	血糖測定 14:00□ 17:30□ 20:00□ 22:00□ 糖尿病のまとめ□ （医師より）	14:00～ 栄養個別指導・食事記録チェック□ （1人30分） （2階栄養相談室）	退院おめでとうございます
時間未定	PM 腎エコー□ （検査科40番窓口） 2名のみ）	運動負荷□ 心電図□ （マスターW） （検査科40番窓口）	試験外泊□ ＊食事記録用紙をお渡しします。パンフレットのp.14・15を参考に記入してください	帰　院□ ＊食事記録用紙は次の栄養指導に持参してください。	神経伝導速度□ （検査科40番窓口）			PM 腎エコー□ （検査科40番窓口） 2名のみ）		

□は終了したらチェックして下さい。　　　赤字は病棟以外で行う検査・青字は指導・下線は病棟で行う検査を表しています。　　　検査の内容について簡単に次のページに書いてありますので、参考にして下さい。

西7階

検査の説明

自律神経心電図：自律神経の低下の度合いを見ます。

運動負荷心電図
（マスターW）：狭心症などの合併症の有無を見ます。

血圧脈波検査：腕の血圧と足首の血圧の差を調べ、下肢閉塞性動脈硬化症の有無を見ます。

頸動脈エコー：動脈硬化の程度を見ます。

へ　そ　Ｃ　Ｔ：内臓脂肪の程度を見ます。

神経伝導速度：糖尿病性神経障害の程度を見ます。

２４時間蓄尿：1日の尿を容器に貯め尿量を測定し、その尿の一部を検査科へ提出します。
　　　　　　尿に含まれる糖の測定や、腎機能を評価します。
　　　　　　15時（又は10時）に蓄尿を開始し、翌日15時（又は10時）に終了します。
　　　　　　開始時の尿は捨てて、終了時の尿は容器に入れてください。
　　　　　　排便の時なども必ず尿は容器に貯めて下さい。尿を一回でも捨ててしまうと、正確な値が出ません。

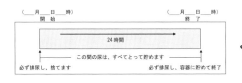

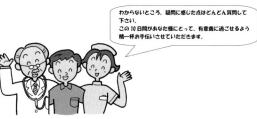

わからないところ、疑問に感じた点はどんどん質問して下さい。
この10日間があなた様にとって、有意義に過ごせるよう精一杯お手伝いさせていただきます。

西7階

資　　料

7. DESIGN-R®2020 褥瘡経過評価用

DESIGN-R®2020　褥瘡経過評価用

カルテ番号（　　　　　　　　　）
患者氏名（　　　　　　　　　　　）　月日　／／／／／／

Depth[*1] **深さ**　創内の一番深い部分で評価し，改善に伴い創底が浅くなった場合，これと相応の深さとして評価する					
d	0	皮膚損傷・発赤なし	D	3	皮下組織までの損傷
				4	皮下組織を超える損傷
	1	持続する発赤		5	関節腔，体腔に至る損傷
				DTI	深部損傷褥瘡（DTI）疑い[*2]
	2	真皮までの損傷		U	壊死組織で覆われ深さの判定が不能

Exudate　**滲出液**					
e	0	なし	E	6	多量：1日2回以上のドレッシング交換を要する
	1	少量：毎日のドレッシング交換を要しない			
	3	中等量：1日1回のドレッシング交換を要する			

Size　**大きさ**　皮膚損傷範囲を測定：［長径（cm）×短径[*3]（cm）］[*4]					
s	0	皮膚損傷なし	S	15	100以上
	3	4未満			
	6	4以上　　16未満			
	8	16以上　　36未満			
	9	36以上　　64未満			
	12	64以上　100未満			

Inflammation/Infection　**炎症/感染**					
i	0	局所の炎症徴候なし	I	3C[*5]	臨界的定着疑い（創面にぬめりがあり，滲出液が多い。肉芽があれば，浮腫性で脆弱など）
	1	局所の炎症徴候あり（創周囲の発赤・腫脹・熱感・疼痛）		3[*5]	局所の明らかな感染徴候あり（炎症徴候，膿，悪臭など）
				9	全身的影響あり（発熱など）

Granulation　**肉芽組織**					
g	0	創が治癒した場合，創の浅い場合，深部損傷褥瘡（DTI）疑いの場合	G	4	良性肉芽が創面の10％以上50％未満を占める
	1	良性肉芽が創面の90％以上を占める		5	良性肉芽が創面の10％未満を占める
	3	良性肉芽が創面の50％以上90％未満を占める		6	良性肉芽が全く形成されていない

Necrotic tissue　**壊死組織**　混在している場合は全体的に多い病態をもって評価する					
n	0	壊死組織なし	N	3	柔らかい壊死組織あり
				6	硬く厚い密着した壊死組織あり

Pocket　**ポケット**　毎回同じ体位で，ポケット全周（潰瘍面も含め）［長径（cm）×短径[*3]（cm）］から潰瘍の大きさを差し引いたもの					
p	0	ポケットなし	P	6	4未満
				9	4以上　　16未満
				12	16以上　　36未満
				24	36以上

部位　［仙骨部，坐骨部，大転子部，踵骨部，その他（　　　　　　　　　　）］　　合計[*1]

©日本褥瘡学会

＊1　深さ（Depth：d /D）の点数は合計に加えない
＊2　深部損傷褥瘡（DTI）疑いは，視診・触診，補助データ（発生経緯，血液検査，画像診断等）から判断する
＊3　"短径"とは"長径と直交する最大径"である
＊4　持続する発赤の場合も皮膚損傷に準じて評価する
＊5　「3C」あるいは「3」のいずれかを記載する。いずれの場合も点数は3点とする

8. 成長曲線（0～17.5歳）

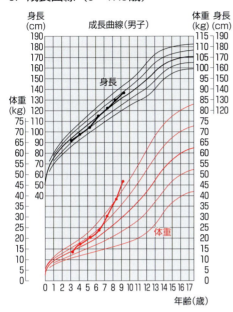
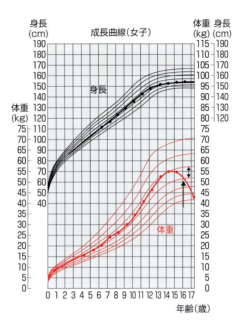

注）太い曲線は9歳の単純性肥満の例である。

（厚生労働省：「平成12年乳幼児身体発育調査報告書」
文部科学省：「平成12年度学校保健統計調査報告書」）

注）太い曲線は思春期やせ症の例で，14歳を過ぎたころから体重の成長曲線が下向きになり始めている。矢印で示した時点で小児科などに相談し適切な対応が必要である。

（日本小児科学会学校保健・心の問題委員会：『成長曲線からみた摂食障害，ネグレクト，肥満の早期発見法について』，http://www.jpeds.or.jp/pdf/seicyou-kyokusen.pdf(2010)）

9. 低栄養状態のリスク判定（厚生労働省）

リスク分類	低リスク	中リスク	高リスク
BMI	18.5～29.9	18.5未満	
体重減少率	変化なし （減少3%未満）	1か月に3～ 5%未満 3か月に3～7.5%未満 6か月に3～ 10%未満	1か月に 5%以上 3か月に7.5%以上 6か月に10%以上
血清アルブミン値	3.6 g/dL 以上	3.0～3.5 g/dL	3.0 g/dL 未満
食事摂取量	76～100%	75%以下	
栄養補給法		経腸栄養法 静脈栄養法	
褥瘡			褥瘡

【低栄養状態のリスク判定】
・すべての項目が低リスクに該当する場合：低リスクと判断。
・高リスクにひとつでも該当する項目がある場合：高リスクと判断。
・それ以外の場合：中リスクと判断。
・BMI，食事摂取量，栄養補給法については，その程度や個々人の状態等により，低栄養状態のリスクは異なることが考えられるため，対象者個々の程度や状態等に応じて判断し，「高リスク」と判断される場合もある。

資　　　料

10. 栄養スクリーニングツール

●CNAQ-J　高齢者を対象とした日本語版食欲調査票

質問項目	回　　　答				
	1	2	3	4	5
1. 食欲はありますか	ほとんどない				とてもある
2. 食事のとき，どのくらい食べると満腹を感じますか（満腹感）	数口で満腹		全部食べても満腹感がない		
3. お腹がすいたと感じることがありますか（空腹感）	まったく感じない				いつも感じる
4. 食物の味をどのように感じますか（食物の味）	とてもまずい				とてもおいしい
5. 50歳のころと比べて，食物の味をどのように感じていますか（50歳と比べて）	とてもまずい				とてもおいしい
6. 普段，食事を1日何回食べますか（食事回数）	1回未満				4回以上（間食を含む）
7. 食事中に，気分が悪くなったり，吐き気を催すことがありますか（吐き気）	ほぼ毎日感じる				とても元気
8. 普段，どのような気分ですか（普段の気分）	とても沈んでいる				まったく感じない

38点以上で低栄養のリスク状態と評価する。

●DETERMINEチェックリスト

	は　い
病気または体調不良によって，食べ物の種類や量が変わった。	2
1日に多くても2食しか食事していない。	3
果物や野菜，乳製品をほとんど食べていない。	2
ビールやウイスキー類，ワインをほぼ毎日3杯以上飲んでいる。	2
歯や口に，食事が困難になるような問題を抱えている。	2
節約するために，食事を減らしている。	4
ほとんど一人で食事している。	1
1日に3種類以上の薬を飲んでいる。	1
この6か月に，5kgくらいの体重変動があった。	2
体が不自由なために自分で買い物，調理，食事ができないことがある。	2
合計点数	

0～2	Good!		3～5	少し危険		6以上	危険！！

● 簡易栄養状態評価表（MNA）

数値を加算し、11ポイント以下の場合評価欄を記入して総合評価値を算出し、低栄養状態指標スコアを得る。

スクリーニング
A　過去3か月間に食欲不振，消化器系の問題，咀嚼・嚥下困難等で食事量が減少しましたか？ 　　0 = 強度の食事量の減少　　　1 = 中程度の食事量の減少 　　2 = 食事量の減少なし
B　過去3か月で体重の減少がありましたか？ 　　0 = 3kg以上の減少　　　　　1 = わからない 　　2 = 1〜3kgの減少　　　　　　3 = 体重減少なし
C　運動能力 　　0 = 寝たきりまたは車椅子を常時使用 　　1 = ベッドや車椅子を離れられるが，外出はできない 　　2 = 自由に外出できる
D　精神的ストレスや急性疾患を過去3か月間に経験しましたか？ 　　0 = はい　　　2 = いいえ
E　神経・精神的問題の有無 　　0 = 強度認知症またはうつ状態　　1 = 中程度認知症 　　2 = 精神的問題なし
F　BMI指数：体重（kg）÷ 身長（m）^{2} 　　0 = BMIが19より少ない　　　　1 = BMIが19以上，21未満 　　2 = BMIが21以上，23未満　　　3 = BMIが23以上
スクリーニング値：小計 最大：14ポイント）
12ポイント以上：　　　　　正常，危険なし　→　これ以上の検査必要なし 11ポイントまたはそれ以下：低栄養状態のおそれあり　→　検査続行

● MUST

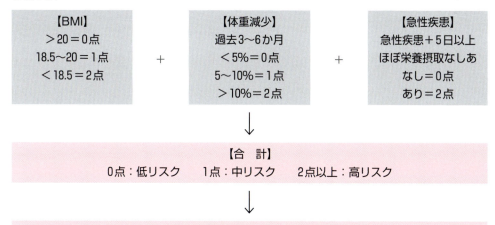

BMI・体重減少・急性疾患かつ栄養摂取不足の3項目の合計スコアにより低栄養のリスク判定を行う。

11. 日本摂食嚥下リハビリテーション学会　嚥下調整食学会分類2021

0j：ゼリー
0t：thick（とろみ）
1j：プリン、ゼリー
2-1：ペースト、ゼリー（状）
2-2：卵ドーフ、嚥下粥（さらさら）不均質：粒あり
3：柔らかめ、ソフト食、ハンバーグ
4：箸、スプーンで食べられる

【嚥下食ピラミッド】

【学会分類2021（食事）早見表】

コード [I-8項]	名称	形態	目的・特色	主食の例	必要な咀嚼能力 [I-10項]	他の分類との対応 [I-7項]
0j	嚥下訓練食品0j	均質で、付着性・凝集性・かたさに配慮したゼリー 離水が少なく、スライス状にすくうことが可能なもの	重度の症例に対する評価・訓練用 少量をすくってそのまま丸呑み可能 残留した場合にも吸引が容易 たんぱく質含有量が少ない		（若干の送り込み能力）	嚥下食ピラミッドL0 えん下困難者用食品許可基準I
0t	嚥下訓練食品0t	均質で、付着性・凝集性・かたさに配慮したとろみ水 （原則的には、中間のとろみあるいは濃いとろみのどちらかが適している）	重度の症例に対する評価・訓練用 少量ずつ飲むことを想定 ゼリー丸呑みで誤嚥したりゼリーが口中で溶けてしまう場合 たんぱく質含有量が少ない		（若干の送り込み能力）	嚥下食ピラミッドL3の一部 （とろみ水）
1j	嚥下調整食1j	均質で、付着性、凝集性、かたさ、離水に配慮したゼリー・プリン・ムース状のもの	口腔外ですでに適切な食塊状となっている（少量をすくってそのまま丸呑み可能）送り込む際に多少意識して口蓋に舌を押しつける必要がある 0jに比し表面のざらつきあり	おもゆゼリー、ミキサー粥のゼリーなど	（若干の食塊保持と送り込み能力）	嚥下食ピラミッドL1・L2 えん下困難者用食品許可基準II UDF区分4（ゼリー状） （UDF：ユニバーサルデザインフード）
2-1	嚥下調整食2-1	ピューレ・ペースト・ミキサー食など、均質でなめらかで、べたつかず、まとまりやすいもの スプーンですくって食べることが可能なもの	口腔内の簡単な操作で食塊状となるもの（咽頭では残留、誤嚥をしにくいように配慮したもの）	粒がなく、付着性の低いペースト状のおもゆや粥	（下顎と舌の運動による食塊形成能力および食塊保持能力）	嚥下食ピラミッドL3 えん下困難者用食品許可基準III UDF区分4 かまなくてもよい
2-2	嚥下調整食2-2	ピューレ・ペースト・ミキサー食などで、べたつかず、まとまりやすいもので不均質なものも含む スプーンですくって食べることが可能なもの	口腔内の簡単な操作で食塊状となるもの（咽頭では残留、誤嚥をしにくいように配慮したもの）	やや不均質（粒がある）でもやわらかく、離水もなく付着性も低い粥類	（下顎と舌の運動による食塊形成能力および食塊保持能力）	嚥下食ピラミッドL3 えん下困難者用食品許可基準III UDF区分4 かまなくてもよい
3	嚥下調整食3	形はあるが、押しつぶしが容易、食塊形成や移送が容易、咽頭でばらけず嚥下しやすいように配慮されたもの 多量の離水がない	舌と口蓋間で押しつぶしが可能なもの 押しつぶしや送り込みの口腔操作を要し（あるいはそれらの機能を賦活し）、かつ誤嚥のリスク軽減に配慮がなされているもの	離水に配慮した粥など	舌と口蓋間の押しつぶし能力以上	嚥下食ピラミッドL4 高齢者ソフト食 UDF区分 舌でつぶせる
4	嚥下調整食4	かたさ・ばらけやすさ・貼りつきやすさなどのないもの 箸やスプーンで切れるやわらかさ	誤嚥と窒息のリスクを配慮して素材と調理方法を選んだもの 歯がなくても対応可能だが、上下の歯槽堤間で押しつぶすあるいはすりつぶすことが必要で舌と口蓋間で押しつぶすことは困難	軟飯・全粥など	上下の歯槽堤間の押しつぶし能力以上	嚥下食ピラミッドL4 UDF区分 舌でつぶせる および UDF区分 歯ぐきでつぶせる および UDF区分 容易にかめるの一部

学会分類2021は、概説・総論、学会分類2021（食事）、学会分類2021（とろみ）から成り、それぞれの分類には早見表を作成した。

本表は学会分類2021（食事）の早見表である。本表を使用するにあたっては必ず「嚥下調整食学会分類2021」の本文を熟読されたい。なお、本表中の【　】表示は、本文中の該当箇所を指す。

※ 上記0tの「中間のとろみ・濃いとろみ」については、学会分類2021（とろみ）を参照されたい。

本表に該当する食事において、汁物を含む水分にはとろみを付けることを原則とする。ただし、個別に水分の嚥下評価を行ってとろみ付けが不要と判断された場合には、その原則は解除できる。 [I-9項]

他の分類との対応については、学会分類2021との整合性や相互の対応が完全に一致するわけではない。 [I-7項]

[日本摂食嚥下リハ会誌25(2)：135-149, 2021] または日本摂食嚥下リハ学会HPホームページ「嚥下調整食学会分類2021」を必ずご参照ください。

「嚥下調整食学会分類2021」と「嚥下食ピラミッド」

12. 日本摂食嚥下リハビリテーション学会　発達期摂食嚥下障害児（者）のための嚥下調整食分類2018（抜粋）

〔主食表〕

状態説明	〈飯粒がなく均質なペースト状〉 すくうと盛り上がっている 傾けるとゆっくりスプーンから落ちる スプーンで軽く引くとしばらく跡が残る	〈飯粒がなく均質なゼリー状〉 すくうとそのままの形を保っている 傾けると比較的容易にスプーンから落ちる スプーンで押すと小片に崩れる	〈離水していない粥を潰した状態〉 スプーンで押しても飯粒同士が容易に分離しない	〈やわらかく炊いたご飯を潰した状態〉 スプーンで押しても飯粒同士が容易に分離しない
作り方例	粥をミキサー等で均質に撹拌する 粘性を抑えたい場合は，食品酵素製剤と粘性を調整する食品等を加える	粥にゲル化剤（酵素入り等）を加えて，ミキサー等で均質になるまで撹拌しゼリー状に固める	鍋，炊飯器等で炊いた全粥を温かいうちに器具で潰す	鍋，炊飯器等で炊いた軟飯を温かいうちに器具で潰す
炊飯時の米：水重量比	1：3〜5	1：2〜5	1：4〜5	1：2〜3
口腔機能との関係	若干の送り込み力があり舌の押しつぶしを促す場合	若干の食塊保持力があり舌の押しつぶしを促す場合	ある程度の送り込み力があり食塊形成や複雑な舌の動きを促す場合	ある程度の押しつぶし力や送り込み力があり歯・歯ぐきでのすりつぶしを促す場合

〔副食表〕

状態説明	〈粒がなく均質な状態〉 すくって傾けても容易に落ちない スプーンで押した形に変形し混ぜるとなめらかなペーストになる	〈粒がなく均質な状態〉 すくって傾けるとゆっくり落ちる スプーンで切り分けることができ切断面は角ができる	〈粒がある不均質な状態〉 すくって傾けても容易に落ちない スプーンで押すと粒同士が分離せずまとまっている	〈食材の形を保った状態〉 食材をそのままスプーンで容易に切れる程度までやわらかくした状態
作り方例	食材に粘性を付加する食品や固形化する食品等を加え，ミキサーで均質になるまで撹拌する	食材に固形化する食品を加え，ミキサー等で均質になるまで撹拌したのち，成型する	食材をフードプロセッサー等で刻み，粘性を付加する食品や固形化する食品等を加え撹拌したのち，成型する	圧力鍋，真空調理器具を使用するか，鍋で長時間煮る等して軟らかくする
食品：水重量比	1：0.5 〜1.2（肉魚） 1：0 〜0.5（野菜）	1：0.7 〜1.5（肉魚） 1：0 〜0.5（野菜）	1：0.3 〜0.7（肉魚） 1：0 〜0.5（野菜）	―
口腔機能との関係	若干の送り込み力があり舌の押しつぶしを促す場合	若干の食塊保持力があり舌の押しつぶしを促す場合	ある程度の食塊形成力と送り込み力があり複雑な舌の動きを促す場合	ある程度の押しつぶし力があり歯／歯ぐきでのすりつぶしを促す場合

【粘性を付加することができる食品】一般食材（芋類，穀類等），片栗粉，くず粉，コーンスターチ，とろみ調整食品（キサンタンガム，グアガム等），ゲル化剤（寒天，ゼラチン，ペクチン等）

【固形化に利用できる食品】一般食材（すり身，れんこん，卵等），くず粉，ゲル化剤（寒天，ゼラチン，ペクチンその他増粘多糖類（カラギーナン，ジェランガム等））

【デンプンの粘性・付着性を抑制する食品】食品酵素製剤，酵素入りゲル化剤等

資　　料

13. 食事性アレルギーと除去食品・代替食品

除去食品	代替食品
大豆アレルギー	
大豆・小豆，落花生，枝豆，もやし，いんげん豆，おたふく豆，さやいんげん，グリーンピース，カシューナッツなどの豆類すべて	木の実，松の実，アーモンド，ナッツ類，ガルバンゾー，ガラナなど乾燥した果実，ぶどう，パイン，あんず，プラムなど
豆腐，焼豆腐，納豆，油揚げ，がんもどき，厚揚げ，みそ，みそを使った料理	ダイズノンみそ
しょうゆ，しょうゆを使ったものすべて，つくだ煮，つけもの（しょうゆを使った），せんべい，味付けのり，ほとんどの缶詰	ダイズノンしょうゆ，ダイズノンつけもの，ダイズノンせんべい
みりん干し，ほとんどの燻製，ふりかけ類，市販の煮物，食堂の料理（しょうゆを使ったもの）	焼きのり
きな粉，あんこ類，あんこを使った和菓子，ようかん，まんじゅう，おはぎ，あんみつ，みつ豆など	いもようかん，いもあん，白玉，くずあん，くず湯
コーヒー，ココア，コーラ，ピーナッツバター，ピーナッツ入りの菓子，チョコレート，ソース，でんぶ	
大豆油，しらしめ油，サラダ油，天ぷら油，ごま油（またはごま），マーガリンなどの市販のほとんどの油，これらの油を使った料理	コーンサラダ油，純粋な綿実油，ごま油など
牛乳アレルギー	
牛乳，粉ミルク	大豆乳，ヌトラミジェン
牛乳を含む飲料	
コーヒー牛乳，フルーツ牛乳	純粋な果汁（100%果汁）
乳酸菌飲料，ヨーグルト	サイダー，ラムネほか炭酸飲料
牛乳酪製品	
バター，チーズ，ショートニング，マーガリン（純植物性でも不可）	ミルクノンマーガリン，ジャム，マーマレード
牛乳を含む菓子類	
カステラ，ケーキ，ホットケーキ，ビスケット，瓦せんべい，ウエハース	ミルクノンビスケット　ミルクノンウエハース
プリン，アイスクリーム，ミルクセーキ，市販のシャーベット	ゼライス，寒天，くず湯　果汁のみでつくったシャーベット，かき氷
チョコレート	チョコレートシロップ
バターボール	ドロップ，変わり玉，氷砂糖，カルメ焼，水あめ
卵アレルギー	
生卵	
卵を用いた料理	
卵焼，オムレツ，茶碗蒸し，揚げ物の衣（カツ，フライ，天ぷら，コロッケ），天ぷら粉	純粋な小麦粉を用いる
卵を含む洋菓子	
カステラ，ケーキ，ホットケーキ，ビスケット，瓦せんべい，プリン，アイスクリーム，ミルクセーキ	ミルクノンビスケット　ゼライス，寒天，くず湯
マヨネーズ	
マヨネーズ入りのサラダ	アレルギー用油でドレッシングオイルをつくる
鶏肉，鶏もつ	
鶏肉を用いた料理，コンソメスープ	
砂糖をぬったせんべい	しょうゆ，のりなどの草加せんべい

252

14. 要支援状態・要介護状態の介護認定等基準時間および状態の目安

区　分	要介護認定等基準時間	状態の目安
自立（非該当）	25分未満	歩行や起き上がりなどの日常生活上の基本的動作を自分で行うことが可能であり，かつ，薬の内服，電話の利用などの手段的日常生活動作を行う能力もある状態。
要支援1	25〜32分	日常生活上の基本的動作については，ほぼ自分で行うことが可能であるが，日常生活動作の介助や現在の状態の防止により要介護状態となることの予防に資するよう手段的日常生活動作について何らかの支援を要する状態。
要支援2	32〜50分	日常生活上の基本的動作についても，自分で行うことが困難であり，何らかの介護を要する状態。
要介護1	32〜50分	要支援状態から，手段的日常生活動作を行う能力がさらに低下し，部分的な介護が必要となる状態。
要介護2	50〜70分	要介護1の状態に加え，日常生活動作についても部分的な介護が必要となる状態。
要介護3	70〜90分	要介護2の状態と比較して，日常生活動作および手段的日常生活動作の両方の観点からも著しく低下し，ほぼ全面的な介護が必要となる状態。
要介護4	90〜110分	要介護3の状態に加え，さらに動作能力が低下し，介護なしには日常生活を営むことが困難となる状態。
要介護5	110分以上	要介護4の状態よりさらに動作能力が低下しており，介護なしには日常生活を営むことがほぼ不可能な状態。

（厚生労働省資料より作成）

資　　料

15. 医療保険制度：診療報酬点数および入院時食事療養費制度：自己負担額

			医療保険制度（診療報酬）　2024年6月一部改定
入院基本料の見直し 【令和6年改定にて 基準見直し】		栄養管理体制の基準の明確化	退院後の生活を見据え，栄養管理体制の基準を明確化。管理栄養士をはじめ，医師，看護師，その他医療従事者共同での栄養管理体制を整備し，あらかじめ栄養管理手順（標準的栄養スクリーニングを含む栄養状態の評価，栄養管理計画，退院時を含む定期的評価等）を作成。低栄養リスク有の場合，GLIM基準の活用が望ましい。
栄養食事指導料	外来栄養食事指導料1	(1)初回　対面で行った場合　260点/回 情報通信機器等を用いた場合　235点/回 (2)2回目以降　対面で行った場合　200点/回 情報通信機器等を用いた場合　180点/回	医師の指示に基づき当該保険医療機関の管理栄養士が指導した場合，初回の指導月は月2回，その他の月は月1回算定できる。初回は概ね30分以上，2回目以降は概ね20分以上指導し，栄養指導記録（指導内容・指導時間）を作成する。対象患者は，特別食を必要とする者に加え，がん，摂食嚥下機能低下，低栄養の者。医師の指示に基づき電話または情報通信機器等により指導した場合，初回の指導月は月2回，その他の月は月1回算定できる。
	注2	初回　260点/回 2回目以降　対面で行った場合　200点/回 情報通信機器等を使用する場合　180点/回	外来化学療法を実施している悪性腫瘍患者に対し，外来化学療法加算連携充実加算の施設基準に該当する管理栄養士（専任・常勤）が具体的な献立等により月2回以上の指導をした場合に限り，2回目に200点を算定。
	注3	260点/月	外来化学療法を実施している悪性腫瘍患者に対して，専門的な知識を有する管理栄養士が行った場合に月1回に限り算定できる。悪性腫瘍の栄養管理に関する研修（医療関係団体等が実施，300時間以上）を修了し，かつ，栄養管理に係る3年以上の経験を有する専任の管理栄養士を配置。
	外来栄養食事指導料2	(1)初回　対面で行った場合　250点/回 情報通信機器等を用いた場合　225点/回 (2)2回目以降　対面で行った場合　190点/回 情報通信機器等を用いた場合　170点/回	診療所において，当該保険医療機関以外（栄養ケアステーション・他の医療機関に限る）の管理栄養士が医師の指示を受けて対面で必要な栄養指導を行った場合初回は月2回，その他の月は月1回算定できる。電話または情報通信機器等により必要な指導をした場合，初回月2回，その他月1回算定。
	入院栄養食事指導料1	初　回　260点/回 2回目以降　200点/回	病院に入院中の患者。入院中2回まで。他は外来栄養食事指導料と同じ。
	入院栄養食事指導料2	初　回　250点/回 2回目以降　190点/回	診療所に入院中の患者。当該保険医療機関以外（栄養ケアステーション・他の医療機関に限る）の管理栄養士が医師の指示を受けて対面で必要な栄養指導を行った場合に算定。入院中2回まで。他は外来栄養食事指導料と同じ。
	集団栄養食事指導料	80点/回	高血圧減塩食・特別食を必要とする複数の患者に対し，医師の指示のもと管理栄養士による集団指導を15人/回以下で40分/回を超えて行った場合に算定。月1回に限る。但し，入院期間が2か月を超えても2回が限度。
	在宅患者訪問栄養食事指導料1	単一建物診療患者 1人・イ 530点/回 2〜9人・ロ 480点/回 イ・ロ以外・ハ 440点/回	当該医師の指示に基づき，管理栄養士が在宅療養患者の家を訪問し，食事計画案または具体的な献立等を示した栄養食事指導箋を患者またはその家族等に交付し，当該指導箋に従い食事の用意や摂取等に関する具体的な指導を30分以上行った場合に算定。対象患者は，外来栄養食事指導料と同じ。
	在宅患者訪問栄養食事指導料2	イ 510点/回 ロ 460点/回　（条件は ハ 420点/回　　1と同じ）	診療所において，当該診療所以外（栄養ケアステーションまたは他の保険医療機関に限る）の管理栄養士が当該診療所の医師の指示に基づき，訪問して具体的な献立等による栄養管理に係る指導を行った場合。
栄養サポートチーム加算		200点/週 100点/週 （特定地域）	多職種チーム（栄養サポートチーム）による栄養カンファレンスと回診（週1回程度）。1チーム概ね30人以内/日。専任チーム構成員（いずれか1人専従。ただし，患者数が15人以内/日の場合は専任でも可）として所定の研修を修了した常勤の医師，看護師，薬剤師，管理栄養士が必要。歯科医師が栄養サポートチームに参加し，当該チームとしての診療に従事した場合，歯科医師連携加算（50点/回）を算定。
糖尿病透析予防指導管理料		350点/月	HbA1cが6.5%（国際基準値）以上または内服薬やインスリン製剤を使用している者で，糖尿病性腎症第2期以上の患者に対し，透析予防診療チームが透析予防に係る指導管理を行った場合。月に1回に限り算定できる。
慢性腎臓病透析予防指導管理料 【令和6年改定にて新設】		1　初回から起算して1年以内の場合　300点/月 2　初回から起算して1年を超えた場合　250点/月	慢性腎臓病の患者（糖尿病患者または現に透析療法を行っている患者を除く）であって，慢性腎臓病透析予防診療チームが必要な指導を行った場合。月に1回に限り算定できる。
摂食障害入院医療管理加算		200点/日（入院30日まで） 100点/日（入院31〜60日）	摂食障害に起因する著しい体重減少が認められBMI15未満の者に対し，摂食障害の専門的治療の経験を有する常勤の医師・看護師・管理栄養士等による治療の計画的提供を評価する。
在宅患者訪問褥瘡管理指導料		750点/回（初回カンファレンスから起算して6か月以内に限り，患者1人に対し3回を限度に所定点数を算定できる。）	多職種からなる在宅褥瘡対策チーム（常勤の医師・看護師等または連携する他の保険医療機関等の看護師等，管理栄養士は非常勤職員でも配置可能）が行う指導管理について評価する。
経腸栄養管理加算 【令和6年改定にて新設】		300点/日	療養病棟入院基本料を算定している患者について，経腸栄養を開始した場合，入院中1回に限り，経腸栄養を開始した日から7日を限度として加算する。この場合において，栄養サポートチーム加算，入院栄養食事指導料，集団栄養食事指導料は別に算定できない。栄養サポートチーム加算を届け出ている又は療養病棟における経腸栄養管理を担当する専任の管理栄養士を1名以上配置。
栄養管理実施加算 （有床診療所）		12点/日	常勤の管理栄養士が1名以上配置され，他の医療従事者と共同し患者ごとの栄養状態・健康状態に適した栄養管理を実施する。

入院時支援加算1 【令和6年改定にて要件見直し】	240点／回	関係職種と連携し，入院前にアークの全項目を実施し，それを踏まえ入院中の看護や栄養管理等に係る療養支援の計画を立て，病棟職員との情報共有や患者またはその家族等への説明等を行った場合に算定できる。ア，身体的・社会的・精神的背景を含めた患者情報の把握，イ，患者が要介護または要支援状態の場合のみ介護サービスまたは福祉サービスの把握，ウ，褥瘡に関する危険因子の評価，エ，栄養状態の評価，オ，服薬中の薬剤の確認，カ，退院困難な要因の有無の評価，キ，入院中に行われる治療・検査の説明，ク，入院生活の説明
入院時支援加算2	200点／回	ア・イ・クを含む一部の項目を実施して療養支援計画を立てた場合。
回復期リハビリテーション病棟入院料 【令和6年改定にて要件見直し】	1　2,229点／日 2　2,166点／日 3　1,917点／日 4　1,859点／日 5　1,696点／日	入院料1は専任の常勤管理栄養士が1名以上配置されていること。入院料2～6は専任の管理栄養士の常勤配置が望ましい。リハビリテーション実施計画等の作成に管理栄養士も参画し，定期的な栄養評価・計画の見直しを行う。入院料1については，入院時の栄養状態の評価にGLOM基準を用いることが要件。
特定機能病院リハビリテーション病棟入院料	2,229点／日	特定機能病院におけるリハビリテーションに係る役割を明確化する。専従の常勤の管理栄養士が1名以上配置されていること。
リハビリテーション・栄養・口腔連携加算 【令和6年改定にて新設】	80点／日	地域において，リハビリテーション・栄養・口腔連携体制加算と同等の施設基準を満たした保険医療機関で，リハビリテーション，栄養管理および口腔管理に係る計画を作成した日から14日を限度として算定する。専任の常勤の管理栄養士が1名以上配置されていること。
リハビリテーション・栄養・口腔連携体制加算 【令和6年改定にて新設】	120点／日	急性期医療において入院中の患者のADL維持・向上を目的に，早期から入院患者全員に対して入院後48時間以内に評価を行い，多職種で取り組み，計画を作成した日から14日を限度に算定。専任の常勤の管理栄養士が配置されていること。
個別栄養食事管理加算 （緩和ケア診療加算）	70点／日	緩和ケアを要する患者について，緩和ケアチームに管理栄養士が参加し，症状や希望に応じた栄養食事管理を行う。緩和ケアに3年以上従事した管理栄養士の参加が必要。対象疾患は，がん，後天性免疫不全，末期心不全。
小児個別栄養食事管理加算 （小児緩和ケア診療加算） 【令和6年改定にて新設】	70点／日	緩和ケアを要する15歳未満の小児患者について，小児緩和ケアチームに管理栄養士が参加し，症状や希望に応じた栄養食事管理を行う。
退院時共同指導料1	1　1,500点／回 　　（在宅療養支援診療所） 2　900点／回（1以外）	在宅療養を担う医療機関と入院中の医療機関の共同で説明・指導を行い文書で情報提供した際に算定。入院中に1回に限り，それぞれの医療機関で算定。
退院時共同指導料2	400点／回	入院中1回に限り，入院中の医療機関で算定。
摂食嚥下機能回復体制加算（摂食機能療法）	1　210点／回 2　190点／回 3　120点／回 （1～3　1回／週）	摂食嚥下支援チームの介入で摂食嚥下機能の回復が見込まれる患者に，多職種が共同して必要な摂食嚥下管理を行った場合に算定。内視鏡下嚥下機能検査または嚥下造影を実施（月1回以上）し，摂食嚥下支援計画書を作成，チームカンファレンスを週に1回以上実施。医師または歯科医師，看護師，言語聴覚士，薬剤師，栄養管理士が必須。
連携充実加算	150点／回 （1回／月）	患者にレジメンを提供し，患者の状態を踏まえた必要な指導を行うとともに，地域の薬局薬剤師対象の研修会の実施等の連携体制を整備している場合。
早期栄養介入管理加算	250点／日（入室後早期から経腸栄養を開始した場合は，当該開始日以降は400点／日） 特定集中治療室以外，救命救急，ハイケアユニット，脳卒中ケアユニット，小児特定集中治療室への対象病室拡大	入室後早期（48時間以内）から，必要な栄養管理に対し7日を限度として加算。専任管理栄養士（NSTおよびICUでの栄養管理の経験が3年以上）を配置。栄養アセスメントに基づき栄養管理に係る早期介入計画を作成し，医師，看護師，薬剤師等とのカンファレンスおよび回診を実施。経腸栄養開始後は，1日に3回以上モニタリングし，計画の見直し・栄養管理を実施する。
栄養情報連携料 【令和6年改定にて新設】	70点／回	入院栄養食事指導料を算定している患者について，退院後の栄養食事管理の指導内容を示す文書を用いて説明し，他の保険医療機関等の医師または管理栄養士に情報提供し，共有した場合，入院中1回に限り加算。
入院栄養管理体制加算	270点 （入院初日および退院時）／回	特定機能病院入院基本料を算定している患者に対して，管理栄養士が必要な栄養管理を行った場合に，入院初日および退院時にそれぞれ1回に限り加算。退院時1回に限り，栄養情報提供加算（50点／回）に算定は可。
周術期栄養管理実施加算	270点／回 （1手術に1回）	総合入院体制加算または急性期充実体制加算に係る届出を行っている保険医療機関で全身麻酔を実施した患者に対して，専任の管理栄養士が医師と連携し，術前・術後の栄養管理を適切に実施した場合に算定。
生活習慣病管理料I 【令和6年改定にて要件見直し】	1　脂質異常症を主病とする 　場合　　　　　610点／月 2　高血圧症を主病とする場 　合　　　　　　660点／月 3　糖尿病を主病とする場合 　　　　　　　　760点／月	別に厚生労働大臣が定める施設基準を満たす保険医療機関（許可病床数が200床未満の病院または診療所に限る）において，脂質異常症，高血圧症または糖尿病を主病とする患者（入院中の患者を除く）に対して，患者の同意を得て治療計画を策定し，治療計画に基づき，生活習慣に関する総合的な治療管理を行った場合に，月1回に限り算定。当該治療計画に基づく総合的な治療管理は，歯科医師，薬剤師，看護職員，管理栄養士等の多職種と連携して実施することが望ましい。
生活習慣病管理料II 【令和6年改定にて新設】	333点／月 ＊検査等を包括しない	

入院時食事療養費制度　2024年6月一部改定

入院時食事療養費（I） 【令和6年改定にて基準見直し】	(1)(2)以外の食事療養を行う場合　670円／食 (2)流動食のみを提供する場合　605円／食	常勤管理栄養士・栄養士の配置。適時（夕食は18時以降）・適温。委託可。必要な帳簿の整備が要件。3食／日が限度。
特別食加算	76円／食	対象となる治療食：本書p.42表I-2-11参照。
食堂加算	50円／日	0.5 m²以上／1病床。病床単位で算定。
入院時食事療養費（II） 【令和6年改定にて基準見直し】	(1)(2)以外の食事療養を行う場合　536円／食 (2)流動食のみを提供する場合　490円／食	入院時食事療養（I）以外の保険医療機関。3食／日が限度。

注）本表の記載内容は概要です。詳細については，厚生労働省の資料を参照のこと

16. 介護保険制度における管理栄養士がかかわる加算（令和6年度介護報酬改定）

介護報酬名	対象施設	単位数	対象者	概要
栄養マネジメント強化加算	介護老人福祉施設 介護老人保健施設 介護医療院 地域密着型介護老人福祉施設	11単位／日	入所者全員	・医師・管理栄養士・看護師等による栄養ケア体制を整備し、栄養ケア計画に従いミールラウンドを週3回以上行い、食事や食環境等の整備等の栄養を実施。**LIFEの活用** ・管理栄養士は、常勤換算方式で入所者の数を50（施設に常勤栄養士を1人以上配置し、給食管理を行っている場合は70）で除して得た数以上配置する。
退所時栄養情報連携加算		70単位／回	特別食*を必要とする又は低栄養状態にあると医師が判断した入所者	・管理栄養士が栄養情報提供書を用いて、栄養管理に関する情報を居宅や他の介護保険施設・医療機関等に提供。栄養管理が切れ目なく行われるようにする。1回／月（退所時）を限度
再入所時栄養連携加算		200単位／回	厚生労働大臣が定める特別食*または嚥下調整食を要な者	・介護保険施設入所者が退所した後に病院又は診療所に入院した場合で、退院した後に再度当該介護保険施設に入所する際、厚生労働大臣が定める特別食*を必要とする者に、介護保険施設の管理栄養士が病院又は診療所の管理栄養士と連携し当該入所者に関する栄養ケア計画を策定。入所者1人につき1回を限度
経口移行加算	介護老人福祉施設 介護老人保健施設 介護医療院 地域密着型介護老人福祉施設 入所者生活介護 介護療養型医療院	28単位／日	経口摂取困難者	・経管栄養を行っている入所者ごとに、医師、歯科医師、管理栄養士、看護師、介護支援専門員などの専門職が共同して経口移行計画を作成し、これに従った栄養管理を栄養管理計画を実施。
経口維持加算（I、II）		（I）400単位／月 （II）100単位／月	摂食機能障害者を有し、誤嚥が認められる入所者	・認知、摂食嚥下機能の低下等により、経口摂食が困難となった入所者ごとに、計画に従った栄養管理を管理栄養士等が実施。多職種で経口維持計画を作成し、会議を行う等により、継続的な摂食を行えるよう（I）は入所者の食事の状況の観察。実施した場合。(II) のもせ咽等。医師や歯科医師、施設が協力歯科医療機関を定めた上で、会議や食事の観察に、医師や歯科医師、歯科衛生士、言語聴覚士のいずれか1名以上が加わった場合に追加加算できる。
療養食加算	短期入所生活介護 短期入所療養介護	6単位／回 8単位／回	療養食が必要な者	・管理栄養士・栄養士の管理の下、医師の発行する食事せんに基づいた療養食を検査を提供した場合。1日3回を限度。・経口移行加算又は経口維持加算と併算定できる。
< リハビリテーション・個別機能訓練、栄養、口腔一体的取組の評価 >				リハビリテーション・機能訓練、口腔、栄養を一体的に推進し、自立支援・重度化防止を効果的に進める。
リハビリテーションマネジメント計画書情報加算（I）	介護老人保健施設	53単位／月	入所者	・口腔衛生管理加算（II）および栄養マネジメント強化加算を算定していて、リハビリテーション実施計画等の内容について、リハビリテーション、機能訓練、栄養、口腔の情報を関係職種間で一体的に共有すること。**LIFE活用**
理学療法 注7，作業療法 注7，言語聴覚療法 注5	介護医療院	20単位／月		・入院後48時間以内に情報をLIFEに提出した情報を活用していること。**LIFE活用**
個別機能訓練加算（III）	介護老人福祉施設 地域密着型介護老人福祉施設 入所者生活介護	20単位／月 （I）、（II）、（III）は併算定可		・口腔衛生管理加算（II）おLIFE栄養マネジメント強化加算の内容について、リハビリテーション、機能訓練、栄養、口腔及び口腔管理の関係職種間で一体的に推進し、実施・・・。**LIFE活用** ・入院後48時間以内にADL、栄養および口腔管理状態に関する評価を行い、リハビリテーション、栄養及び口腔管理の係る計画の作成及び計画に基づくリハビリテーションを行う・・・ ・共有した情報を踏まえ、リハビリテーション計画又は個別機能訓練計画について内容を見直しを行い、見直した内容を関係職種間で共有していること。

＜リハビリテーション・個別機能訓練、栄養、口腔－一体的取組の評価＞

	項目	サービス	単位	対象者	内容
通所	リハビリテーションマネジメント加算（ハ）	通所リハ	同意日の属する月から6月以内 793単位/月、6月超 473単位/月 ［事業所の医師が利用者またはその家族に説明し、同意を得た場合。上記に270単位を加算］	利用者	・リハビリテーション・個別機能訓練、栄養、口腔の一体的取組を評価する。定期的にリハ会議を開催して口腔および栄養アセスメントを継続的に実施。利用者ごとに多職種が共同して口腔および栄養アセスメントを行い、リハ計画等の内容について、リハ・口腔・栄養の情報を関係職種間で一体的に共有していること。LIFEに提出した情報を活用していること（外部との連携可）**LIFE活用** ・管理栄養士1名以上の配置
	栄養アセスメント加算	通所介護、地域密着型通所介護、認知症対応型通所介護、通所リハ、看護小規模多機能型居宅介護	50単位/月	要支援・要介護の利用者	・管理栄養士と介護職員等の連携による栄養アセスメントの取組を評価。**LIFE活用**
	栄養改善加算	通所介護、通所リハ、看護小規模多機能型居宅介護	200単位/回	低栄養状態またはおそれのある者	・低栄養状態またはそのおそれのある利用者に対する居宅訪問を含めた、看護師・介護士等と共同した栄養ケア計画を作成して栄養改善を行い、栄養改善サービスを行う。当該事業所または他の介護事業所との連携による管理栄養士1名以上の配置。3月を限度。
	居宅療養管理指導費（I）	通所介護、特定施設入居者生活介護、地域密着型特定施設入居者生活介護、小規模多機能型居宅介護、認知症対応型共同生活介護、看護小規模多機能型居宅介護	居住者 1人：545単位、2～9人：487単位、10人以上：444単位	通院困難で、特別食を必要とする者または医師が判断した者	・当該事業所の管理栄養士が医師の指示に基づき自宅を訪問し、栄養管理に係る情報提供、栄養指導・助言（1回30分以上）を行った場合に算定。単一建物の人数に応じて月2回を限度。・急性増悪等により一時的に頻回の栄養管理を行う必要がある旨、医師から特別の指示が行われた場合、居宅療養管理指導費の限度回数（1月に2回）を超えて2回を限度とし、当該指示の日から30日間に限り利用者を訪問し、栄養指導・助言を行うことができる。
	居宅療養管理指導費（II）	特定施設入居者生活介護、地域密着型特定施設入居者生活介護、小規模多機能型居宅介護、認知症対応型共同生活介護、看護小規模多機能型居宅介護	居住者 1人：525単位、2～9人：467単位、10人以上：424単位	通院困難で、特別食を必要とする者または医師が判断した者	・当該事業所以外の他の医療機関、介護保険施設、栄養士が設置・運営する「栄養ケア・ステーション」と連携し、当該事業所以外の管理栄養士が居宅療養管理指導を実施した場合に算定。
	口腔・栄養スクリーニング加算（I、II）（口腔および栄養）	特定施設入居者生活介護、地域密着型特定施設入居者生活介護、小規模多機能型居宅介護、認知症対応型共同生活介護	（I）口腔および栄養：20単位（II）口腔または栄養：5単位	要支援・要介護利用者	・利用開始時および利用中6か月ごとに利用者の口腔の健康状態および栄養状態を確認・的確に状態を把握した上でよりよいケアに一体的に取り組むこと。口腔・栄養アセスメント加算、栄養改善加算との併算定不可。6か月に1回を限度。
	栄養管理体制加算（認知症グループホーム）	認知症対応型共同生活介護	30単位/月	助言等を受ける事業所	・管理栄養士が介護職員等へ助言・指導を行い栄養改善のための体制づくりを進めることを評価。1月に1回を限度。

* 特別食：疾病治療の直接手段として、医師の発行する食事箋に基づき提供される適切な栄養量および内容を有する腎臓病食、肝臓病食、糖尿病食、胃潰瘍食、貧血食、膵臓病食、脂質異常症食、痛風食、嚥下困難者のための流動食、経管栄養のための濃厚流動食（単なる流動食および軟食を除く）。

注）本表の記載内容は概要です。詳細については、厚生労働省の資料を参照のこと

資　　料

17. 略語一覧

AAA aromatic amino acid
芳香族アミノ酸

ACE angiotensin I-converting
enzyme
アンジオテンシン変換酵素

ACh acetylcholine　アセチルコリン

ACTH adrenocorticotrophic
hormone　副腎皮質刺激ホルモン

ADL activities of daily living
日常生活動作

Af atrial fibrillation　心房細動

AI atherogenic index　動脈硬化指数

AIDS acquired immunodeficiency
syndrome
後天性免疫不全症候群

AKI acute kidney injury
急性腎障害

Alb albumin　アルブミン

ALL acute lymphocytic leukemia
急性リンパ性白血病

AMC arm muscle circumference
上腕筋囲

AMI acute myocordial infarction
急性心筋梗塞

AML acute myeloid leukemia
急性骨髄性白血症

AN anorexia nervosa
神経性やせ症

ARB angiotensin II-recepter
blocker
アンジオテンシンII受容体拮抗薬

BCAA branched chain amino acid
分岐鎖アミノ酸

BEE basal energy expenditure
基礎代謝量

BIA bioelectrical impedance
analysis
生体インピーダンス分析法

BN bulimia nervosa
神経性過食症

BNP brain natriuretic peptide
血漿脳性ナトリウム利尿ペプチド

BMI body mass index　体格指数

BSA body surface area　体表面積

CAP cytapheresis
血球成分除去療法

CAPD continuous ambulatory
peritoneal dialysis
持続携行式腹膜透析

CAWL cancer-associated weight
loss　がん関連性栄養障害

CBC complete blood count
末梢血液検査

CC calf circumference
下腿周囲長

Ccr creatinine clearance
クレアチニンクリアランス

CCU cordiac care unit
循環器疾患集中治療室

CDAI Crohn's disease activity
index　CDAI

cGFR estimated glomerular
filtration rate　推算糸球体濾過量

CGM continuous glucose
monitoring　持続血糖測定

ChE cholinesterase
コリンエステラーゼ

%CHI percentage of creatinine
height index
％クレアチニン身長係数

CIWL cancer-induced weight loss
がん誘発性栄養障害

CKD chronic kidney disease
慢性腎臓病

COPD chronic obstructive
pulmonary disease
慢性閉塞性肺疾患

CRP C-reactive protein
C反応性たんぱく

CSII continuous subcutaneous
insulin infusion
持続皮下注入療法

CT computed tomography
コンピュタ断層撮影

CVD cardio-vascular disease
心血管疾患

CTR cardio-thoracic ratio
心胸（郭）比

DHA docosahexaenoic acid
ドコサヘキサエン酸

DIC disseminated intravascular
coagulation
播種性血管内凝固症候群

DKD diabetic kisney disease
糖尿病関連腎臓病

DN diabetic nephropathy
糖尿病性腎症

DP distal pancreatectomy
膵体尾部切除術

DW dry weight　ドライウエイト

DXA dual energy X-ray
absorptiometry
二重エネルギーX線吸収法

EBM evidence based medicine
事実・根拠に基づいた医学

ECG electrocardiogram　心電図

ED elemental diet　成分栄養

EIS endoscopic injection
sclerotherapy　内視鏡の硬化療法

EMR endoscopic mucosal
resection　内視鏡的粘膜切除術

EN enteral nutrition　経腸栄養

EPA eicosapentaenoic acid
エイコサペンタエン酸

ERAS enhanced recovery after
surgery　周術期管理法

ERCP endoscopic retrograde
cholangiopancreatograhy
内視鏡的逆行性胆管膵管造影法

ERBD endoscopic retrograde
biliary drainage
内視鏡的逆行性胆道ドレナージ

ESKD end-stage of kidney disease
末期腎不全

ESR erythrocyte sedimentation
rate　赤血球沈降速度

EVL endoscopic variceal ligation
内視鏡的静脈瘤結紮術

FBS fasting blood sugar
空腹時血糖値

FIM functional independence
measure　機能的自立度評価法

FPG fasting plasma glucose
空腹時血糖値

GDM gestational diabetes mellitus
妊娠糖尿病

GER gastroesophageal reflux
胃食道逆流

GERD gastroesophageal reflux
disease　胃食道逆流症

GFR glomerular filtration rate
糸球体濾過量

GH gestational hypertension
妊娠高血圧

GLIM global leadership initiative
グリム

HAV hepatitis A virus
A型肝炎ウイルス

HBV hepatitis B virus
B型肝炎ウイルス

HCC hepatocellular carcinoma
肝細胞癌

HCV hepatitis C virus
C型肝炎ウイルス

HD hemodialysis　血液透析

HDL high density lipoprotein
高比重リポたんぱく

HDP hypertensive disorders of
pregnancy　妊娠高血圧症候群

HPN home parenteral nutrition
在宅静脈栄養管理

HIV human immunodeficiency
virus　ヒト免疫不全ウイルス

IADL instrumental activities of
daily living　手段の日常生活動作

IBD inflammatory bowel disease
炎症性腸疾患

IBS irritable bowel syndrome
過敏性腸症候群

IBW ideal body weight　適正体重

ICU intensive care unit
集中治療室

IFN interferon
インターフェロン

IOIBD International Organization for the Study of Inflammatory Bowel Disease
国際炎症性腸疾患研究機関

LBM lean body mass 除脂肪体重

LES lower esophageal sphincter
食道下部括約筋部

LES late evening snacks 夜食

MCHC mean corpuscular hemoglobin concentration
平均赤血球血色素濃度

MCNS minimal change nephrotic syndrome ネフローゼ症候群

MCV mean corpuscular volume
平均赤血球容積

MNA-SF mini nutritional assessment short form
MNA-SF

MOF multiple organ failure
多臓器不全

MRI magnetic resonance imaging
磁気共鳴画像

MRSA methicillin resistant staphylococcus aureus
メチシリン耐性黄色ブドウ球菌

MUST malnutrition universal screening tool MUST

NAFL non-alcoholic fatty liver
非アルコール性脂肪肝

NAFLD non-alcoholic fatty liver disease 脂肪性肝疾患

NASH non-alcoholic steatohepatitis
非アルコール性脂肪性肝炎

NB nitrogen balance 窒素出納

NCP nutrition care process
栄養ケアプロセス

NICU neonatal intensive care unit
新生児集中治療室

NPC non protein calorie
非たんぱくカロリー

NRS2002 nutrition risk screening 2002 NRS2002

NSAIDs non-steroidal anti-inflammatory drugs
非ステロイド性抗炎症薬

NST nutrition support team
栄養サポートチーム

OFC oral food challenge
食物経口負荷試験

OGTT oral glucose tolerance test
経口ブドウ糖負荷試験

ORS oral rehydration solution
経口補水液

ORT oral rehydration therapy
経口補水療法

PaCO₂ arterial carbon dioxide tention 炭酸ガス分圧

PaO₂ arterial oxygen tention
酸素分圧

PD peritoneal dialysis 腹膜透析

PD pancreaticoduodenectomy
膵頭十二指腸切除術

PE preeclampsia
妊娠高血圧腎症

PEG percutaneous endoscopic gastrostomy
経皮内視鏡的胃瘻造設術

PEM protein-energy malnutrition
たんぱく質・エネルギー栄養障害

PET positron emission tomography ペット

PICC peripherally inserted central catheter PICC

PLGE proteinlosing gastroenteropathy
たんぱく漏出性胃腸症

PNI prognostic nutritional index
予後判定指数

POMR problem oriented medical record 問題志向型診療記録

POS problem oriented system
問題志向型システム

PPI proton pump inhibitor
プロトンポンプ阻害薬

PPN peripheral parenteral nutrition 末梢静脈栄養

PS performance status
パフォーマンスステイタス

PTCA percutaneous transluminal coronary angioplasty
経皮的冠動脈形成術

PTSD post-traumatic stress disorder 心的外傷後ストレス障害

PV portal vein 門脈

QOL quality of life 生活の質

REE resting energy expenditure
安静時エネルギー消費量

RQ respiratory quotient 呼吸商

RRT renal replacement therapy
腎代替療法

RTH ready to hung RTH

RTP rapid turnovers protein
ラピッドターンオーバープロテイン

SBS short bowel syndrome
短腸症候群

SCFA short-chain fatty acids
短鎖脂肪酸

SGA subjective global assessment
主観的包括的評価

SIRS systemic inflammatory response syndrome
全身性炎症反応症候群

SMBG self-monitoring of blood glucose 血糖自己測定

SMI skeletal muscle mass index
骨格筋量指数

SPE superimposed preeclampsia
加重型妊娠高血圧腎症

SSF subscapular skinfold thickness
肩甲骨下端部皮下脂肪厚

TC total cholesterol
総コレステロール

TG triglyceride
トリグリセライド，中性脂肪

TLC total lymphocyte count
末梢血総リンパ球数

TPN total parenteral nutrition
中心静脈栄養

TSF triceps skinfold thickness
上腕三頭筋部皮下脂肪厚

UBW usual body weight
健常時体重

US ultrasonography, ultrasound
超音波検査，エコー検査

VD videoendoscopic evaluation
（嚥下）内視鏡検査

VF videofluoroscopic evaluation
（嚥下）造影検査

VLCD very low-calorie diet
超低エネルギー食

VLDL very low-density lipoprotein
超低比重リポたんぱく質

YAM young adult mean
若年成人平均値

資　　料

18. 参考図書

- 厚生労働省：日本人の食事摂取基準〔2025年版〕，2024
- 栄養管理プロセス研究会監修：改訂新版栄養管理プロセス Nutrition Care Process，第2版，第一出版，2022
- 奈良信雄：看護・栄養指導のための臨床検査ハンドブック　第6版，医歯薬出版，2022
- 奈良信雄：図表でわかる臨床症状・検査異常値のメカニズム　第2版，第一出版，2022
- 日本静脈経腸栄養学会編：静脈・経腸栄養ガイドライン　第3版，照林社，2013
- 全国在宅訪問栄養食事指導研究会編：在宅での栄養ケアのすすめかた訪問栄養食事指導実践の手引き，日本医療企画，2008
- 手嶋登志子編：介護食ハンドブック　第2版，医歯薬出版，2010
- 在宅チーム医療栄養管理研究会編：臨床栄養別冊 在宅訪問栄養実践ガイド 知っておきたい在宅高齢者の食事と栄養，p.3 図　訪問チーム体制，医歯薬出版，2020
- 日本病態栄養学会編：認定NSTガイドブック2023　改訂第6版，南江堂，2023
- 福島享治：新しい低栄養の診断基準 – GLIM基準の概要．外科と代謝・栄養，56⑷，2022
- 本田佳子：新臨床栄養学 栄養ケアマネジメント 第5版，医歯薬出版，2024
- 日本肥満学会：肥満症診療ガイドライン2022，日本肥満学会，2022
- 日本糖尿病学会編：糖尿病治療ガイド2022-2023，文光堂，2022
- 日本糖尿病学会編：糖尿病診療ガイドライン2024，南江堂，2024
- 日本糖尿病療養指導士認定機構：糖尿病療養指導ガイドブック2024　糖尿病療養指導士の学習目標と課題，メディカルレビュー社，2024
- 日本動脈硬化学会編：動脈硬化性疾患予防ガイドライン2022年版，動脈硬化学会，2022
- 日本動脈硬化学会編：動脈硬化性疾患予防のための脂質異常症診療ガイド2018年版，日本動脈硬化学会，2018
- 竹中　優編：人体の構造と機能および疾病の成り立ち　疾病の成因・病態・診断・治療　第2版，医歯薬出版，2018
- 弘世貴久ほか監修：病気がみえるvol.3　糖尿病・代謝・内分泌　第4版，メディックメディア，2014
- 日本痛風・核酸代謝学会編：高尿酸血症・痛風の治療ガイドライン　第3版2022年追補版，メディカルレビュー社，2022
- 日本消化器病学会：胃食道逆流症（GERD）診療ガイドライン2021（改訂第3版），南江堂，2021
- 日本臨牀，特集　機能性消化管疾患：下部．日本臨牀社，77⑾，2019
- 厚生労働科学研究費補助金難治性疾患政策研究事業「難治性炎症性腸管障害に関する調査研究」（久松班）令和3年度分担研究報告：潰瘍性大腸炎・クローン病診断基準・治療指針 令和3年度改訂版（令和4年3月31日），2020.
- 日本消化器病学会：機能性消化管疾患診療ガイドライン2020 – 過敏性腸症候群（IBS）（改訂第2版），南江堂，2020.
- 臨床栄養，栄養療法のコツとピットフォール 炎症性腸疾患．医歯薬出版社，141⑵，2022
- 落合慈之監修：消化器疾患ビジュアルブック第2版，学研，2014
- 日本消化器病学会：消化性潰瘍診療ガイドライン2020，南江堂，2020
- 山本博徳・瀬戸泰之・吉治仁志編：消化器疾患最新の治療2023-2024，南江堂，2022
- 日本肝臓学会編：慢性肝炎・肝硬変の診療ガイド2019，文光堂，2019
- 日本肝臓学会編：NASH・NAFLD診療ガイド2021，文光堂，2021
- 日本消化器病学会・日本肝臓学会編：NAFLD／NASH診療ガイドライン2020改訂第2版，南江堂，2020
- 日本病態学会編：病態栄養専門管理栄養士のための病態栄養ガイドブック　改訂第7版，南江堂，2022

- 日本高血圧学会高血圧治療ガイドライン作成委員会：高血圧治療ガイドライン2019，ライフサイエンス出版，2019
- 成田一衛監修：エビデンスに基づくネフローゼ症候群診療ガイドライン2020，東京医学社，2020
- AKI（急性腎障害）診療ガイドライン作成委員会編：AKI（急性腎障害）診療ガイドライン2016，東京医学社，2016
- 日本腎臓学会編：CKD診療ガイド2024，東京医学社，2024
- 日本透析医学会：血液透析患者の糖尿病治療ガイド2017
- 日本透析医学会：腹膜透析ガイドライン2019年版
- 日本甲状腺学会：甲状腺疾患診断ガイドライン2021（2022年6月2日改定）
- 日本精神神経学会監修：DSM-5精神疾患の診断・統計マニュアル，医学書院，2023
- 日本摂食障害学会監修：摂食障害治療ガイドライン，医学書院，2023
- 日本呼吸器学会編：COPD診断と治療のためのガイドライン　第6版，メディカルレビュー社，2022
- 骨粗鬆症の予防と治療ガイドライン作成委員会編：骨粗鬆症の予防と治療ガイドライン2015年版，ライフサイエンス出版，2015
- 海老澤元宏・伊藤浩明・藤澤隆夫監修：食物アレルギー診療ガイドライン2021，協和企画，2022
- 宇理須厚雄監修：ぜん息予防のためのよくわかる食物アレルギー対応ガイドブック2014，東京法規出版，2014
- 斎藤　厚・那須　勝他編：標準感染学 第2版，医学書院，p.214，2004
- 日本集中治療医学会：日本版敗血症診療ガイドライン2020
- 日本静脈経腸栄養学会編：静脈経腸栄養ハンドブック，南江堂，2013
- A.S.P.E.N. Board of Directors and The Clinical Guidelines Task Force：Guidelines for the use of parenteral and enteral nutrition in adult and pediatric patients．J Parenter Enteral Nutr，26 (1) Suppl．Jan-Feb，2002.
- Fearon, K., Strasser, F. and Bosaeus, L. *et al*: Definition and classification of cancer cachexia: an international consensus, *Lancet Oncol.*, 12, 489〜495, 2011
- 国立がん研究センターがん情報サービス　ganjoho.jp
- 日本臨床栄養代謝学会編：日本臨床栄養代謝学会JSPENテキストブック，南江堂，2021
- 日本病態栄養学会編：がん病態栄養専門管理栄養士のためのがん栄養療法ガイドブック2024 改訂第3版，南江堂，2024
- 日本皮膚科学会　創傷・褥瘡・熱傷ガイドライン策定委員会：創傷・褥瘡・熱傷ガイドライン，金原出版，2018
- 特殊ミルク共同安全事業安全開発委員会編：食事療法ガイドブック　アミノ酸代謝異常症・有機酸代謝異常症のために「フェニルケトン尿症の食事療法」，恩賜財団母子愛育会，2016
- 大阪市立大学大学院研究科発達小児医学，大阪市立大学医学部附属病院栄養部編：さらにかんたん！カーボカウント，クリニコ出版，2019
- 日本糖尿病学会編：医療者のためのカーボカウント指導テキスト，文光堂，2017
- 日本産科婦人科学会／日本産婦人科医会編集・監修：産婦人科診療ガイドライン産科編2023，日本産科婦人科学会事務局，2023
- 日本妊娠高血圧学会：妊娠高血圧症候群の診療指針2021，メジカルビュー社，2022
- 日本腎臓学会：サルコペニア・フレイルを合併した保存期CKDの食事療法の提言，日腎会誌，61 (5)：525-556，2019
- 武藤芳照他編著：日本転倒予防学会認定　転倒予防指導士公認テキストQ＆A，新興医学出版社，2017
- 吉澤　剛・髙橋　悟：尿失禁．日大医学雑誌，80 (4)，2021
- 日本大腸肛門病学会編：便失禁診療ガイドライン2017年版，南江堂，2017

資　　料

・荒井秀典編集主幹：フレイ診療ガイド2018年版，日本老年学会・国立長寿医療研究センター，2018
・木下かほり：オーラルフレイルと栄養ケア．臨床栄養，137⑷，2020
・日本褥瘡学会編：褥瘡ガイドブック 第3版，照林社，2023

索　引

あ

アウトカム ……………… 11
悪液質 …………………… 160
アクシデント …………… 11
アクシデントリポート … 11
アシドーシス ………… 25, 136
アディポサイトカイン … 71
アドヒアランス ………… 8
アトピー性皮膚炎 ……… 174
アドレナリン自己注射製剤
　（エピペン）…………… 175
アナフィラキシーショック
　………………………… 174
アミノ酸加総合電解質輸液 ‥ 47
アミノ酸輸液 …………… 47
アルカローシス ………… 25
アルツハイマー型認知症 ‥ 156
アルブミン（Alb）……… 23
アレルギー反応 ………… 177
アレルギー表示 ………… 176
アレルギーマーチ ……… 174
アンジオテンシン変換酵素 ‥ 61
アンジオテンシンⅡ受容体拮抗薬
　………………………… 64
アンジオテンシン変換酵素阻害薬
　………………………… 64
1,5アンヒドログルシトール ‥ 75

い

胃潰瘍 …………………… 93
易感染性 ………………… 179
萎縮性舌炎 ……………… 89
胃食道逆流症 …………… 91
胃所性石灰化 …………… 138
胃切除術後症候群 ……… 195
1型糖尿病 …………… 73, 217
一般治療食 …………… 37, 39
医薬品 …………………… 56
医療の記録 ……………… 53
医療保険 ………………… 3
イレウス ………………… 98
イレオストミー ………… 199
胃瘻ルート ……………… 43
インシデント …………… 11
インスリン ……………… 72
インスリン抵抗性 ……… 75
インスリン分泌指数 …… 75
インスリン療法 ………… 121
院内感染 ………………… 180
インフォームドアセント … 8
インフォームドコンセント … 8

う

ウエスト周囲長 ………… 22
右心不全 ………………… 129

え

栄養アセスメント ……… 17
　――の指標 …………… 18
栄養介入 ………………… 34
栄養カウンセリング …… 49
栄養管理体制の確保 …… 5
栄養教育 ……………… 11, 49
栄養ケア ………………… 15
　――の記録 ………… 53, 54
栄養ケア計画 ………… 15, 34
栄養ケア・ステーション … 14
栄養ケアプラン ………… 34
栄養ケアプロセス ……… 55
栄養ケア・マネジメント … 1
栄養ケアプロセス ……… 15
栄養サポートチーム …… 9
栄養サポートチーム加算 … 5
栄養食事指導料 ………… 5
栄養診断 ……………… 15, 29
栄養診断コード ………… 55
栄養スクリーニング …… 15
栄養成分別管理 ………… 41
栄養補給法 ……………… 35
栄養モニタリング ……… 51
栄養輸液 ………………… 47
エコー検査（US）……… 27
エネルギー産生栄養素バランス
　………………………… 19
エピペン ………………… 175
エリスロポエチン ……… 138
嚥下障害 ………………… 206
嚥下造影検査（VF）… 27, 208
嚥下調整食 ……………… 41
嚥下内視鏡検査（VE）… 208

お

黄疸 ……………………… 116
応用カーボカウント …… 77
オーラルフレイル ……… 230
オスラー病 ……………… 166
オピオイド ……………… 192

か

カーボカウント ……… 77, 217
壊血病 …………………… 166
介護職 …………………… 41
介護報酬 ……………… 4, 5

（か）

介護保険制度 …………… 3
外傷 ……………………… 205
回復期（急性糸球体腎炎）‥ 133
潰瘍性大腸炎 …………… 99
カイロミクロン ………… 79
学習障害（LD）………… 212
加重型妊娠高血圧腎症（SPE）
　………………………… 227
家族性高コレステロール血症
　………………………… 81
家族歴 …………………… 54
下腿周囲長（CC）……… 22
活動係数 ………………… 31
下部食道括約筋部 ……… 91
仮面高血圧 ……………… 122
ガラクトース血症 ……… 222
カリウム吸着薬 ………… 140
カルシウム拮抗薬 … 59, 62, 91
がん悪液質 ……………… 183
感音性難聴 ……………… 211
寛解期 …………………… 98
がん化学療法 …………… 90
がん関連性栄養障害 …… 183
間歇的投与 ……………… 44
肝硬変 …………………… 110
間質性肺炎 ……………… 162
肝性脳症 ………………… 110
間接熱量計 …………… 31, 32
浣腸 ……………………… 213
肝不全 ………………… 110, 113
肝不全用経腸栄養剤 …… 113
がん誘発性栄養障害 …… 183
管理栄養士・栄養士倫理綱領
　………………………… 7
管理栄養士の職業倫理 … 7

き

既往歴 …………………… 54
気管支肺炎 ……………… 162
気管支喘息 ……………… 162
基礎代謝量基準値 ……… 32
気導狭窄 ………………… 162
吸収不良症候群 ……… 96, 214
急性肝炎 ………………… 106
急性糸球体腎炎 ………… 133
急性腎炎症候群 ………… 219
急性腎障害 ……………… 136
急性膵炎 ………………… 118
強化インスリン療法 … 72, 217
胸水 ……………………… 28
虚血性心疾患 …………… 127

263

索　引

巨赤芽球性貧血 ……… 163, 165
居宅療養管理指導 ……… 6, 14
筋萎縮性側索硬化症 ……… 155

く

空腸瘻ルート ……………… 43
クッシング症候群 ………… 154
クッシング病 ……………… 154
グリーフケア ……………… 191
グリコアルブミン …………… 75
グリコヘモグロビン ………… 24
グリセミックインデックス
……………………………… 144
クリティカルケア ………… 201
クリニカルパス ………… 9, 10
α-グルコシダーゼ阻害薬 … 63
くる病 ……………………… 170
クレアチニン(Cr) …………… 24
クレアチニンクリアランス(Ccr)
……………………………… 26
クレアチニン身長係数(CHI)
……………………………… 26
クレチン症 ………………… 153
クローン病 ………………… 97
クロックポジション ……… 213

け

経口栄養補給 ……………… 37
経口補水液(ORS) … 104, 193
経口補水療法(ORT) ……… 193
持続投与 …………………… 44
経腸栄養補給 ……………… 42
軽度認知障害 ……………… 156
経尿道の尿管砕石術 ……… 149
経鼻胃管 …………………… 43
経鼻腸管 …………………… 43
経皮内視鏡的胃瘻増設術(PEG)
……………………………… 43
経鼻ルート ………………… 43
けいれん性便秘 …………… 103
外科的糖尿病 ……………… 193
劇症肝炎 …………………… 107
血液透析 …………………… 145
血球成分除去療法 ………… 100
血漿膠質浸透圧 …………… 65
血漿脳性ナトリウム利尿ペプチド
……………………………… 129
血清アルブミン …………… 134
結腸切除術 ………………… 199
血糖 ……………………… 24
血糖自己測定(SMBG) … 73, 225
血友病 ……………………… 166
ケトン体 …………………… 26
下痢 ………………… 45, 103
限局性学習障害(SLD) …… 212
肩甲骨下端部皮下脂肪厚(SSF)
……………………………… 22

顕性アルブミン尿 ………… 143
原発性高脂血症 …………… 80
原発性肥満 ………………… 68
現病歴 ……………………… 54

こ

高LDL-C血症 ……………… 80
降圧目標 …………………… 122
降圧薬 …………… 122, 133
抗アルドステロン薬 ……… 64
高カリウム血症 …… 136, 140
高カロリー輸液 …………… 48
抗菌薬 …………… 118, 133
口腔アレルギー症候群 …… 175
高血圧 ……………………… 122
高血圧合併妊娠(CH) ……… 227
高血圧性腎硬化症 ………… 137
抗血液凝固薬 ……………… 128
膠原病 ……………………… 178
甲状腺機能亢進症 ………… 151
甲状腺機能低下症 ………… 153
甲状腺中毒症 ……………… 151
高浸透圧高血糖状態 ……… 73
抗膵酵素薬 ………………… 118
高張性脱水 ………………… 29
高度肥満 …………………… 68
口内炎 ……………………… 89
高尿酸血症 ………………… 85
誤嚥 ……………………… 209
誤嚥性肺炎 ………… 162, 209
骨格筋量指数(SMI) ……… 22
骨吸収 ……………………… 167
骨形成 ……………………… 167
骨ミネラル代謝異常 ……… 138
コリンエステラーゼ(ChE) … 23
コロストミー ……………… 199
混合型(高尿酸血症) ……… 85
混合性難聴 ………………… 211
コンピュータ断層撮影(CT)
…………………… 22, 27
コンプライアンス …………… 7

さ

細菌性肺炎 ………………… 162
最高血中濃度(Cmax) ……… 58
最高血中濃度到達時間(Tmax)
……………………………… 58
再生不良性貧血 …………… 163
在宅ケア …………………… 12
在宅静脈栄養管理(HPN) … 49
再燃 ……………………… 98
サイロキシン ……………… 151
左心不全 …………………… 129
サルコペニア ……………… 140
酸塩基平衡 ………………… 25
酸性尿 ……………………… 150

し

シェーンライン・ヘノッホ症候群
……………………………… 166
ジェネリック医薬品 ……… 56
視覚障害 …………………… 211
糸球体濾過量 ……………… 133
自己免疫疾患 ……………… 178
脂質異常症 ………………… 79
支持療法 …………………… 184
自然排石 …………………… 149
肢体不自由 ………………… 211
失禁 ……………………… 229
シックデイ ………… 74, 217
疾病別食事管理 …………… 41
自閉スペクトラム症(ASD)
……………………………… 212
脂肪乳剤 …………………… 47
視野狭窄 …………………… 211
集学的治療 ………………… 184
周期性嘔吐症 ……………… 215
周期的投与 ………………… 44
シュウ酸カルシウム結石
…………………… 149, 150
重症急性膵炎 ……………… 119
十二指腸潰瘍 ……………… 93
粥状硬化 …………………… 126
主訴 ……………………… 54
術後後期栄養管理 ………… 194
術後早期栄養管理 ………… 193
消化酵素薬 ………………… 120
消化性潰瘍 ………………… 93
消化態栄養剤 ……………… 44
消化不良症 ………………… 214
小球性低色素性貧血 ……… 163
常食 ……………………… 39
小児糖尿病 ………………… 217
小児ネフローゼ …………… 219
小児肥満 …………………… 216
小児慢性腎臓病(CKD) …… 219
静脈栄養補給 ……………… 46
上腕三頭筋部皮下脂肪厚(TSF)
……………………………… 22
上腕周囲長(AC) …………… 22
食塩制限 …………………… 135
褥瘡 ……………………… 231
食道癌 ……………………… 194
食道静脈瘤 ………………… 110
食道裂孔ヘルニア ………… 91
食物アレルギー …………… 174
食物依存性運動誘発アナフィラ
キシー …………………… 175
食物経口負荷試験 ………… 175
食物除去試験 ……………… 175
食薬区分 …………………… 56
徐脂肪組織(LBM) ………… 21
徐脈 ……………………… 129
心胸(郭)比(CTR) …… 27, 147

264

神経性過食症 …………… 159	代償性抗炎症反応症候群（CARS）	低たんぱく血症 ……… 96, 134
神経性やせ症 …………… 158	…………………………… 205	低張性脱水 ………………… 29
人工肛門造設術 ………… 199	大腸切除術 ……………… 198	低リン血症 ………………… 48
診察室外血圧 …………… 122	大葉性肺炎 ……………… 162	テタニー ………………… 170
診察室血圧 ……………… 122	多職種連携 ………………… 50	鉄欠乏性貧血 …………… 163
心室細動 ………………… 129	多臓器不全 ………… 118, 136	鉄 剤 …………………… 164
腎性骨異栄養症 ………… 138	脱 水 ……………………… 29	伝音性難聴 ……………… 211
新生児マス・スクリーニング	胆管炎 …………………… 117	電解質輸液 ………………… 47
…………………………… 221	胆石症 …………………… 116	転 倒 …………………… 229
新生児メレナ …………… 166	短腸症候群 ……………… 197	でん粉製品 ……………… 142
腎性貧血 ………………… 138	胆嚢炎 …………………… 117	
腎前性/腎性/腎後性急性腎障害	たんぱく質・エネルギー栄養障害	**と**
…………………………… 136	…………………………… 65	糖原病 …………………… 222
心電図（ECG） ………… 27	たんぱく同化 …………… 135	糖原病Ⅰ型 ……………… 222
腎負荷型（高尿酸血症） … 85	ダンピング症候群 ……… 195	糖質輸液 ………………… 47
腎不全保存期 …………… 139		透析アミロイドーシス … 146
心房細動 ………………… 129	**ち**	透析間体重増加率 ……… 148
診療報酬 …………………… 3	地域ケア会議 ……………… 12	等張性脱水 ………………… 29
	地域包括ケアシステム …… 12	疼 痛 …………………… 118
す	チーム医療（ケア） … 6, 8, 9	動的アセスメント ………… 17
推算糸球体濾過量（eGFR） … 25	窒素出納（NB） …………… 25	導 尿 …………………… 213
推定エネルギー必要量 … 32, 38	窒素バランス ………… 25, 135	糖尿病 …………………… 72
推定GFR ………………… 219	知能指数（IQ） ………… 212	糖尿病関連腎臓病 … 137, 143
水分出納 ………………… 33	チャイルド・ピュー分類 … 110	糖尿病食事療法のための
水溶性食物繊維 ………… 127	注意欠陥多動症（ADHD） … 212	食品交換表 …………… 78
スタンダードプリコーション	中核症状 ………………… 157	糖尿病性ケトアシドーシス … 73
…………………………… 181	中鎖脂肪酸（MCT）製品 … 142	糖尿病性腎症 ……… 137, 143
スティグマ ………………… 70	中心静脈栄養（TPN） … 36, 46	動脈硬化 ………………… 126
ストマ …………………… 199	中心性肥満 ……………… 154	特別食加算 ………………… 41
ストレス係数 ……………… 31	中性脂肪 ………………… 24	特別治療食 …………… 37, 41
	中毒性巨大結腸症 ……… 100	ドライウエイト …… 147, 148
せ	治癒期（急性糸球体腎炎） … 133	トランスサイレチン（TTR）
正常アルブミン尿 ……… 143	超音波検査 ………………… 27	…………………………… 23
静的アセスメント ………… 17	聴覚・平衡機能障害 …… 211	トランス脂肪酸 ………… 127
成分栄養剤 ………………… 44	超低エネルギー食 ………… 70	トランスフェリン（Tf） … 23, 163
セイヨウオトギリソウ …… 60	腸閉塞（イレウス） ……… 98	トリグリセライド（TG） … 24
セカンドオピニオン ……… 8	貯蔵鉄 …………………… 163	トリヨードサイロニン … 151
全身性炎症反応症候群（SIRS）	治療食 …………………… 37	ドレナージ ……………… 118
………………………… 181, 205	治療用特殊食品 ………… 142	とろみ調整食品 ………… 208
疝 痛 ……………… 116, 149	チロシン ………………… 221	
先天性代謝異常 ………… 221	鎮痛薬 ……………… 118, 120	**な**
前頭側頭型認知症 ……… 156		内部障害 ………………… 211
セント・ジョンズ・ワート … 60	**つ**	軟 食 …………………… 40
	痛 風 ……………………… 85	
そ	痛風腎 ……………………… 85	**に**
総合事業 …………………… 13	ツルゴール反応 …………… 29	2型糖尿病 ………… 73, 217
総合ビタミン剤 …………… 47		二次性高血圧 …………… 122
総コレステロール（TC） … 24	**て**	二次性高脂血症 …………… 80
咀嚼機能障害 …………… 211	低HDL-C血症 …………… 80	二次性肥満 ………………… 68
咀嚼障害 ………………… 206	高TG血症 ………………… 80	二重エネルギーX線吸収法（DXA）
	低アルブミン血症 ……… 134	…………………………… 23
た	低甘味ブドウ糖重合体製品	24時間蓄尿 …………… 140
ターミナルケア …………… 2	（粉あめ） …………… 142	──によるNa排泄量測定
体外衝撃波砕石術 ……… 149	低グリセミック・インデックス食	…………………………… 123
大球性貧血 ……………… 165	（GI食） ………………… 77	日常生活能力 …………… 212
代謝性アシドーシス …… 140	低血圧 …………………… 181	入院時食事療養費 ………… 5
代償性肝硬変 …………… 113	低血糖 …………………… 74	

265

索　引

ニューキノロン系拮抗薬

　　…………………………… 59, 62
尿酸結石 ……………………… 150
尿酸排泄低下型(高尿酸血症)

　　…………………………………… 85
尿素窒素(UN) ………………… 24
尿たんぱく質 ……………… 26, 134
尿　糖 …………………………… 26
尿毒症症状 …………………… 138
尿比重 …………………………… 26
尿路結石 ……………………… 149
尿路閉塞 ……………………… 149
妊娠悪阻 ……………………… 223
妊娠高血圧(GE) ……………… 227
妊娠高血圧症候群 …………… 227
妊娠高血圧腎症(PE) ………… 227
妊娠性鉄欠乏性貧血 ………… 224
妊娠糖尿病 …………………… 224

ね

熱傷指数(BI) ………………… 202
熱傷深度 ……………………… 202
熱傷面積 ……………………… 202
ネフローゼ症候群 …………… 134

の

脳血管性認知症 ……………… 156
ノーマリゼーション …………… 2

は

パーキンソン病・症候群 …… 155
肺　炎 ………………………… 162
肺気腫 ………………………… 160
敗血症 ………………………… 136
バイタルサイン ……………… 1, 28
白衣高血圧 …………………… 122
バクテリアルトランスロケー

　ション ………… 42, 181, 194
橋本病 ………………………… 153
バスキュラーアクセス ……… 146
バセドウ病 …………………… 151
白血病 ………………………… 163
発達性強調運動障害(DCD)

　　………………………………… 212
発　熱 ………………………… 116
バリアンス …………………… 10
ハリス-ベネディクトの式

　　……………………………… 31, 32
パルスオキシメータ ………… 28
バンコマイシン耐性腸球菌(VRE)

　　………………………………… 180
半消化態栄養剤 ……………… 44
ハンター舌炎 ………………… 89
バンパー埋没症候群 ………… 45

ひ

非アルコール性脂肪肝 …… 114
非アルコール性脂肪肝炎 …… 114
非アルコール性脂肪性肝疾患

　　………………………………… 114
非細菌性肺炎 ………………… 162
微小変化型ネフローゼ症候群

　　………………………………… 134
ヒスタミンH$_2$受容体拮抗薬 … 91
非ステロイド系抗炎症薬 …… 94
ビスホスホネート系骨粗鬆症

　治療薬 ……………………… 59
非代償性肝硬変 ……………… 113
ビタミンの過剰症・欠乏症 … 65
非たんぱくカロリー/窒素比

　(NPC/N) …………… 48, 182
ヒト免疫不全ウイルス ……… 179
被嚢性腹膜硬化症 …………… 146
肥　満 ………………………… 68
肥満症 ………………………… 68
病原微生物 …………………… 180
日和見感染 …………………… 179
微量アルブミン尿 …………… 143
微量元素製剤 ………………… 48

ふ

フィッシャー比 ……………… 111
フェニトイン ……………… 60, 61
フェニルアラニン …………… 221
フェニルケトン尿症 ………… 221
フェリチン …………………… 163
フォーミュラ食 ……………… 70
不可逆的悪液質 ……………… 129
副腎皮質ステロイド薬 ……… 134
腹　水 ………………………… 28
腹膜炎 ………………………… 146
腹膜透析 ……………………… 145
フラノクマリン ……………… 59
プリン体 ……………………… 87
フレイル …………… 140, 230
ブレンダー食 ………………… 41
プロトンポンプ阻害薬 ……… 91

へ

平均赤血球血色素濃度(MCHC)

　　………………………………… 163
平均赤血球容積(MCV) …… 163
Cペプチド …………………… 75
ヘリコバクター・ピロリ菌 … 93

ほ

乏尿期 ………………………… 133
訪問栄養食事指導 …………… 14
骨のリモデリング …………… 167
ホメオスタシス ……………… 1
ホモシスチン尿症 …………… 222
ホモシステイン ……………… 222

ポリファーマシー …………… 57
ボルマン分類 ………………… 188
本態性高血圧 ………………… 122

ま

マジンドール ………………… 62
マジンドール ………………… 68
末期腎不全 …………………… 137
末梢血液検査(CBC) ………… 24
末梢血総リンパ球数(TLC) … 25
末梢静脈栄養(PPN) …… 36, 46
マラスムス型 ………………… 161
慢性炎症性疾患 …… 99, 162
慢性肝炎 ……………………… 107
慢性間質性腎炎 ……………… 85
慢性気管支炎 ………………… 160
慢性甲状腺炎(橋本病) ……… 153
慢性糸球体腎炎 ……………… 137
慢性膵炎 ……………………… 120
慢性閉塞性肺疾患(COPD)

　　………………………………… 160

み

ミキサー食 …………………… 41
ミネラル ……………………… 67

む

無機質(ミネラル)の

　過剰症・欠乏症 …………… 67
無症状結石 …………………… 116

め

メープルシロップ尿症 …… 222
メタボリックシンドローム … 71
メチシリン耐性黄色ブドウ球菌

　(MRSA) ………… 27, 180
メチルヒスチジン(MH) …… 26
メトトレキサート …… 62, 63
免　疫 ………………………… 177
免疫不全症 …………………… 179

も

問題志向型診療記録(POMR)

　　………………………………… 53
問題志向システム(POS) …… 53
門脈圧亢進 …………………… 110

ゆ

有害事象 ……………………… 183
有症状結石 …………………… 116
輸　液 ………………………… 47

よ

溶血性貧血 …………………… 163
溶結性連鎖球菌 ……………… 219
溶連菌 ………………………… 219
予後判定指数(PNI) ………… 17

266

ら

ラクチトール	111
ラクツロース	111
ラテックス・フルーツ症候群	175
ラピッドターンオーバープロテイン（RTP）	23

り

リアセスメント	51
リスクマネジメント	11
利尿期	133
利尿薬	133
リフィーディング症候群	48, 193
リポたんぱく質	79
流動食	40
療養食	41
リン吸着剤	149
リン酸カルシウム結石	149
臨床栄養管理	6

れ

レジメン	91
レビー小体型認知症	156

ろ

ロコモティブシンドローム	173

わ

ワルファリン	59, 60, 61128

A～Y

A群β溶結性連鎖球菌	133
AC	22
ACE	61
ACE阻害薬	62, 64
ADL	19, 20
ADME	57
AIDS	179
BI	202

BPSD	157
C反応性たんぱく質（CRP）	25
CAPD	146
CDAI	97
CGA分類	137
Child-Pugh	110
chronic hypertension（CH）	227
CKD	219
CNAQ-J	17
COPD	160
%Cr産生速度	147
CT	22, 27
DASH食	125
DOHad説	228
DXA	23
ECG	27
eGFR	219
ERAS	193
ESKD	137
FIM	19
Fischer ratio	111
gestational hypertension（GE）	227
GFR	133
GLIM基準	29
GLP-1受容体作動薬	143
HbA1c	75
HOMA-IR	75
HPN	49
IADL	19, 20
IgA腎症	137
IOIBD	97
LBM	21
LES（late evening snacks）	91, 111
MCHC	163
MCT	142
MCV	163
MNA-SF	16
MOF	118
MRI	27

MRSA	180
MUST	16
NAFL	114
NAFLD	114
NASH	114
NPC/N	48, 182
NRS2002	16
NSAIDs	94
NST	9
NYHA心機能分類	129
ORS	193
ORT	193
PEG	43
PESステートメント	30
PET	28
PEW	147
PICC	46
PNI	17
POMR	53
POS	53
PPN	36, 46
preedlampsia（PE）	227
PTCA	126
QOL	1, 2
ready to hung（RTH）	45
RomeⅣ診断基準	101
SGA	17
SGL T2阻害薬	143
SIRS	181, 205
SMBC	73
SMBG	225
SMI	22
SNAQ	17
SOAP	53, 55
SSF superimposed preeclampsia（SPE）	227
TPN	36, 46
TSF	22
X線検査	27

〔編著者〕　　　　　　　　　　　　　　　　　　　　　　　　　　　　　（執筆分担）

寺本　房子　川崎医療福祉大学名誉教授　　　　　　　第Ⅰ部第2章1〜4・7

恩田　理恵　女子栄養大学栄養学部教授　　　　　　　第Ⅱ部第3章1〜8

調所　勝弘　昭和女子大学食健康科学部教授　　　　　第Ⅰ部第1章1・3，第3章

〔著　者〕（五十音順）

青木　孝文　川崎医療福祉大学医療技術学部講師　　　第Ⅰ部第2章5-5.2・5.3・6　　第Ⅱ部第21章

今井　敦子　相模女子大学栄養科学部講師　　　　　　第Ⅱ部第5章

岩本　珠美　十文字学園女子大学人間生活学部教授　　第Ⅱ部第2章4・5

遠藤　陽子　川崎医療福祉大学医療技術学部准教授　　資料4. 栄養補助食品，資料15. 医療保険制度

金子　康彦　名古屋文理大学短期大学部准教授　　　　第Ⅰ部第1章2　　第Ⅱ部第1章

川村　千波　聖徳大学人間栄養学部准教授　　　　　　第Ⅱ部第4章，第12章

岸　　昌代　東京家政大学栄養学部准教授　　　　　　第Ⅱ部第6章，第8章

工藤　美香　駒沢女子大学人間健康学部教授　　　　　第Ⅰ部第1章4　　第Ⅱ部第11章

鞍田　三貴　武庫川女子大学名誉教授　　　　　　　　第Ⅱ部第3章12〜14，第10章，第16章

黒川　典子　武庫川女子大学食物栄養科学部准教授　　第Ⅱ部第3章9〜11

清水　史子　昭和女子大学食健康科学部教授　　　　　第Ⅱ部第15章

髙橋　寛子　帝京平成大学健康メディカル学部准教授　第Ⅰ部第2章5-5.1(1)(2)(3)(4)

田中　弥生　関東学院大学栄養学部教授　　　　　　　第Ⅱ部第7章，第9章　　資料16. 介護保険制度

戸田　洋子　大阪青山大学客員教授　　　　　　　　　第Ⅱ部第19章

西内　美香　尚絅学院大学健康栄養学群教授　　　　　第Ⅱ部第20章

松崎　政三　元関東学院大学教授　　　　　　　　　　第Ⅱ部第17章

松原　弘樹　淑徳大学看護栄養学部教授　　　　　　　第Ⅱ部第14章

村山　稔子　新潟県立大学人間生活学部准教授　　　　第Ⅱ部第2章1〜3

渡邊　慶子　元高知学園大学教授　　　　　　　　　　第Ⅰ部第2章5-5.1(5)　　第Ⅱ部第13章

渡邉　早苗　女子栄養大学名誉教授　　　　　　　　　第Ⅱ部第18章

Nブックス

五訂 臨床栄養管理

2003年（平成15年）2月1日	初版発行～第14刷	
2009年（平成21年）12月25日	改訂版発行～第4刷	
2012年（平成24年）11月30日	三訂版発行～第7刷	
2020年（令和2年）4月15日	四訂版発行～第5刷	
2025年（令和7年）4月10日	五訂版発行	

	寺　本　房　子
編　著　者	恩　田　理　恵
	調　所　勝　弘
発　行　者	筑　紫　和　男
発　行　所	株式会社 建 帛 社 KENPAKUSHA

〒112-0011 東京都文京区千石4丁目2番15号
TEL　(03) 3944－2611
FAX　(03) 3946－4377
https://www.kenpakusha.co.jp/

ISBN 978-4-7679-0767-3　C3047　　　　　壮光舎印刷／ブロケード
© 寺本・恩田・調所ほか，2003，2025.　　　　Printed in Japan
（定価はカバーに表示してあります）

本書の複製権・翻訳権・上映権・公衆送信権等は株式会社建帛社が保有します。

JCOPY 〈出版者著作権管理機構　委託出版物〉
本書の無断複製は著作権法上での例外を除き禁じられています。複製される
場合は，そのつど事前に，出版者著作権管理機構（TEL 03-5244-5088,
FAX 03-5244-5089, e-mail：info@jcopy.or.jp）の許諾を得て下さい。